# 沪上耳鼻咽喉科名医临证荟萃

郭 裕 刘福官 主编

U0210050

科学出版社

北京

# 内 容 简 介

本书主要收集了近代上海地区中医耳鼻咽喉科名家的学术思想、验案分析及特色用药，涉及 15 位名家、60 余种病及 200 余例医案。书中学术思想鲜明、临床辨证精确、遣方用药得当，深度再现了数位名家临证时的精准辨证思路和独特遣方经验，诸如投石问路、寓补于通、釜底抽薪、引火归元等法，精彩纷呈，发人深思，充分展现了沪上中医耳鼻咽喉流派的学术精华，适合中医耳鼻咽喉专业工作者、研究者及院校学生参阅。

**图书在版编目（CIP）数据**

沪上耳鼻咽喉科名医临证荟萃 / 郭裕，刘福官主编. —北京：科学出版社，2022.3
　ISBN 978-7-03-071457-2

Ⅰ. ①沪… Ⅱ. ①郭… ②刘… Ⅲ. ①中医五官科学-耳鼻咽喉科学-临床医学-经验-中国-现代 Ⅳ. ①R276.1

中国版本图书馆 CIP 数据核字（2022）第 023718 号

责任编辑：陆纯燕/责任校对：谭宏宇
责任印制：黄晓鸣/封面设计：殷　靓

科 学 出 版 社 出版
北京东黄城根北街 16 号
邮政编码：100717
http://www.sciencep.com

南京文脉图文设计制作有限公司排版
上海锦佳印刷有限公司印刷
科学出版社发行　各地新华书店经销

＊

2022 年 3 月第 一 版　开本：B5（720×1000）
2022 年 3 月第一次印刷　印张：16 1/2
字数：314 000

定价：100.00 元
（如有印装质量问题，我社负责调换）

# 序

中医自古流派众多,无不因时因地制宜为宗。"海派中医"独树一帜,其特点乃中西汇通、兼容并蓄,从而名医荟萃、学术争鸣、医家辈出,这与其特定的地域、社会、文化背景密不可分。大海宏而宽阔,时而平静,时而汹涌,既有开放、容纳,又有创新、变化,无疑为中医药传承发展提供良好的环境氛围。《沪上耳鼻咽喉科名医临证荟萃》两位主编均从事中医耳鼻咽喉科临床工作几十年,且亦中亦西,充分体现了"海派中医"特点。

咽喉疾病自古被医家所重视,虽居方寸之地,却是决断生命之要冲,因其发病急、变化快,甚或有性命之忧,故称之为"咽喉要道"。在中医学发展过程中,喉科自成一门。《沪上耳鼻咽喉科名医临证荟萃》一书继承"海派中医"特点,摈弃门户之见,突破传统观念,为中医治疗耳鼻咽喉疾病提供临证资料。其中介绍的老专家各具岐黄情怀,如张赞臣倡导做学问靠"勤"与"恒","唯勤则可补拙,恒学庶有所得",提出风、火、痰、热是耳鼻咽喉疾病主要原因;朱宗云与西医密切合作,探索发展中医耳鼻咽喉科的新技术,主张"西为中用",发挥中医辨证论治优势以"补西医不足";马鸿声强调,喉科疾病虽病在咽喉,实为脏腑之变,治疗不能见喉治喉,须重视整体辨证与局部辨病相结合;顾振达治疗咽喉口腔病强调以"托法"为基本大法,分别采用托散法、托溃法和补托法,重视中焦脾胃的枢纽作用,继承发展了顾氏喉科;何宗德倍加重视人才培养,根据中医耳鼻咽喉专业发展需要,创办了"何宗德名老中医工作室",竭诚扶助中青年学者。

近半个多世纪以来鲜见"海派中医"喉科专著,《沪上耳鼻咽喉科名医临证荟萃》一书不但介绍了沪上名医,同时将他们的临证经验和技术一一提炼总结,撷取精华,为临床医生提供便于掌握、切实有效的治疗方剂和方法,具有突出的实用价值,更为

"海派中医"喉科写下浓重的一笔。

本书即将出版,更丰富了中医耳鼻咽喉科学传承与发扬。相信在不久的将来"海派中医"会有更多专科特色疗法得到研究挖掘,在服务患者的同时,助力中医药"海派"文化复兴。

刘大新谨识

2021 年 5 月 8 日于北京

# 前　言

　　中医耳鼻咽喉科学在中医学的浩海中只是一叶小舟,基础虽薄弱,但渊源也流长。疾病记载最早亦可追溯至《黄帝内经》,后有《重楼玉钥》《喉科指掌》等中医喉科专著诞生。清末有马氏喉科、黄氏喉科、张氏喉科等以中医喉科为特色的喉科门派传承及其专著。

　　上海中医耳鼻咽喉科成立至今,已初具规模,目前已有 20 多家中医医疗机构设置有中医耳鼻咽喉科医师,医疗规模也甚宏大。但尚无一本区域性中医耳鼻咽喉科医家专著来汇聚、总结沪上海派中医耳鼻咽喉科医家特色。为了让大家更为清晰地了解近代上海中医耳鼻咽喉科名家治病用药特点,我们总结了上海地区自中医耳鼻咽喉科成立至今的有名医家的学术思想、验案分析及特色外用药等,特撰此书。可供广大中医耳鼻咽喉科从业者、众多的对中医耳鼻咽喉科学感兴趣的西医同道或其他科室同道学习;亦可供对这一学科感兴趣的医学生、规培医生及普通大众研读;同时也是为了更好地让全国的同道了解沪上海派中医耳鼻咽喉科医家特色,了解沪上海派中医耳鼻咽喉科的发展脉络。希望能使大家收获一二,启迪年轻医生治病思路,同时结合现状,将沪上中医耳鼻咽喉科学进一步发扬光大。由于年代等原因,部分资料缺失,个别医案格式未能完全统一,望读者谅解。水平有限,若书中有不足之处,恳请同道予以批评指正。

编　者

2021 年 5 月 8 日于上海

# 目　录

# 第一章

# 绪　　论

## 第一节　近代沪上中医耳鼻咽喉科发展概况

上海市中医耳鼻咽喉科继承于近代的中医喉科,成型于 20 世纪 80 年代中期,发展于 21 世纪第一个 20 年。

中华人民共和国成立初期,在上海独立行医的中医喉科有朱氏喉科(朱宗云)、马氏喉科(马鸿声)及浦东北蔡地区的顾氏喉科(主要为顾振达)。顾氏喉科以口腔黏膜病为主,且有独门喉科外用药,在北蔡地区享有很高的声誉。

在国家进行社会主义改造的过程中,中医成立了各种联合诊所。朱宗云就职于上海瑞金医院中医科,主要诊治喉科疾病,但未设喉科诊室。马鸿声就职于上海中医药大学附属龙华医院耳鼻咽喉科,应诊喉科疾病。顾振达就职于当时的北蔡卫生院,开设中医喉科。张赞臣凭借着对中医事业的执着奋斗和专业精神及在中医界很好的声誉,承担上海市卫生局中医处领导工作,并在上海市中医文献所(上海中医学院所属)做相关研究,先后担任上海市第一人民医院耳鼻咽喉科的中医顾问,以及上海市眼耳鼻喉科医院耳鼻咽喉科的顾问。他是上海第一位中医耳鼻咽喉科的全国名老中医。

由于历史的原因,中医耳鼻咽喉科的许多疾病由中医内科、外科医师所诊治,如耳聋、耳鸣、咽干、喉咳、喉痹、声音嘶哑,由中医内科诊治;而如耳瘘、发颐、乳蛾等由中医外科兼治;当然也有由针灸、推拿治疗者。而中医喉科主要诊治咽部疾病、口腔黏膜病及部分喉部疾病。

1956 年,国家组建中医教学院校,上海中医学院为全国最早成立的中医院校之一,学院设有《中医喉科》教材,教材中主要以咽喉科疾病为主,包括部分口齿病,其理论体系主要以中医学基础,如《重楼玉钥》《喉科指掌》等专著为蓝本,涉及鼻、耳的论述很少,临诊时由于缺乏相应的技术,在诊治喉部疾病时,只凭患者主述及医者听觉及经验的判断依据。直到国家逐渐恢复教学招生制度,为配合中医耳鼻咽喉科的发展,1974年由当时的广州中医学院,举办了全国第一届中医耳鼻咽喉科师资学习班,全国各大中医院校及医院均派教师参加,由王德鉴教授主编的《中医耳鼻咽喉科学》教材,首次比较全面完整地撰写了中医耳鼻咽喉科的理论体系、临床病症。其分类依据参照了现代医学模式和解剖学基础,首次把咽与喉作为独立组织器官分门别类。据此,中医耳鼻咽喉科有了完整的诊治范畴。但仍要指出的是,直至今日,上海市内各大中医医院中,只有耳鼻咽喉科,仅在浦东北蔡卫生服务中心设有中医喉科,并有系列外用吹药和指定处方,而三甲中医医院中的耳鼻咽喉科大多是中西医混合,或是以中医为主体,或已出现以西医为主,中医点缀的模式。近年来,在国家推广外治中医方法中,许多中医恢复、扩大了各种外治方法,使中医走向、走进基层。中医耳鼻咽喉科也发挥了很好的作用。

国家恢复招生制度和招收研究生工作后,张赞臣教授招收了上海第一位中医耳鼻喉科研究生(余在红)。此后,何宗德教授也招收研究生。许多年间,仅上海中医药大学附属曙光医院、上海中医药大学附属岳阳中西医结合医院及上海市中医医院招收研究生。随着上海近十年招收中医耳鼻咽喉科研究生数量的增加及入沪工作,上海市中医医院耳鼻咽喉科的队伍也在不断扩大。2019年,随着上海市中医医院郭裕教授被上海中医药大学授予博士研究生导师,也使得上海有了属于自己的中医耳鼻喉科学博士生导师,现有2名博士研究生在读。

沪上中医在国内享有很高的声誉,称为"海派中医"。但中医喉科医师却凤毛麟角。虽说中华人民共和国成立之初有朱宗云、马鸿声、顾振达等名家,但由于历史因素,著书立传者少。唯一名家张赞臣有许多学术著作、论述,并招收研究生及带徒学生,学生中也不乏名家。其中就有上海市名中医张重华教授、其女儿张剑华教授及已故的郑昌雄教授,还有在中医界颇有影响力的如叶显纯教授、陈之才教授等。

中医耳鼻咽喉科后备人才的培养,一直被国家及相关部门所关注。中医院校毕业生,立志从事中医耳鼻咽喉科人才很少,医师队伍始终处在后继乏人的状态。随着改革开放,国家加大了对中医事业的投入,在招收专业研究生培养的同时,开始了数批定向本科生的培养。但毕业后,由于就业环境和其他各种因素的影响,仅留下部分学生。在此期间,上海市卫生局也加大了投入力度,前后办了多届西医学习中医班、医苑新星培养、高年资西医学习中医研修班等,选拔有志于中医耳鼻咽喉科的高年资中医师或具有高级职称的医师进行培养,还多次举办紧缺人才培养班。有的还相应配备带教导师,进行一对一培养,从而逐渐稳定并扩大了中医耳鼻咽喉科的医师队伍。随着耳鼻咽喉科硕士研究生导师队伍的不断壮大,毕业的研究生也在不断增加,就业环境也有了很大改善。从事中医耳鼻咽喉科专业的医师越来越多,并逐渐带动了二级中医医院中医耳鼻咽喉科的发展。目前,上海市中医耳鼻咽喉科共有硕士研究生招收点三个,具备招收硕士研究生导师多名,博士研究生导师一名。

1952年上海市中医药学会成立,共36人。主任委员:陆渊雷。副主任委员:张赞臣。

1957年第二届上海市中医药学会组建,共69人。主任委员:程门雪。副主任委员:张赞臣。

1963年第三届上海市中医药学会成立,在此次会议上,正式成立了喉科学组。召集人:朱宗云、马鸿声。顾问:张赞臣。

由于历史的原因,直到1979年才换届成立了第四届上海市中医药学会,进行了学术交流。同时有8个学科组重新建立,喉科学组共7人。组长:朱宗云。副组长:马鸿声、何宗德。

1984年第五届上海市中医药学会成立了耳鼻咽喉科分会。主任委员:何宗德。副主任委员:郑昌雄。

1999年第六届上海市中医药学会耳鼻咽喉科分会成立,共11人。主任委员:张重华。副主任委员:张剑华。顾问:郑昌雄。

2003年第七届上海市中医药学会耳鼻咽喉科分会,共17人。主任委员:张重华。副主任委员:张剑华、宋学章。

2007年第八届上海市中医药学会耳鼻咽喉科分会换届成立,上海中医药学会会长施杞教授到场祝贺,会议代表80多人,选举出了新一届领导。名誉主任委员:张重华。主任委员:郭裕。副主任委员:刘福官、臧朝平、李明。秘书:郑荣华。

2012年第九届上海市中医药学会耳鼻咽喉科分会成立,此次改选会议,扩大了组织队伍,并积极吸收爱好中医耳鼻咽喉科学的西医同道,共有委员41名。名誉主任委员:张重华。主任委员:郭裕。副主任委员:刘福官、张治军、臧朝平、李明、黄平、郑荣华。秘书:王丽华、胡蓉。

2017年第十届上海市中医药学会耳鼻咽喉科分会成立,上海中医药大学副校长,上海中医药学会会长胡鸿毅到会祝贺,并发表了热情洋溢的讲话,参会代表200多人,全国中医耳鼻咽喉科分会的名誉主任委员刘大新教授,全国中医耳鼻咽喉科分会的现任主任委员阮岩教授及多位副主任委员到会,目睹了上海中医耳鼻咽喉科发展的盛况。此次换届新成立了上海中医耳鼻咽喉科分会青年委员学组,让上海的中医耳鼻咽喉科后继有人。共有委员66人,青年委员24人。名誉主任委员:张重华。主任委员:郭裕。副主任委员:刘福官、张治军、郑荣华、薛明、黄平。秘书:王丽华、胡蓉。青年委员学组组长:李艳青。

近十几年来,上海中医耳鼻咽喉科得到了较快地发展,分会充分发挥成员的积极性,以分会为平台,开展学术交流,活跃学会的学术气氛,动员二级医院和基层医院医师参会。通过扩大影响力,成员单位不断增加。通过鼓励加奖励的方式,积极总结撰写论文、进行临床研究探讨、每年定期举办学术年会、邀请兄弟省市名专家教授参会进行学术交流,不断提高学术质量,相信在大力发展中医的背景下,上海的中医耳鼻咽喉科事业会得到更大地发展和提高。

(刘福官、王丽华整理,谈美蓉、华福俊提供)

## 第二节　近代沪上中医耳鼻咽喉科名医简介

### 一、张赞臣

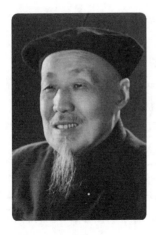

　　张赞臣(1904—1993),男,字继勋,晚号壶叟、蓉湖老人,江苏武进人,汉族。历任《医界春秋》主编,上海中医文献研究馆馆长,上海市卫生局中医处副处长,上海市第五、七届人大代表,上海市第一、二、四、六届政协委员,中国农工民主党上海市委员会副主任委员及顾问,卫生部医学科学委员会委员,国家科学技术委员会中医中药专题委员会委员,中华中医药学会理事及外科分会顾问,中华中医药学会耳鼻喉科分会名誉主任委员,上海市中医药学会副会长,南阳张仲景研究会名誉会长等。是中国现代中医耳鼻喉科学的创始人之一。1978 年被聘为上海中医学院教授、上海中医药大学附属曙光医院顾问,是全国 500 名名老中医之一。

　　张赞臣世袭中医,祖父张有铭、父亲张伯熙,均为江苏武进名医。父亲张伯熙著有《蓉湖张氏医案》10 卷,与谢利恒、恽铁樵、丁甘仁一起,人称“医林四杰”。其自幼从父习医,16 岁随父来沪,考入上海中医专门学校,后转入上海中医大学继续深造,1926 年毕业(学制六年),又师从谢利恒、曹颖甫、包识生等名家深造。良好的家教、名师的指点,加上自己勤奋不懈,使张老学业猛进,医术日精。早年他不仅如饥似渴地阅读各种古今医学名著,还遍读诸子百家著作,由此打下了坚实的古文基础和获得了广博的知识,毕业后悬壶沪上,精内、外、妇、儿、五官各科,尤以外科、喉科见长,临床屡起沉疴。后受上海中国医学院之聘,年仅 23 岁,就兼任诊断学和本草学的教学。1926 年 4 月在上海创办学术团体“医界春秋社”,张老任执行主席,兼任主编,出版《医界春秋》月刊,前后历时十一年之久。行销国内外,是中华人民共和国成立前历时长久、影响较大的中医刊物之一,在推动近代中医发展中起了不少作用,具有相当的历史地位。1929 年,为维护中医学不至泯灭,张老率先以"医界春秋社"名义著文通电全国各省市政府部门,发起组织全国医药团体总联合会,联合全国中医药界同道奋力抗争,推荐五人代表团赴南京要求撤销"废止中医"的议案,他任随团秘书,最终迫使国民政府取消原议。嗣后,为了确定中医合法地位,张老仗义执言,不顾个人安危,与当时政府作尖锐斗争,造成强大舆论,终使南京政府颁布"中医条例"。在当时维护中医事业生死存亡的斗争中,张老的功绩是不可磨灭的。为了培养中医人才,张老在中医教育方面也是一个出色的"园丁"。1930 年以来,先后创办了上海国医讲习所、中国医药研究所、上海中医专科学校、上海复兴中医专科学校、上海市中医师研究会等组织,以及创办《世界医报》。曾先后受聘于上海中国医学院、新中国医学院、苏州国医研究院等院校,任院董及教授。张老自编教材讲学授课,主讲诊断学、本草学、医史学等课程。他主编的《中国诊断学纲要》《中国历代医学史略》等先后多次出版,被上海中国医学院、无锡中国针灸学校、兰溪中医专门学校、湖南中医专门学校、苏州国医学校、汕头国医讲习所等全国多所中医学校作为教材采用。

中华人民共和国成立后,张老加倍地致力于中医临床、教学和科研工作。1952 年率先响应政府号召,放弃私人诊所,加入国家医疗单位工作,并筹建上海中医门诊部(第五门诊部前身),任副主任。1954 年任上海市卫生工作者协会主办的中医温病班副主任兼本草学教师,自编本草学讲义。1956 年筹建上海中医文献研究馆,任馆长,并把自己多年珍藏的一批医史文物及资料献给国家。同年,参加上海中医学院筹建工作,先后任方药教研组及耳鼻咽喉科教研组主任。1956~1960 年被委任为上海市卫生局中医处副处长,任期中为发展上海中医事业做了大量工作,1956 年、1959 年、1960 年三次获得嘉奖,卫生部中医司前司长吕炳奎同志对张赞臣做出了"为上海中医机构的建设有所贡献"的评语。张老培养的学生数不胜数,桃李遍天下,多为中医界的名医、精英、一方名士。1960 年后,张老目睹中医喉科后继之人严重,濒于失传的现状,毅然将精力集中于中医耳鼻喉科,不仅结合临床进行经验总结和理论探讨,而且利用各种机会,向领导及社会呼吁重视中医喉科的继承和发展,同时自己不遗余力地带教,培养中医喉科人才。1960 年,他自编《咽喉口腔病概论》,作为中医学院五官科学教材使用。1975 年,与上海中医喉科名医朱宗云、马鸿声等组织编写了《中医耳鼻咽喉科学》讲义。1978 年,接受卫生部委托,负责全国喉科医师进修班。1980 年接受卫生部委托出任全国高等医学院校中医喉科师资进修班班主任,全面负责该班的教学工作;同年担任上海中医学院中医喉科硕士生导师,还参加上海市中医喉科进修班教学。1981 年冬,中风偏瘫未愈,即在《健康报》上撰文号召"努力继承中医喉科学术",1985 年起,不顾年迈体弱,着手主编一百余万言,集历代中医喉科书籍大成之《中医喉科集成》一书。

张老治学态度严谨踏实,认为做学问靠"勤"与"恒","唯勤则可补拙,恒学庶有所得"。求学要开动脑筋,善于向师长提出质询问难,而"问"的态度须"诚",即以虚心尊敬之态度奉师,"诚"则收益方大。他还认为,知识无涯,人生有限。故医者学必有专,然又需广博,非博则无以专,欲专则必须博。强调要做好中医喉科医生,应打好中医内外科的基础。他老人家自己内、外、妇、儿、眼、喉各科均精通,喉科尤擅。方药、医史、针灸、经络、诊断、养生等方面均有专名,既专且博,堪称楷模。一贯追求"研求创新以发明",决不泥古不化,常以"不甘落后于可师之古贤,落后于可畏之后生"自勉。在他早年的著作中就已吸收部分西医的解剖、生理知识,一生不断接受新知识,从不自以为是。他热心支持中医现代化,主张中医应在坚持其特色及原则的前提下,用现代科学技术武装自己,以取得更快发展。正因具有这种既勤求古训,又改革创新的精神,各方面颇多发明。张赞臣博学多闻,融会贯通,务求宗诸师而不泥,法各家而不陷,罗治法而兼备,集众长而并蓄。其临证析疑决难,起沉破痼,使众多患者得其福泽;众多中、西医骨干广得其益,无不赞叹其为耳鼻喉科的巨匠,真是沪上"医之医"也。

张老的学术思想主要有以下六个方面。

(一)强调五官疾病整体论

(1)张老认为"整体观"是祖国医学的特点,也是其优点。大致可概括为三方面:①在理论上强调整体观念,重视人体内、外环境的统一。②在诊治上强调"四诊合参",辨证施治,具体情况具体分析,异中求同,同中求异,因时因地制宜。③在治疗上强调调动机体本身的防御功能。这些基本点在中医耳鼻咽喉科上反映尤为突出,耳鼻咽喉虽属局部,但其起病的实质是脏腑功能失调,诊治须从整体着手,局部与整体、内治与外治相结合,才能取得好的效果。

(2)风、火、痰、热是耳鼻咽喉疾病的主要原因。张老认为,耳鼻咽喉疾病,不论急慢,总不离风、火、痰、热相互为因,但辨风火痰热也有其一定之规律。辨证当审其外征,悉其内证,求本索源,明察细辨,而后定法选方治之。如对于热毒炽盛,咽喉红肿疼痛之症,认为"火为痰之标,痰为火之本"。邪热炽盛,每多挟痰,治虽当以清热解毒为主,然必佐以化痰之品,庶几克奏厥功;对于热毒炽盛,咽喉红肿疼痛,兼见大便不通者,主张必须抓住时机攻里通腑,以臻引热下行,釜底抽薪之效。否则邪火内结,终难清退,而红肿疼痛亦不能消除。至于具体运用通下攻里之法,又须因症状各异而采取不同措施,有如下四法:通下泄热法、通下涤痰法、通下平肝法、滋阴通下法。一般对壮实之体多用大黄、元明粉之类药物攻下之;瓜蒌仁、郁李仁、火麻仁等植物的种仁或果仁,具有润滑作用,分别用于病邪或热毒结于肠胃而成的里实之证,或素体阴虚火旺的血虚少津者。

（3）固护中焦，调治肝肺。对于耳鼻咽喉慢性疾病，因诸多虚候，张老多以调补肺脾，调治肝脏，固护正气为治疗要法。他认为正气为人身之根本，在治病过程中时时处处要注意维护之。对耳鼻咽喉实热证患者，张老用药不避清热泻火之剂，但反对孟浪用药，滥投苦寒，时时顾及患者之脾胃，指出对脾胃健运尚属正常者，苦寒之剂不能过量；若脾胃虚弱，更不能纯用苦寒，否则邪热未除，中气先损，败伤胃气，有碍康复。至于通下之品，尤其要慎用，不可不用，亦不得妄用，以免应用不当，诸如药不应证，病轻剂重，而损伤正气，消耗阴液。昔人所谓"留得一分津液，便有一分生机"。对于大便燥结而又体弱不耐攻者，多采用蜜导法（白蜜药熬稠凝，搓成枣形，塞肛门）、胆导法（猪胆汁灌肠）、甘油锭等多种方法润肠通便，俾使不伤正气。对阴虚诸证，用药力避辛燥伤津助火之品。即使是治肝郁气滞之证，对久病体弱者，也不用青皮等破气导滞药，慎用木香、吴茱萸等香燥药，而用佛手花、绿梅花、春砂花、郁金、制香附等芳香轻宣理气之品，疏散而不伤正。补益肝肾之阴，应采用滋而不腻的玉竹、何首乌、女贞子之类。对气虚者，益气不可升阳，健脾不可温燥，选用之药，多为甘润清养之物，如太子参、茯苓、炒白术、怀山药、川朴花、采芸曲等属性平和之品。

（4）内外合治，重视局部治疗。前人有"良工不废外治""外治药中多奇方"之说。张老认为内服之剂固属重要，外治诸法亦不容忽视。所以然者，盖外治药物可直达病所，内外合治，则其效可相得益彰。因此，在治疗上张老既重视局部病灶，又不忽视整体调治，既内治调摄，又不偏废外治。其于咽喉病证的外治法，常用方法：用药吹口、噙漱，外敷，局部切开排脓。常以多种家传或自创外用验方，如珠黄青吹口散、提脓丹、玉露膏、银硼漱口液等与内服药同用治疗疾病，使疗效倍增。

（5）重视治"身"，亦善治"心"。人体是一个整体，除了"身病"之外，尚可有"心病"。药养固为重要，怡养心情亦不可少，百脉舒和，其病自愈。张老认为，作为一个医生，不仅要重视治"身"，还必须善于治"心"。于治病之初，必先掌握患者之心理，先安其心，在认真细致地诊察和综合分析后，将致病原因、病情转机告知患者，针对病人具体情况，多做解释，以解除其不必要的顾虑，增强其治病信心，再介绍服药及摄生的方法，告知患者摄生得宜则加速病愈。因此，治病必先治人。而为医者亦不可急于求功，宁缓图以取徐效。

（二）独特的局部望诊法

在耳鼻咽喉疾病的诊断中，张老望、闻、问、切俱重，但侧重于耳鼻咽喉的局部望诊。

1. 观咽喉局部之表现

张老积数十年临床经验，深感喉科之重要性："病之所入，皆由咽喉，咽喉虽小如弹丸，却系食、气要冲，攸关整体，内脏失调可由咽喉病引发，也可引发咽喉病"，指出咽喉诸症，观局部之色，有白，有赤。对色白之症，必须明辨属寒还是属热，不可因症见色白，一概视之为虚寒之象，而凡色红者，则无不属之于火，唯红有深艳浅淡之分，火有虚实之别。色淡隐红者为虚火上炎；色艳红者则为实火。大凡咽部黏膜嫩红兼肿胀疼痛者，多缘热毒壅盛，其中色大红或伴有肿烂者，多是肺脾积热、心肝火旺；红中带紫色为积邪于内，感邪于外；色淡红者为肺胃蕴热复感受风寒或寒包火；肿而色淡不甚红者往往是肺脾受寒或体弱不能抗病。斗底（咽后壁）小瘰（淋巴滤泡）色红而肿者为火盛；色淡白而肥厚者有痰湿；形高突者为实；形扁平者多虚。斗底哥窑纹也称赤色丝脉（扩张之毛细血管），纹粗而色鲜红为虚火实火相参；纹细而色暗红者，则属虚火。局部肿胀散漫，若压之觉质硬为脓未成或脓在深层未达表，再结合病程及咽痛特点加以判断：若局部红肿光亮高尖，顶成微白色，按之质软者示脓已成；而见肿硬麻木或高低不平者为恶候。表面渗出物色明净且局限，示肺胃热毒不深；若腐膜污秽，厚积满布，发秽臭之气，示热盛且预后差。

2. 望鼻黏膜之色泽

张老认为，一般而言，鼻黏膜淡白而水肿者，大多为气虚或有痰湿，老年鼻衄者之鼻黏膜呈苍白、水肿状多，此乃肺肾气虚；鼻黏膜色鲜红而高突，为内有郁火；暗红而干，突起不显，为血瘀或阴虚火旺之证。局部辨证须与全身辨证相结合，临床常见有局部充血明显而全身虚寒见证之真虚假实证；亦有局部色苍白而全身内热明显之真实假虚证，必须加以明辨细察，方不致误用方药。

3. 验鼻衄之血色，鼻渊之涕色

张老认为，鼻衄之血色鲜红，以郁热为多；血色紫黑，为有瘀热之表现；血色暗淡，为正气不足。鼻渊患者，涕黄脓黏稠为有肺火或痰热；浓涕秽臭为邪毒甚；涕清稀如水或如蛋清为虚寒之证。

（三）首创舌下经脉诊察法

在诊断上，张老首创"舌下经脉诊察法"，特别注意观察舌下经脉的表现。他指出，观察舌下经脉之色泽与形状，对疾病的诊断极有帮助。他认为舌下经脉与心、肝两经关系密切。盖舌为心之苗，心主血，其充在脉；肝筋聚于阴器，而脉络于舌本。因此，身体任何部位有所瘀积或痰湿内阻，脉道不利时，皆可现之于舌下经脉，且其部位又在薄膜之内，清晰可辨，检查方便。此法不但可以诊察病证之轻重，痰湿之有无，肝郁瘀滞之程度，而且对于治疗效果也可有一明确的标准。通过长期的临床实践，张老总结出，舌下经脉色淡而粗大伴舌下腺体肥厚者，为痰湿重；色紫而迂曲暴露者，为有瘀热。根据舌脉辨证治疗，病情控制后，舌脉也往往恢复。

（四）创制众多的经验良方

张老融汇古今耳鼻咽喉科方药运用的临床经验，精通常法，又能灵活变通、通常达变，于治疗上效如桴鼓。主要体现于以下两个方面：其一是对古方应用的得心应手。张老诊治喉病,或用古代专著中载述之原方,或以临床所见随证加减变化,法度井然。其二是针对某些耳鼻咽喉科病证,在临床诊治中创制新方。这些新方是在精熟古方的基础上予以化裁而成,是"独出机杼、圆机活法"的产物,它充实并丰富了耳鼻咽喉科的方治内容。在方药选用方面,张老宗刘河间"流变在乎病,主病在乎方,制方在乎人"之旨,创设了金灯山根汤、养阴利咽汤、聪耳汤、辛前甘桔玉屏汤、丹芍茅花汤、消瘤汤、喉痹清解汤等众多经验良方。

（五）独特的用药特点

张老认为,真正懂中医,就要掌握中医治病规律,按规律办事,就能预知疾病的变化,掌握治病的主动权。中医历来是医药分工不分家,医生不熟悉药性,就不能真正妥善处方用药、适应病证。应当杜绝医不识药,药不知医的现象。此外,用药要结合天时,因此,医生还须懂天文地理,否则难以理解五运六气。张老通晓百草医理、天文地理,在药物应用上熟稔药性,辄中肯綮,有自己独特的创见。其用药一般皆取平和之品,不用滋腻辛燥、峻急之药,时时处处不忘护正。宗"轻可去实"之旨,药取轻灵,以轻宣、轻清、轻养为法,缘耳鼻咽喉皆属清空之窍,位于头面部,"治上焦如羽",其用药剂量一般不大,总以"取去为度"。他认为药不在多,贵在精当,轻药可治重病。其用药特点如下。

1. 对药配伍,各擅其长

在治疗咽喉病证方面,对于急性咽喉病,常用对药:挂金灯配山豆根、射干配牛蒡子、桔梗配甘草、川连配僵蚕、赤芍配牡丹皮、黄芩配知母、皂角刺配芙蓉花;对于阴虚火旺之咽喉红痛之证,喜用元参配天花粉;对外感所致的暴喉痹,常用胖大海配蝉蜕;对久喉痹常用凤凰衣配木蝴蝶。在治疗肝脾病证方面,认为中焦为脾胃所居,上为心肺,下为肝肾,凡上下所属之脏器出现虚实克胜之变,必然影响中焦之气,故四脏有一不平,中气必为之先郁。因此,常以芳香渗湿药物,如木香、砂仁、陈皮、茯苓、薏苡仁、扁豆、乌药之类悦脾醒脾,治疗中焦湿阻;也常选用厚朴花,因其能宽中理气,化湿开郁,而无厚朴之燥烈,一般不用苍术、半夏,恐其燥烈而伤阴。以健脾化湿之对药如茯苓配白术,扁豆配山药,木香配乌药治疗脾胃气虚、寒湿滞于中焦者。以理气宽中消胀的春砂壳、春砂花、佛手片等与山药、扁豆配用,治疗气滞中满者;亦常用枳术丸,然将枳实改为枳壳,理气而不破气。以太子参、炒白术、茯苓、扁豆衣、怀山药、制黄精、炙甘草之类药性平和、不燥不腻的药物补中益气,培补脾土,常用的对药有白术配山药、白术配太子参。张老认为,补中必须寓通,方不致使中焦滞满。所以,在补益药中常用木香、枳壳或陈皮佐以理气。亦常用"保和丸",消、健同用。他喜用炙鸡内金振荡脾气,对体虚脾失健运者,则用采芸曲健脾而不燥。因黄芪易呆胃,且升气亦升阳,故无中虚明显者,一般不轻易应用。平肝潜阳用天麻、钩藤、白芍、蒺藜、白菊花、稽豆衣等,少用重镇药,常用白芍配白菊花、蒺藜配稽豆衣。疏肝用柴胡、佛手花、制香附、郁金、炒枳壳、陈香橼皮、玫瑰花、野蔷薇花等芳香轻宣理气之品,尤喜用野蔷薇花斡旋气机,而不用木香、吴茱萸之类药物,唯恐其辛燥化火而伤阴。常以香附、郁金为对药。柔肝用白芍、枸杞子、绿萼梅、制何首乌、桑椹等,喜以白芍与绿萼梅、白芍与枸杞子搭配应用。养肝用沙苑子、制何首乌、桑椹、制玉竹、枸杞子、女贞子、墨旱莲、山茱萸、五味子、酸枣仁等,滋而不腻,不若龟板、阿胶等碍胃滞脾。喜用生、熟枣仁,沙苑子,蒺藜,制何首乌,二至丸。

### 2. 重视按经用药

张老认为,治疗咽喉疾病要特别着重于肺、胃两经。其治咽喉病,每由肺胃着手。咽、喉分别为呼吸之要道,饮食之关隘,与肺、胃两经关系尤为密切,治疗当遵按经用药之原则。故对诸咽喉病证属于热毒为患者,主以清泄肺胃热毒为法,创金灯山根汤治之。而病属阴虚火旺之证,则以清养肺胃为法,创养阴利咽汤治之。上述两方,于临床加减运用,屡建殊功,充分证实治疗咽喉病证着重肺胃两经理论之正确性。

### 3. 重视养护阴液

张老比较重视阴液的养护,他认为,阴液不足的原因主要有二:一是多因外感风热或暑热之邪侵袭人体后,易于化燥伤阴。诚如前人所说"温热为阳邪"和"阳盛伤人之阴"的道理。二是由于素体阴虚,或其他疾病迁延不愈,导致阴分不足。伤阴又多表现在肺、胃两经,治疗当以甘寒生津、滋养胃阴为主。因此,常用孩儿参、南北沙参、天冬、麦冬、玉竹、石斛、天花粉、芦根等,以补充机体阴液的耗损不足,进而使人体阴阳恢复平衡,达到促进病愈的作用。又善于采用养阴法治疗疾病,他对咽喉色红之治疗,多从泻火为法,但随虚实而分别施以清泄热毒,养阴降火。此即古人所谓的"泻阳之有余,即所以补阴之不足"。对于邪热伤阴之证,认为苦燥之药与养阴之品同用,反有润燥作用。但是,疾病初起,邪热方兴未艾,或疾病中邪热亢盛而阴液未伤者,不应早用滋腻育阴药物;素体脾阳不足或痰火未伤阴者,也不可予滋阴之品。

### (六)倡导中西医结合

张老非常重视中西医结合,不仅平时不断地学习积累西医学知识,还曾专门花一年时间学习西医知识。他认为轻视中医学继承工作的态度,固然不对;但因循守旧,不敢越雷池一步的态度和方法,也是不可取的。强调中西医要互相取长补短,提倡在学好中医的同时,必须掌握现代科学知识和方法,不断去发展和提高中医耳鼻咽喉科。同时又告诫大家,中医不能西化、洋化。发展中医的原则是立足自身、洋为中用。中西医结合的基础在于尊重中医的精神实质,搞清中医的基本点,搞中医现代化不能离开中医原有的基础,脱离整体,仅研究局部,没有扎实的中医基础,中西医结合只是一句空话。所谓"离本之木,总归枯死"。

## 二、朱宗云

朱宗云（1921—2003），男，原上海第二医科大学（现上海交通大学医学院）附属瑞金医院中医科主任医师，为上海朱氏喉科的代表者和第二代传人朱子云、朱仲云开创的上海朱氏喉科，兴起于上海江湾西唐家桥，从20世纪30年代起即盛名于沪上。其时每至冬令，白喉肆行，朱氏兄弟医术高明，全力抢救，日诊数百人，疗效显著，活人无数，遂名声大振，上海无论男女老幼，咸知朱家喉科。朱宗云为朱仲云之子，家学渊源，熟读岐黄，少年时即随父应诊，尽得其传，20世纪30年代以插班生资格考入中国医学院，毕业后即悬壶济世。中华人民共和国成立后历任上海中医药学会常务理事、喉科学组长、《上海中医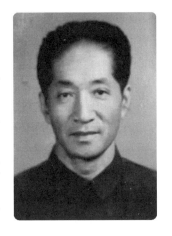药杂志》编委、上海第二医科大学附属仁济医院耳鼻咽喉科顾问、上海中医药大学附属曙光医院耳鼻咽喉科顾问、上海第二医科大学教授。

朱老是一位有深厚功力的著名老中医，但却从未以此自满，故步自封。多年来一直与西医密切合作，探索发展中医耳鼻咽喉科的新途径。他认为，应用中医辨证观点，统一使用现代医学病名，把辨证与辨病结合起来，使中西医有共同语言，是中医耳鼻咽喉科继承发展和中西医结合的正确途径。他与许多西医老教授有着良好的私谊，经常相互切磋学术。他虚心学习西医病理检查和了解学科新进展，又热情无私地向西医传授辨证论治经验。他时常戏称自己是"杂货摊"，无论"古货""洋货"、验方秘方，只要有利于治病救人，有利于中医耳鼻咽喉科发展，统统吸收过来，为我所用。朱老深感要发展中医耳鼻咽喉科事业，关键是培养接班人。1977年正值百废待兴之际，他向《上海科技报》记者发表谈话，对中医喉科后继乏人深表忧虑，愿为培养中医喉科人才尽自己一分力量。朱老的大声疾呼，在中医界引起震动，也引起了领导部门的重视。其后不久，上海市卫生局和中医药学会，多次举办了中医喉科班，先生不顾体弱多病，亲自担任了讲课和临床带教，其后又把这些学员吸收加入了中医药学会，成立了上海中医药学会喉科学组。从此，上海开始有了一支中医喉科队伍。朱老还多次主持全国中医喉科师资班，带教中西医结合研究班。朱老主要讲中医的辨证论治、中医经典著作对耳鼻咽喉科的指导作用、自己中西医结合的临床经验。当时，全国许多耳鼻咽喉科的中医、中西医结合骨干，都是他的学生。朱老既有丰富的临床经验，又善于从理论上加以总结，1978年上海市卫生局编的《上海老中医经验选编》，收载了他的有关内耳眩晕症、过敏性鼻炎等7篇医案医话。其后，相继发表的论文有《声带病变 100 例辨证施治》《声带病变辨证施治规律探讨》《中医对口腔疾病的治疗》《试读〈金匮要略〉中的耳鼻喉科疾病》《论神农本草经中的喉科用药》《论〈本草纲目〉对耳鼻喉科的贡献》等论文。朱老介绍临床经验的讲稿，被学生们奉为临床指南，并以此为基础，编写了一本喉科专业书，经朱老批阅审订后，定名为《现代中医耳鼻咽喉口齿科学》，从而提出了现代的中医喉科的诊治范围，不再仅局限于咽部疾病，确立了大喉科的概念，在中医发展史上，第一次正式划定了现代中医喉科的诊治范围。

朱老在耳鼻咽喉科中西医结合学术经验，可概括为"西为中用，发展中医辨证与治疗；重视辨证论治，以补西医不足"。

（一）应用现代医学设备，发展中医望诊

声带病变，中医古代文献称之为"音喑"，由于历史局限性，古人无法窥见声带，只能笼统地提出："厌大而厚，则无阖难，其气出迟，故重言也""金破不鸣，金实不鸣"。朱老感到，时代在发展，不能局限于老的认识，而应该有所突破，有所发展。他从 20 世纪 50 年代起，就利用现代医学检查声带技术，对声带病变的局部辨证与全身辨证规律进行了多年的研究探讨。一直到 20 世纪 80 年代，数易其稿，发表了论文《声带病变辨证施治规律探讨》。总结指出：①声带急性充血，为外感时邪，风热袭肺，宜祛风清热退肿，药用僵蚕、桑叶、薄荷、金银花等。慢性充血为血热瘀滞，治宜清热凉血活血，药用赤芍、牡丹皮、生地黄、玄参、蒲公英等。②声带息肉或声带小结，为脾虚湿阻，水湿挟热停滞，治宜清热健脾渗湿，药用木蝴蝶、胖大海、蝉蜕、薏苡仁、茯苓、泽泻、车前子、蛤壳、珍珠母等。③声带麻痹，为手术损伤经络或风邪入侵杓状软骨关节，治宜祛风湿利关节补气血，药用黄芪、党参、桑枝、鸡血藤、络石藤、丹参等。④声带闭合不全，为宗气不足，治宜补益宗气，药用黄芪、党参、白术、升麻、黄精、淮小麦、仙鹤草等。论文在 1979 年的第一次全国中医学术大会上宣读后，引起很大反响。朱老应用现代医学检查方法对声带病变进行中医辨证，是对中医望诊创造性的发展，对 20 世纪 80 年代中西医结合嗓音医学的兴起和发展，无疑具有开创性的指导作用。

（二）融汇西医病理理论，丰富中医治法

现代医学认为梅尼埃病的病因主要是膜迷路积水引起，由于自主神经功能失调，先导致内耳毛细血管前动脉痉挛、局部缺氧，血管壁渗透性增加，进而导致内淋巴过多，引起膜迷路积水。朱老对中医经典著作深有研究，他认为，西医这一理论，与中医痰饮病的认识相吻合。《金匮要略》中"心有下支饮，其人苦冒眩""吐涎沫而颠眩，此水也"，与现代的梅尼埃病相似。"冒"是指头脑昏沉，"颠眩"即视物旋转颠倒。古人由于检查手段的局限，无法窥知内耳的结构与病理，但已推测到体内痰饮积水,可引起眩晕。因此,内耳眩晕的中医病理,是水饮停滞,湿阻中焦,清阳不升,浊阴不降。朱老在临床上融汇中西医理论,重用猪苓、茯苓、白术、泽泻等利水渗湿药物,对迅速改善症状,确有良效。但朱老并不以此为满足。西医把反复发作眩晕作为梅尼埃病主要特点之一,甚至把此作为诊断依据。他认为这种看法没有治其"本",若治其本,则眩晕是可以长期不发作的。那么,怎样治其本呢?朱老从《金匮要略》条文"夫短气有微饮,当从小便去之,苓桂术甘汤主之,肾气丸亦主之"中体会到,苓桂术甘汤是通阳利水渗湿方,在水饮内停症状严重时可先用以利水,以治其标。而痰饮之病,其标在脾,其本在肾,本病的本源是肾气不足,水液气化失司或肾精不足,髓海空虚,仲景用肾气丸补肾温阳。这就是《金匮要略》治疗痰饮病一病用二方的奥秘。因此,朱老指出,单纯用利水药仅能缓解症状,而治本之法,应予以补肾填精,他临床上常用的蒺藜、制何首乌、枸杞子、女贞子、桑寄生、熟地黄、仙鹤草等,经过一段时期治疗,使患者能长期稳定,有的原先反复眩晕的患者,经治疗后,能坚持正常工作近十年而未发病。

(三)重视辨证论治,以补西医不足

朱老经常教导西学中医师,辨证论治是中医的精华,学习中医耳鼻咽喉科,单记几张有效的验方是不够的。他以鼻出血为例,说明辨证论治的重要性。鼻出血,西医常用止血药加填塞法,但有时即使填塞后仍渗血不止。朱老认为,此病不能见血治血,而应考虑患者的体质与气候环境因素。冬季是鼻出血好发季节,一些患者血压升高,面红目赤,口干便燥,鼻血鲜红且量多,此为肝火上炎,血随气火而上,此时不能单靠"塞"法,而应使用"疏"法,疏达肝气,平息肝火,气火下行,则鼻衄自止。他常选用羚羊角粉、生石决明、珍珠母、夏枯草、野菊花、桑叶、钩藤等平肝清降之品,往往取效甚速。秋季气候干燥,鼻黏膜干燥出血,此时应用"润"法,养阴润肺,选用百合、甜杏仁、玉竹、麦冬等。小儿鼻衄,常因多吃巧克力等热性食品,胃火炽盛,大便干结,此时应用"清"法。有时仅一味生大黄,清胃泻火通便,一剂而效。但又不可一概而论,有一患者因手术误伤黎氏动脉区而鼻血不止数天,面色苍白,神疲气短,虽用大量止血药和填塞法仍渗血不止,朱老带领西学中医师会诊,辨为气随血脱,气不摄血,使用"补"法,投以独参汤一剂,中午服药,傍晚止血。"西学中"的医师们对朱老变化无穷而又丰富多彩的辨证艺术赞叹不已,深感中西医结合大有作为。

(四)家传清金消白饮治疗白喉

朱老认为白喉之病因,乃燥气伤肺,肺阴受耗,兼之饮食不节或多嗜甘肥,可使阳明蕴热,热传营分,再为疫气所中,邪热相搏,上冲咽喉,遂成本病,其白腐则为热遏营分。治则润肺阴,清胃热,凉营血,治以甘寒微苦之剂。初期清金消白饮主之:鲜生地黄、麦冬、生石膏、浙贝母、金银花、南沙参、北沙参、连翘、人中黄、鲜茅根、鲜芦根。一日2剂,不时服之。白喉之重症以家传备急白喉饮主之:鲜生地黄、西洋参、生石膏、犀角屑、羚羊尖、鲜石斛、阿胶珠、金银花、珍珠母、龟板、生牡蛎、知母、鲜竹沥。一日3剂,不时服之。若白腐而有红肿作痛痰鸣较响,甚则鼻微煽,有碍饮食者,此肝胆三焦相火循经上升,与太阴燥火并病也,宜兼降少阳相火,加板蓝根、淡芩、木通、玄参等。若喉关白腐红肿作痛,舌尖红绛,精神不安,身热较甚者,此少阴心肾之火合病,则兼清少阴之火,宜清金消白饮加知母、焦栀子、紫花地丁。若胃纳减退者,可加焦山楂、谷芽、麦芽等,便溏者,加白扁豆、六曲等。病后精神尚佳,饮食起居如常者,不必服补养调理药,若精神不振,胃纳不佳,懒于起坐,脉有早搏者,宜养血补阴。朱老先生常用处方:黄芪、当归、生地黄或熟地黄、玉竹、制何首乌、南沙参、北沙参、清炙草、天冬、麦冬、山药、黄芩等。阳气虚者可加人参、附子,当随症加减。白喉疾病的预防应以环境、饮食及卫生为主,尽可能做到消毒及隔离。

### (五)治失音非独治肺

发音嘶哑,历代从肺诊治,故有"金破不鸣,金实亦不鸣"之说,事实上失音不离乎肺,又非独肺也。例如,声带麻痹,其起因有二:一为甲状腺手术时损及喉返神经,此为外伤经络,气血瘀阻;二为外感风寒湿邪,入侵经络关节以致经络阻塞,关节不利,因此,声带麻痹是痹证的一种特殊形式,其病因诚如《黄帝内经》指出的:"风寒湿三气杂至,合而为痹。"在治疗上以祛风湿为主,根据"治风先治血"的原理,在祛风药中酌加活血药。又如,气为血之帅,正气强盛能推动血液运行,起到疏通经络、达邪于外的作用。因此,在治疗后期,加用补气药是很必要的。常用药物:黄芪、白术、党参、桑枝、豨莶草、丹参、鸡血藤、络石藤等。再如,声带息肉,经间接喉镜检查,可见其质地柔软湿润,符合中医痰湿凝滞的见证,所以可辨为脾虚湿阻、水湿挟热停滞所致。其病因为脾失健运,不能升清降浊,则湿浊不化。湿为黏腻之邪,容易积滞,滞于声带则为息肉。治疗原则为健脾渗湿,佐以清热滋阴,临床上常选用木蝴蝶、胖大海、蝉蜕、沙参、麦冬、怀山药、茯苓、泽泻、石莲肉、车前子等药物。如果声带息肉质地坚硬,其病因是由水湿停滞发展到痰湿阻滞,治疗原则应是软坚散结。于上方加珍珠母、蛤壳、牡蛎、皂角刺等。还有一种患者,发音低微,查其声带,可见声带闭合不全或声带松弛,此为宗气不足,《灵枢·邪客》指出"宗气积于胸中,出于喉咙,以贯心脉,而行呼吸焉。"凡语言、发声、呼吸强弱均与宗气相关。宗气不足,则发音不扬。清代叶桂认为"劳损、气喘,失音全属下元无力,其气不得上注"。所以声带闭合不全或松弛,实为虚劳的一种临床表现。治疗亦应从调理全身体质入手。体质强健,宗气充足,则发音自会转洪。常用药物:黄芪、党参、白术、茯苓、甘草、山药、黄精、制何首乌、淮小麦、仙鹤草。由此可见,治瘖非独治肺。景岳曰:"凡五脏之病皆能为瘖",诚是言也。

**（六）细辛治鼻齄之应用**

细辛首见于《神农本草经》，谓能利九窍。细辛辛香能通鼻，味温能温肺。临床上一些风寒外感患者，常有打喷嚏、鼻流清涕的症状，此时若用细辛，即能使症状迅速改善。细辛是否如《本草经疏》所说的"久服明目利九窍、必无是理，盖辛散升发之药岂可久服？"话说得亦有些道理。辛散升发之药有耗散正气之弊，但这只是问题一个方面。临床上若配伍得当，却另有一番功效。《本草新编》云："必须佐之以补血之药，使气得血而不散也。"余用细辛治疗过敏性鼻炎，配以黄芪、当归、补骨脂、五味子、制何首乌等补气血、益肝肾之品。服用数月疗效良好，并无耗伤正气之副作用。尽管将细辛列入"上品"，但毕竟是治病之药，而非滋补之品。陈修园认为"上品无毒之药，何不可多用？"他的这种看法是过于片面，如果没有疾病，把细辛作为轻身长年的强壮药长期使用，显然是不妥的，甚至有害健康。关于细辛的用量，《本草别说》提出："细辛，若单用末，不可过半钱匕，多即气闷塞不通者，死。"而陈修园提出相反看法："辛香之药，岂能闭气？"认为可以多服、久服。这两种说法，哪一种符合临床实际呢？应该是第一种，细辛含有挥发油，如果研粉吞服，1.5 g 已足够有余，若入汤煎服，剂量可稍大些，亦不必超过 3 g，因为临床应用，细辛剂量 1.5 g，即能收到良好的疗效。再者，据现代药理分析，用大剂的细辛，对心肌平滑肌有直接的抑制作用，所以《本草别说》中"多即气闷塞不通者，死"的记载，是有科学根据的。细辛辛温，阴虚火旺者忌用，若本是气火上浮、误投温散之细辛，祸即旋踵。某患者患干燥性鼻炎，医者不察投之以细辛，一剂即咽燥鼻衄。还有一患者，素体胃火偏盛，近日外感风寒，鼻流清涕，疏风药中加细辛一味，二剂即涕净，然继之则口疮频发满口，后用玉女煎收功。细辛耗阴升火，用者不可不察。

## 三、马鸿声

马鸿声（1927—2018），男，生于上海，长于上海，出生在引翔港（今上海长阳路双阳路口），后移居喇格纳路（现在上海的荣德路 4 号），1937 年考入由天主教主办的中法学堂（现为光明中学）求学，后来考取朱小南先生所开办的上海新中国医学院攻读医科。在校期间，他一边读书学习医学基础理论知识，一边拜师于上海朱氏中医喉科奠基——朱子云门下临床实习，与朱绍云（朱子云之子）一起在恩师的教导下，精研岐黄，熟读方书，随师临诊行医。1946 年 6 月毕业于新中国医学院，就留在了朱子云诊所，诊所设在上海山海关路 319 号。在多年的行医

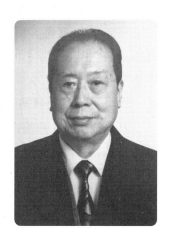

过程中传承恩师的亲传秘方,并积累了丰富的临床经验(师兄朱绍云后因弃医从商,马老成了朱子云唯一的传承人)。中华人民共和国成立后,私人诊所公私合营,合并到八仙桥第二联合诊所(现在的金陵中路50号)。1960年4月上海中医药大学(原上海中医学院)创建之后成立第一所附属医院即龙华医院,当时海上名医汇集于沪上西南,马老也成为龙华医院一名建院的元老,开创了中医喉科独立门诊,从此开启了传承中医喉科的新里程。当时慕名而来龙华医院就诊病人很多,每日少则100人,多则160余人。除了完成每日的门诊工作外,马老还承担了中医学院中医喉科的课堂教学任务。20世纪80年代初,承担上海耳鼻喉医师培训班的喉科课堂教学,以及临床带教任务。1983年还带教了由上海市卫生局与上海中医学院联合定向培养的中医喉科紧缺人才培养生(郭裕、陈冰),承担实习医师及新入耳鼻喉科的住院医师的中医喉科临床带教任务。1984年11月,龙华医院开展了振兴中医,继承祖国遗产,培养新一代学有所长的中医人才,总结整理医院著名老中医的学术思想及丰富的临床经验活动。医院审核后由马老收耳鼻喉科张龙英医生为弟子,继承马老学术思想,将海派中医喉科进一步发扬(师徒两人在医院组织下签订师带徒协议书,确定师徒关系,附有当时师徒临诊的合影照片及协议书照片)。

马老长期从事中医耳鼻喉科临床门诊和教学工作,尤精中医喉科疾病,逐渐形成了一套行之有效的马氏喉科治疗特色,应用于急慢性咽喉炎、急性化脓性扁桃体炎、声带小结、声带息肉、梅核气、口腔黏膜溃疡、扁平苔藓等多种喉科常见病、疑难病的治疗。在传承恩师经验基础上加以拓展喉科外用经验方,尤以妙喉散吹药,广泛应用于中医喉科疾病,如口腔溃疡,用药粉吹撒,直达溃疡疮面,可清热止痛,促使溃疡早日愈合。

马老学术思想主要表现在以下几个方面。

(一)重视喉科疾病的整体辨证论治

马老认为,喉科疾病虽表现在咽喉,然究其根源,实为脏腑之病变,治疗中不能见喉治喉。因喉与肺不但存在着所属关系、生理关系,而且还存在着病理关系和治疗关系,故应重视整体辨证论治,局部辨证与整体辨证相结合。

(二)重视喉科疾病,内治与外治相结合(内外兼治)

马老善用外吹药治疗喉科疾病、口舌生疮、口腔溃疡、咽喉急性红肿(包括扁桃体红肿),急性扁桃体周围脓肿(喉关痛),用于酿脓期,起到清热解毒,消肿止痛之功效;用于溃疡脓期,起到清热解毒,祛腐生新的功效。古时候,中医喉科就采用一种铜制工具,叫"药鼓",还可以叫"哗啵"。弟子张龙英曾目睹马老为患者上药,用铜制哗啵嘴斜口盛上少许药粉对准患处,左右捏一下哗啵,即可见药吹撒到疮面的过程。

吹药后,患者即刻感到局部清凉,迅速达到清热止痛的作用。

（三）马鸿声喉科外用经验方

（1）妙吼散:青黛 15 g,西月石 60 g,青果核 90 g,炉甘石 90 g,人中白 90 g,川连 18 g,西瓜霜 50 g,水飞石膏 90 g,梅片 9 g,共研细末,过 100 目筛,装玻璃瓶密封存放备用。

功效:清热解毒,消肿止痛,敛疮生肌。

临床应用:复发性口腔黏膜溃疡(口疳)、化脓性扁桃体炎(烂乳蛾)、猩红热(烂喉风)、小儿鹅口疮、扁平苔藓等,有清热止痛,促使溃疡愈合之功效。

（2）舒喉散:硼砂 120 g,煅石膏 120 g,天花粉 60 g,青黛 30 g,玄明粉 120 g,冰片 9 g,共研细粉,用瓷罐密封存放备用。

功效:消肿止痛。

临床应用:急慢性咽炎、急慢性扁桃体炎等咽喉充血,增生红肿。

（3）玉雪散:马勃粉 45 g,炉甘石 30 g,炒僵蚕 60 g,天花粉 60 g,蒲黄 30 g,煅石膏 120 g,薄荷 120 g,冰片 9 g,共研细粉,装瓶或罐存放备用。

功效:消肿止痛。

临床应用:急性咽喉炎(风热喉痹)、急性扁桃体炎、红肿明显(风热乳蛾)。

（4）红疳散:黄柏 45 g,山豆根 45 g,人中白 60 g,黄连 18 g,青黛 21 g,煅石膏 75 g,硼砂 60 g,青果核 120 g,梅片 6 g,共研细粉,装瓶或罐存放备用。

功效:清热祛腐。

临床应用:复发性口腔溃疡(口疳症)。

（5）玉匙散:火硝 15 g,硼砂 15 g,蒲黄 9 g,炒僵蚕 6 g,牙皂 6 g,薄荷 6 g,雄黄 6 g,梅片 4.5 g。

功效:退热止痛,消肿散结。

临床应用:咽部红肿,悬雍垂水肿,喉痈。

（6）清咽片:黄芩、黄连、山豆根、桔梗、生栀子、西月石、金果榄、西青果、射干、挂金灯、甘草、柿霜、胖大海、诃子肉各 500 g,薄荷脑 12 g,加糖 1 500 g,共研细粉,加工成片,每片约 0.3 g,含服。

功效:清热解毒,利咽止痛(清咽润喉)。

临床应用:急慢性咽喉炎(喉痹)。

（7）麻药方:细辛、生南星、生半夏、牙皂、生川乌、生草乌等量用酒精化开,涂敷在待切开排脓部位,约 5 分钟后即可手术。

功效:止痛。

临床应用:脓肿,切开排脓前(喉痈)。

## 四、顾振达

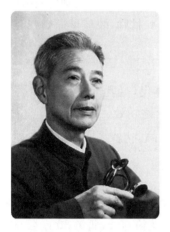

顾振达（1921年5月—1993年8月），男，上海人。顾氏喉科起源于松江府南汇县北蔡乡，即现上海市浦东新区北蔡镇，位于浦东新区西南部。据浦东新区《北蔡镇志》上记载，顾兰荪（1829—1902年），字瑞堂，号毓秀，出生于现北蔡五星大队第三生产队（五星村嘉禾生产队人——《北蔡镇志》1993年版第365页），顾兰荪年少时拜伯父顾济卿为师，勤学专研外科和喉科，尤擅喉科。1849年顾兰荪先生创办了"浦东大竹园顾氏喉科"，治愈患者难以计数，患者有口皆碑，夸赞顾医生不仅医术精湛，药到病除，而且医德高尚，在他行医期间，不论附近乡邻或远道而来求医的贫苦患者，都送诊给药，不取分文，当时闻名于川沙、南汇、奉贤、上海等县。顾兰荪先生自创多种喉吹药，临床配合中药内服治疗口疮、喉痈、牙疳、慢性喉痹等疾病，临床疗效确切，起效迅速，被众多患者所推崇。

顾氏喉科家传医学源于顾兰荪，先生勤学古训，擅长岐黄之术，取法于《外科正宗》，结合临床融会贯通，尤专喉科。顾兰荪先生临床时重视局部治疗但不拘泥于局部治疗，他认为喉科疾病或者喉部症状多为全身疾病状态的局部反应，临床善于"辨证"与"辨病"相结合，中药内服与喉吹药外治并用。顾兰荪先生在治疗喉痈、喉痹及口疮上积累了丰富的临床经验，亦给后人留下了宝贵学术观点和临床证治经验。历经后世第二代、第三代传承人的反复临床实践，博采众长，总结经验，顾氏喉科理论不断完善。

第四代传人顾振达全面继承了顾氏喉科的学术精髓，将顾氏喉吹药进一步汇总整理，并收录在由施杞主编的《上海历代名医方技集成》一书中，供后世医家参考借鉴。又根据临床疾病变化及医学对疾病更深层次的认识，在原有的基础上做了一些调整，以"碧雪散""红雪散""如意散"最为代表，广泛应用于临床各种口腔咽喉疾病，疗效显著。顾老通过长期的临床经验，对喉科疾病有了更深的认识和理解，总结出一系列证治理论，如在论述喉痈的辨治时，顾老强调分期论治，以"托法"为基本大法，根据疾病发展的不同时期分别采用托散法、托溃法和补托法治疗；在论治复发性口疮时，须鉴别"实火"和"虚火"，应重视中焦脾胃的枢纽作用，善用黄芪、升麻、肉桂之品。在顾老的努力探索和不断总结下，顾氏喉科临床经验及学术观点更为成熟、全面和优化，终于在学术上自成体系，对顾氏喉科后辈起到关键性的影响。

据顾氏家藏资料及考证,目前顾氏喉科已有七代传承人,具体传承顺序:顾兰荪→顾晓岩→顾文星、顾梦花→顾振达→潘娟娟、顾桂明→杨义芳、李妹妹→谢峰、沈丽、郎卿、焦露露、贺飞、吴卉丽。顾老曾任上海市川沙县北蔡联合诊所所长(现北蔡社区卫生服务中心),医德高尚,医技高超,曾获得县除害能手、县卫生战线先进,江苏省爱国卫生运动积极分子等荣誉称号。在1981~1983年期间,顾老作为授课教师在中华中医药学会上海分会举办的两届中医喉科进修班传道授业,北蔡卫生院有幸成为了当时中医喉科的实习点。20世纪80年代,顾老虽已步入老年,但为培养更多中医喉科医师,一直担任"全国中医喉科师资进修班"授课老师,积极参加全国多地教学工作,深受学员好评。其子顾桂明和学生潘娟娟亦深得真传,在临床上小有成就,招纳新一代年轻医生作为传承人,成立顾氏喉科工作室,进一步挖掘、整理和发扬顾氏喉科。

自2013年,顾氏喉科团队完成了多项市区级课题,成为了浦东新区和上海市中医优势病种项目,获得了国家发明专利7项,出版了蕴含所有精华的《沪上顾氏喉科方技荟萃》一书,先后列入浦东新区和上海市非物质文化遗产代表性项目名单,并且得到上海市卫生健康委员会的支持,多次在官方微信平台、报刊及电视栏目宣传,影响范围逐步扩大至上海各区,乃至周边城市。

顾氏喉科在耳鼻咽喉科及口腔疾病中多有建树,尤其擅长辨治复发性口疮、喉痈、喉痹等。

复发性口腔溃疡属中医学"口疮"范畴,也有医家称之为"口疡""口疳""口破"等。其病因病机错综复杂,因人而异。病因与嗜食肥甘厚腻辛辣之品、情志内伤、劳累过度及先天禀赋不足等密切相关,由全身脏腑功能失调而引发。对病机的认识,早在《素问·气交变大论》已有记载:"岁金不行,炎火乃行……民病口疮",又见《杂病源流犀烛》谓:"人之口破,皆由于火",故病邪性质与火密切相关,临床辨证要注意区分实火与虚火。顾氏强调在治疗复发性口疮时,须规避清热泻火,凉血解毒的惯性思维,应重视辨证论治,四诊合参,分辨"实火"和"虚火",用药时以中焦脾胃为核心,善用黄芪、升麻、肉桂之品。结合当今社会寒凉药物的误用、滥用或久用的背景,顾氏医家提出阳虚体质的人群占比逐年增加,因此主张"重视脾胃、顾护阳气"的学术观点,以益气温阳法治疗阳虚型口疮。

喉痈指发生于咽喉及其临近部位的痈疮,临床以咽喉局部红肿,疼痛剧烈,吞咽困难,高热等为主要表现。其病因病机历代医家的认识较为统一,谓之肺胃积热,复感外邪,内外热毒搏结于咽喉,腐血败肉,酿成痈脓。顾氏在论述喉痈的辨治时强调分期论治,以"托法"为基本大法,根据疾病发展的不同时期分别采用托散法、托溃法和补托法治疗。顾氏在治疗口腔及咽喉疾病时,重视中药内服配合喉吹药的局部治疗,不仅可以明显提高疗效,缩短疗程,还能防止病情进展。

**【顾氏喉科临床优势特色】**

（一）特色病种

顾氏喉科在耳鼻咽喉科及口腔疾病中多有建树，尤其擅长辨治复发性口疮、喉痈、喉痹等。顾氏喉科强调在治疗复发性口疮时，须规避清热泻火，凉血解毒的惯性思维，应重视辨证论治，四诊合参，分辨"实火"和"虚火"，用药时以中焦脾胃为核心，善用黄芪、升麻、肉桂之品。结合当今社会寒凉药物的误用、滥用或久用的背景，顾氏喉科提出阳虚体质的人群占比逐年增加，因此主张"重视脾胃、顾护阳气"的学术观点，以益气温阳法治疗阳虚型口疮。顾氏喉科在论述喉痈的辨治时强调分期论治，以"托法"为基本大法，根据疾病发展的不同时期分别采用托散法、托溃法和补托法治疗。顾氏喉科在治疗口腔及咽喉疾病时，重视中药内服配合喉吹药的局部治疗，不仅可以明显提高疗效，缩短疗程，还能防止病情进展。

（二）特色用药

顾氏喉吹药为顾氏喉科的另一特色。因咽喉病多因火热之邪，一旦发病，常可引邪入侵，酿为危候，故要求在治疗中能迅速取效，喉吹药便应运而生。顾氏喉科对于喉吹药的炮制及加工要求极高，对药物的漂、洗、炒、煨、煅、飞等有一套较完整的方法，覆盖了药物的配伍、选择、加工、炮制、配制等各个环节。首先所选中药材刺激性要小，且功效要大；其次药材必须选择道地，质优而净者；再次药材必须炮制合理加工精细，以保证药粉充分吸收，提高疗效。近年来，以"碧雪散"为代表的祖传验方喉吹药在临床上大放光芒，广泛用于口疮、乳蛾、喉痈、口蕈、茧唇、喉痹等疾病，其疗效，患者有口皆碑。

# 五、何宗德

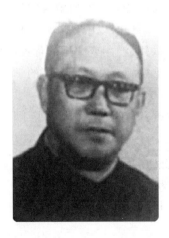

何宗德（1923—2005），主任医师，教授，硕士研究生导师，国内著名中西医结合耳鼻咽喉科专家，系上海中医药大学附属曙光医院耳鼻咽喉科创始人，上海中医药大学附属曙光医院名中医，《中国中西医结合耳鼻咽喉科杂志》顾问。于1949年毕业于国防医学院大学部医科，1957年师从吴涵秋学习中医。长期承担中西医结合耳鼻喉科临床及教学工作，首创了"甲状软骨开窗术治疗早期声带癌"和穴位注射法治疗多种耳鼻喉科疾病，取得了满意疗效，获国内同行认可。主编《现代中医耳鼻咽喉口齿科学》，参编《中国医学百科全书·中医耳鼻咽喉口腔科学分册》《耳鼻咽喉科病案 100 例》《耳鼻咽喉科全书·咽科学》《耳鼻咽喉科全书·耳科学上册》《耳鼻咽喉科全书·颈部疾病学》《耳鼻咽喉科学辞典》等专著。

何老长期承担中西医结合耳鼻喉科教学工作,为上海乃至全国中医和中西医结合耳鼻喉科事业做出了杰出贡献。作为研究生导师他先后带教了 3 位硕士研究生。他多次参加并组织了全国性及地区性学术活动,在 1980~1986 年多次举办中医喉科全国高师班、中医喉科上海市喉科师资班、中医喉科西学中班等。退休以后仍热衷于对中医耳鼻喉科人才的培养。2000~2003 年期间,近 80 高龄的何老不顾年老体弱,仍然承担由上海市卫生局主办的为期 3 年的“上海市中医紧缺科室人才培养学习班”的带教任务。2004 年底又积极响应医院领导的号召,顺应形势的需要,创办了“何宗德名老中医工作室”,竭诚扶助中青年学者。

**【何宗德大事年表】**

1923 年 1 月 7 日出生于四川省梁平县。

1949 年 7 月毕业于国防医学院大学部医科 44 期。

1949 年 7 月~1950 年 9 月在华东军区第三野战军人民医学院附属医院任实习医生。

1950 年 9 月~1951 年 11 月在南京三野后勤卫生部直属医院耳鼻喉科任住院医生。

1951 年 11 月~1952 年 5 月在镇江解放军第三后方勤务学校任学员。

1952 年 5 月~1957 年 9 月在上海三野后勤军需职工医院耳鼻喉科任主治医生。

1957 年 9 月~1960 年 10 月在上海市第十人民医院耳鼻喉科任副主任。

1960 年 10 月~1991 年 6 月在上海中医学院附属曙光医院耳鼻喉科任主任。

1991 年退休。

2004 年成立“何宗德名老中医工作室”,被聘为上海中医药大学附属曙光医院名中医。

2005 年 5 月逝世。

## 六、张重华

张重华(1940—   ),男,浙江绍兴人。复旦大学附属眼耳鼻喉科医院耳鼻喉科终身教授、主任医师、博士生导师。国家中医药管理局张重华全国名老中医药专家传承工作室指导老师兼顾问。历任复旦大学附属眼耳鼻喉科医院科教副院长、院长,曾任第十届全国人大代表、上海市第十一届人大代表及常务委员会委员、致公党上海市委员会副主任委员,曾经担任上海市医学会耳鼻喉科分会主任委员、上海市

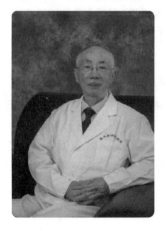

中医药学会耳鼻喉科分会主任委员、上海市中西医结合学会耳鼻喉科分会主任委员，中国医学生物工程学会上海分会常务理事。1992年起享受国务院特殊津贴；1997年经国家中医药管理局及卫生部、人事部批准为全国500名名老中医之一，先后担任第二批和第六批全国老中医药专家学术经验继承工作指导老师。1996年获上海市高尚医德奖，1997年获上海市十佳医师提名奖，2004年获"上海市名中医"称号，2007年获全国首届中医学术传承高徒奖等。曾获科技奖6项、专利2项。

张重华出身于医学世家，其祖父张爱白在当地享有盛名，被收入绍兴名医谱。张老从小耳濡目染，立志学医，治病救人。1959年考入上海第一医学院医疗系。1965年毕业，后留校在复旦大学附属眼耳鼻喉科医院（原上海第一医学院附属眼耳鼻喉科医院）任临床医师及教师。无论治学还是临床，他都好学善问，精勤不倦，潜心钻研，博采众长。虽为西医师，临床中体会到中医药治疗的好处和必要性。1967年首先在医院建立耳鼻喉科中西医结合组。1973年主动要求参加上海市第五届西学中班学习，其后又遍访上海的中医喉科名医，上门求教。1978年起跟师中医耳鼻咽喉科前辈张赞臣教授，深受教益，并得到老师的高度赞赏。1979年考入上海中医学院师训班内经组专门学习医经，在《文汇报》上发表《谈谈对中医现代化的看法》，率先提出实行中医现代化的主张，受到中医界的重视，其观点得到许多著名老中医的赞同。1986年赴日本医科大学做"鼻出血"专题研修。1987年归国，继受聘担任日本医科大学顾问研究员。1990年参加上海市全国名老中医学术经验继承研究班学习，正式拜师张赞臣先生，成为其学术经验继承人之一。1993年结业，经上海市卫生系统高评委评审通过，获得中医主任医师职称。

张老常说，中医博大精深，比西医更难掌握。中医经典是几千年实践经验的积累总结，学习中医应先从基本理论知识入手，钻研经典著作，再到临床反复验证与升华，追本溯源，慢慢就会豁然开朗、触类旁通。只有厚积才能薄发，他反复研读《黄帝内经》等经典医籍，并参阅各家集注，做了大量笔记，进行综合整理分析，把与本专业相关的内容，分门别类，精心整理，刻苦钻研，先后发表了《〈内经〉中有关耳鼻喉科内容初探》《〈金匮要略〉在耳鼻喉科的应用》等，都充分体现了张老学习中医之踏实与勤奋。张老十分崇尚张仲景的"勤求古训、博采众长"，认为学不分中西、古今和内外科，所以他除了学习研究中医喉科、内科、外科，还对针灸、推拿、经络、功法都学而不倦，并利用参加云南、西藏医疗队的机会，抓紧搜集少数民族医学资料。他曾到藏医院虚心跟老藏医学习诊疗，恰遇自己生病，则服用藏药治疗以验证其效，后来还发表了《对发展藏医工作的建议》等论文。对于古籍中许多医案医话、医论、笔记等,广泛览阅,汲取精华。除了四大经典,有关喉科专著更是细心精读。张老治学,注重博采众长,善于汲取他人的经验绝技和"看家本领",他说拜师求学一定要持有诚心、虚心和恭敬之心,对导师、先贤的良好医德,以及精湛医术,除了全面继承,还需发扬光大。他先后求教于黄文东、顾伯华、钱伯文等各科名家,还亲自走访上海市区、郊县及邻省的喉科名家,如顾振达、龚一飞等,以真诚好学之心,得到老前辈的喉科专业之真谛,在自己增长才干的同时,也促进了上海中医喉科学术的发展。

他认为要做好一个医生,更重要的是全身心地投入临床,否则终是纸上功夫。医生治病的本领、经验教训的积累,都来自临床实践。也就是说,从书本上或从老师那里学到的经验,也要经过自己的验证,结合亲身的体会,才能无条件地回报社会。他是这样说,也是这样做的。虽然兼任不少行政和社会工作,但认为自己基本的立足点是当好一名治病救人的医生。因此,尽量挤出时间参加门诊,遇到疑难的病例需要他亲自手术,总是尽量安排出时间满足患者的要求。他在继承张老经验的基础上,经过多年的不懈努力,创立了具有自己特色的治疗鼻出血及过敏性鼻炎、顽固性鼻窦炎、嗅觉障碍、声带白斑及耳鼻喉科情志性疾病的综合疗法和系列验方,减轻了患者痛苦,明显提高了临床疗效和患者满意度。如总结治疗鼻出血危重、疑难病人410例,均得到有效止血,无1例死亡,并于1992年获得了上海市科学技术进步奖三等奖;治疗慢性鼻窦炎、鼻息肉的复发率从40%降到15%,他还在发扬中医活血止血传统理论的基础上,研究提出活血化瘀药可能是以提高凝血酶活性和减慢血沉来实现止血的初步机制。他作为第一设计人,改进鼻止血外用气囊等,取得了两项国家发明专利,并已用于临床。

临床上善于发挥中西医之长,尤其在难治性鼻出血、顽固性慢性鼻窦炎、鼻息肉、嗅觉障碍、鼻内翻性乳头状瘤及耳鼻喉科其他疑难病的治疗方面,采用中西医结合的方法,常获得满意的疗效。在国内同行中享有一定声誉。医疗上,强调为医必须做到"精、诚",以精湛的医术,诚心诚意为患者服务,并身体力行,得到患者的信赖;业余时间,笔耕不辍,迄今发表论文50余篇,合作出版专著20余部,还担任了《喉科启承:张赞臣经验精粹》《现代中医药应用及研究大系:五官科分册》《中医耳鼻喉科学》《耳鼻咽喉科疾病处方》《眼耳鼻喉科常见疾病的食疗保健》等专著的主编。

## 七、余养居

余养居(1932— ),男,福建古田人。1961年、1976年分别毕业于上海第二医学院(现上海交通大学医学院)医疗系和上海中医学院(现上海中医药大学)第六届

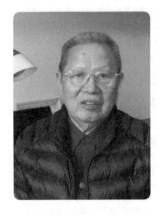

西医脱产学习中医喉科班。先后师承耳科专家何永照，中医喉科专家张赞臣、干祖望、朱宗云和龚一飞，兼收并蓄，学习认真，富有开拓精神。除任医院医教研工作外，曾参任上海"五七"艺校戏曲教学研究中有关艺术嗓音医学和演员、教师、艺术学生的嗓音保健诸工作。现任上海交通大学医学院附属仁济医院耳鼻咽喉科教授、主任医师。兼任中国中西医结合学会耳鼻咽喉科专业委员会顾问（曾任第二届、第三届副主任委员）、《中国中西结合耳鼻咽喉科杂志》副总编辑、中国艺术医学协会顾问（曾任理事）、《听力学及言语疾病杂志》特约编审专家（曾任编委）、国家药品监督管理局药品评价中心国家基本药物目录遴选专家，曾任上海市中西医结合学会耳鼻咽喉科专业委员会首届副主任委员兼秘书及上海市高层次中西医结合临床研究人才导师等职。2009年荣获上海市中西医结合学会高级荣誉会员称号。主编出版《中西医结合嗓音病学》等10部著作，参编4部，发表论文10余篇。

1961～1970年从事西医耳鼻咽喉科临床医疗、教学工作。1970～1978年从事艺术嗓音医学临床防治与研究工作。1973年至今专研中西医结合耳鼻咽喉科及嗓音医学临床医疗、研究与教学工作。先后参加多次国内、国际学术会议，多次担任全国高等院校中医喉科师资培训班、进修班讲课任务，由于讲授的观点新颖、内容丰富实用，深得同道的好评。

余养居在几十年的医学实践中体会到中西医结合是中医现代化的必由之路，是中国医学卫生事业发展的必然趋势。其在实践中常以不断否定过去、肯定现在、展望未来的开拓精神对待自己的工作；对待前人、旁人的见解与经验时，常取宽容、学习的态度，博取各家之长，充实自己之不足，在反复临床实践中积累了丰富的经验。在中西医结合嗓音病、过敏性鼻炎治疗方面尤为突出。其医德高尚，深得患者好评。其座右铭：与人为善，其乐无穷。

**【余养居学术思想及诊治经验】**

（一）重视中医嗓音病研究

嗓音医学是一门新兴边缘学科，在医学领域中占有重要地位。中医最古老的经典著作《黄帝内经》就有记载，但历来中医只有喉瘖（喑）、子瘖等论述，且多宗肺金虚实论治。而余老通过中医理论与现代医学知识相结合，对嗓音病进行研究实践中，既重视传统医学的整体性，又重视耳、鼻、咽、喉内窥的实际表现，采用辨病与辨证相结合，整体与局部相结合，形态与功能相结合，宏观与微观相结合进行分析的综合诊断。余老首次把中医嗓音病分为感染性、运动创伤性、内分泌性、七情内伤性、喉神经麻痹性、口腔疾病性、耳源性、免疫性、喉关节功能障碍性、职业性、特殊疾病性等

12 类 90 余病进行论述,从而扩大和发展了中医对嗓音病的认识并提高了临床疗效,并参编了我国第一本《实用嗓音病治疗学全书》中关于现代中医嗓音病治疗学部分的内容,主编出版了国内首部专著《中西医结合嗓音病学》,该书荣获 1997 年"首届国际民族医学科技研讨会及展览会"论著一等奖,该书已在《国际民族医药——首届国际民族医药科技研讨会及展览会文集》中,以缩略形式中、英文发表,为继承与发展中医喉科专业做出了贡献。但余老认为这仅是一项开拓性的工作,试图在传统中医理论与现代医学理论间建立起沟通的桥梁,既继承了传统中医喉科,又突破传统观念的束缚,融合现代医学的知识,使传统医学纳入现代医学体系,更广泛地为人类服务,起到抛砖引玉的作用。

(二)倡导咽喉分病论治

余老首次将传统中医沿袭几千年咽喉不分的论述进行咽、喉独立分病论治。这不仅提高了临床疗效,且有利于中、西医及国际间的交流。具体反映在与何宗德、房学贤共同主编的我国首部《现代中医耳鼻咽喉口齿科学》(1986 年)专著,为继承与发展中医耳鼻咽喉口齿科学专业做出贡献,该书荣获 1987 年度上海市优秀中医药著作奖,1987 年被卫生部定为中医耳鼻咽喉科医师晋升考试参考书,1995 年荣获"第二届世界传统医学大会国际优秀成果(著作)"奖。该书作为《世界传统医学大系》信息库内容之一,给《世界传统医学大成系》教科书版、文库版、普及版提供参考。

(三)采用补肾健脾、温肺通窍治疗过敏性鼻炎

余老自制"天黄灵"冲剂(白僵蚕、黄芪、生地黄、淫羊藿、党参、黄芩、细辛、辛夷、五味子、麻黄、大枣、何首乌、川芎、当归、麦冬等)进行研究,不论临床与实验室检查结果都说明该方药具有抗过敏作用,此论文发表于《中国中西医结合杂志》(1989 年),该方于 1990 年被《中国名医名药大观》所收刊。该冲剂在上海交通大学医学院附属仁济医院自 1980 年起使用至今,深受广大患者欢迎。

(四)以肾为本,活血化瘀为主防治嗓音病

1. 声音根于肾,治嗓补肾应为本

中医学认为肾是人体生命的根本,肾藏精为五脏之根,先天之本,主生长、生殖、发育、生髓,开窍于耳,为声音之根。肾藏之元气,能够激发和维持全身各组织器官的生理活动,维持人体的生长、发育和生命,所以在整个生命活动过程中起着主导作用。人体由生长、发育、壮盛、衰老至死亡都是肾气由盛至衰的结果。所以肾为人体各器官的调节中心。人生的各个时期(童声期、变声期、更年期、老年期,以及女性月经期、妊娠期、哺乳期)全身、喉部的生理及嗓音变化,均受肾之调节。所以古代医学家都认为"肾为声音之根"。现代医学已证明,肾具有丘脑-垂体-靶腺轴(甲状腺、肾

上腺皮质和性腺)生理功能的调节作用。而人声从童声期、变声期到老年期的老人声嗓音,每个重要时期的变化都与内分泌系统丘脑-垂体-靶腺轴有着密切的关系。这说明肾脏的盛衰关系到人体的生长、发育、衰老,关系到人声的变化。所以要保持人体却病延年的内在因素中的精、气、神,实际上是根源于肾脏的强健,要保持嗓音的青春,就必须从补肾着手。目前补肾已成为临床治疗各种内分泌紊乱引起的嗓音障碍的主导思想,实践证明通过补肾为本结合辨证论治进行防治变声期少年发育不正常和少女甲状腺肿大,以及甲状腺功能亢进、甲状腺功能减退患者嗓音障碍,老年性嗓音病均可取得良好的效果。"久病及肾""肾为先天之根,脾胃为后天之本",说明许多慢性嗓音病,只有根据异病同治的原则,掌握补肾为本时,又要兼顾调补脾胃,方能取得良效。

2. 嗓音病多属瘀证,治疗以活血化瘀为主

嗓音病除外感风邪疫毒、郁而化热等急性感染外,多为噪音滥用和误用导致喉器、声带损伤及其后果所致,临床上多见为急慢性声带充血、水肿、突起、增厚、出血、小结、息肉、血管扩张、声带黏膜下出血、声带闭合不全、囊肿、脓肿等局部血循环障碍及变态反应性和出血性嗓音病都属于中医学"瘀证"的范畴,也相当于现代医学的损伤性炎症,肌肉、韧带、纤维的痉挛,肌腱错位,关节隐性交错等。因为中医认为寒、热、气滞、损伤等疾病均可导致血瘀,如寒凝血滞、热郁血瘀、痰湿阻滞脉络、气虚血行不畅,肌膜经脉损伤致瘀均与气血瘀滞有关。所以血瘀不仅是病理产物,同时也是致病因素,特别是对以嗓音、言语为职业的工作者(如歌唱演员、戏曲演员、话剧演员、广播员、讲解员、教师、公关人员,以及一切以口头演讲人员)之咽喉疾病,运用活血化瘀为主的治疗措施,均可取得效果。但活血化瘀为"异病同治"之法,在具体运用时必须慎重,只有具备一定相同条件时方可应用,否则不仅病邪未去,反而正气致伤,贻误病情。所以在运用活血化瘀疗法时应注意:新病之瘀证务必清除成瘀之病因,以便控制瘀证之进一步发展,用药宜凉、宜清,如取金银花、黄芩、赤芍、牡丹皮、丹参、茜草等。久病之瘀证,正体已虚,不宜急攻,宜先补正气,以增加化瘀消肿散结之力,以助瘀肿结滞之平消。活血化瘀药物以选用温、消之类为主,如桃仁、红花、鸡血藤、山楂等。但嗓音病多为体虚病实之证,实则为声带局部病变,均要以"实则泻之,虚则补之"的原则,采用活血化瘀疗法,以消(泻)其实与调补体虚相结合的措施,即"下中有补"之意。《正体类要》:"且肢体损于外,则气血伤于内,营卫有所不贯,脏腑由之不和,岂可纯任手法,而不求之脉理,审其虚实,以施补泻哉。"所以在具体治疗时,必须注意标本兼顾,消补同治,扶正祛邪等原则,进行辨证施治,方能取得良效。

3. 咽喉宜润津,发声宜益气

咽喉是发声的重要器官,不仅是声源器官,又是共鸣场所,因此嗓音病的防治用

药,不仅要注意咽喉的生理病理特点,还要根据发声的特殊要求选药。咽属脾土,喉属肺金,两者皆为温热之乡,历代医学家都认为"咽喉诸症皆属于火"。火有实火与虚火之分,不论是实火、虚火,皆易伤阴耗津,咽喉干燥,影响发声。所以嗓音的咽喉疾病防治用药多选用保阴生津的药物以润咽喉、益气利咽以扬声。咽喉疾病,固然多用滋阴生津润燥之品,然易使气血郁滞,胃呆纳欠,使用时需加用甘淡微苦、气轻味薄和开胃醒脾之品,以消其短。发声言语,歌唱者常易伤气,治当随证调补其气,但益气不可太过,以防气升火也升,同时也要慎防某些"炉烟已熄,灰中有火",补之而助热火上攻之弊。苦寒药虽有清热解毒化湿之功,多用久用有伤阴耗津、呆胃之弊,非必要时应少选用。辛温燥烈之品,虽可散发咽喉病邪,但咽喉居上,风邪上受易化火,过用辛辣、燥烈之品,则易以火益火,大非所宜。至于开音之药,其性多属和平,但并非通治之品,其效各异,也应择善而用。上述诸点多为历代喉科医师所重视,亦为当代嗓音防治工作者遵循。

4. 心主神明,为音声之主,治嗓勿忘心药医

《灵枢·邪客》谓:"心者,五脏六腑之大主也,精神之所舍也。"但心在窍为舌,肾在窍为耳。耳则兼乎心肾也,耳者肾之官也,肾和,耳闻五音矣。这说明人的言语、歌唱、听觉均受大脑皮质高级神经的控制与调节,并与肾有关。丹波元简谓:"五脏之风,言情志者,唯心、肝脏耳。"明确说明人的精神心理活动与心、肝两脏有关系。《黄帝内经》云:"心主言""肝主语"进一步说明嗓音言语与心、肝二脏,即与精神心理活动有联系。中医学认为肝肾同源,故心、肝、肾三脏与嗓音、言语关系密切。西医学证明嗓音病是与患者的心理、精神、性格诸因素相关,即与神经系统和内分泌系统关系密切,两者又可相互影响。嗓音工作主要是通过大脑形式进行思维,来表达情感。其心理活动比较复杂、活跃,思维敏捷多变,因而容易产生心理障碍而导致嗓音言语障碍。《素问·举痛论》说:"余知百病生于气也,怒则气上,喜则气缓,悲则气消,恐则气下……惊则气乱……思则气结。"说明情志失调,神明损伤,五脏受累,而易致病。《灵枢·本神》谓:"肝气虚则恐,实则怒……心气虚则悲,实则笑不休。"说明心肝气虚、气实引起脏腑失和,而出现神志证候。所以对嗓音病必须注意精神、心理方面的治疗,即所谓"自家有病,自家知,心病还要心药医""善治生者,先治其心"。临诊时要采用因势利导,开导患者,疏通滞气,使其心平气和等心理疗法,来消除内在之刺激,以恢复正常情志。此外在用药时,必须选用填补精髓的方药,以健其脑;疏肝理气的药品,以宁心安神,以复其常。但填补精髓,慎用厚味,以防损伤脾胃;疏肝理气,以防耗气伤阴;辛香理气之品不宜滥用。同时要兼选淮小麦、大枣、甘草、白芍等养心缓急之味,此即《黄帝内经》"心病者,宜食麦"。宁心安神,宜选用益气宁心和养心安神之品,以调补心之气血不足。

## 八、郑昌雄

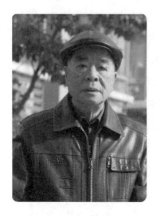

郑昌雄(1936—2019)，男，主任医师、教授。出生于福建宁德市。历任上海市中西医结合耳鼻咽喉科专业委员会顾问，上海市中医药学会耳鼻咽喉科分会副主任委员、顾问，上海市中医咽喉病医疗协作中心主任委员，上海中医药大学中医耳鼻咽喉科教研室主任等职。

1963年，郑昌雄从福建中医学院本科医疗专业毕业，被分配到上海，跟随国内著名老中医张赞臣临证学习，同时投入中医文献的整理、研究工作，直至1972年6月，继承了张老的学术思想、临床经验，深得其传。

1972年6月至1982年6月在上海中医研究所以中医临床工作为主，整理老中医学术经验为辅。1982年6月至1996年8月在上海中医药大学附属曙光医院工作，担任中医耳鼻咽喉科学的学科带头人，在院内长期从事中医耳鼻咽喉科临床及教学工作，对耳鼻咽喉的常见病和疑难病的中医治疗积累了丰富的临床经验。

郑昌雄从事医疗、教育工作50多年，在中医药治疗耳鼻咽喉科疾病方面积累了丰富的临床经验，在继承张赞臣先生学术思想的基础上又有创新发展，特别在治疗喉白斑、喉乳头状瘤、声带息肉等嗓音疾病，以及鼻咽炎、小儿腺样体肥大、复发性口腔溃疡、口腔黏膜扁平苔藓、口腔黏膜白斑等疑难杂症方面尤为擅长。在中医耳鼻咽喉科学理论上也有一些独到的见解，如在对疾病发生的机制、诊治方面，认为耳鼻咽喉口腔等官窍各由相应的脏腑所主，官窍病变虽在局部，但其发病多因于人体内在脏腑机能的失衡。因此，强调临诊须重视参合局部检查所见与全身症状相结合的辨证方法。在临证用药方面，自创"消结开音冲剂""消喉斑汤""口疮散"等验方，应用于临床，取得了较好的疗效。为了使其经验得以传承和发展，上海中医药大学附属曙光医院特于2011年成立了"郑昌雄名老中医工作室"，传承、培养了大量的优秀人才。作为上海中医药大学中医耳鼻咽喉科教研室主任，郑昌雄不仅亲自承担大部分中医耳鼻咽喉科课堂教学任务，而且还重视培养年轻中医耳鼻咽喉科人才。不仅培养科内的年轻中医师，还面向全国的中医耳鼻咽喉医师进行教学和培训，如1987年，由上海中医药大学附属曙光医院和上海市中医学会联合在上海中医药大学附属曙光医院举办全国中医喉科进修班，主持传授咽喉科疾病和疑难杂症的中医药治疗情况。1993年受卫生部及上海市中医学会委托，主持开办了中医耳鼻咽喉科临床医师进修班，在全国范围内培养了大批中医耳鼻咽喉科新生力量。

郑昌雄曾作为第一承担者承担了上海市教育局科研课题："消结开音冲剂治疗声带息肉的疗效及对血液流变性的影响"一项，获局级三等奖；先后发表论文 30 余篇，诸如《中医中药治疗喉白斑》《消结开音冲剂治疗声带小结和声带息肉及对血液流变性的影响》《中医中药治疗喉乳头状瘤 1 例》等；主编《张赞臣临床经验选编》《中医耳鼻咽喉科学》《中医五官科学手册》等多部著作。

退休后，郑昌雄还在上海中医药大学附属曙光医院名医诊疗中心和上海市名老中医诊疗所看门诊，发挥自己的专业技术特长，解除患者病痛。并且他一直以传承和发展中医耳鼻咽喉学科为己任，如 2011～2014 年，指导开展一项中医紧缺专科、特色诊疗技术传承人才培养项目；2012～2014 年，上海市卫生局开展海派中医的流派传承工作，郑昌雄作为研究传承张赞臣名老中医的喉科流派"张氏喉科"的代表性传承人，欣然接受了经验指导老师的身份，孜孜不倦地指导后学，为"张氏喉科"的繁荣壮大做出了卓越的贡献。

**【郑昌雄学术思想】**

（一）总结并继承了著名中医学家张赞臣教授的学术思想

郑昌雄早先跟随全国名老中医张赞臣学习，深刻领会其善治急性咽部炎症及养阴法在耳鼻喉科临床上的应用，整理发表恩师张赞臣学术经验 10 篇。在临床中，郑昌雄发现很多嗓音疾病很难治愈，给患者的生活和工作带来严重的影响。因此，在继承恩师张赞臣擅长治疗急慢性咽部炎症的基础上，通过长期的临床实践，在运用中医药治疗喉科嗓音疾病方面，也积累了丰富的临床经验。

（二）遵古又不拘于古，临床实效作考量

郑昌雄在临诊中，善于对药物的功用疗效进行观察总结，遵古又不拘于古，常有自己独到的见解。例如，中药胖大海治疗音哑很灵验，这在《本草求真》中早有记载，为临床常用之品。对于音哑之症，历来多在辨证的基础上加用胖大海治之，但郑昌雄通过长期的临床观察和文献考证，认为"音哑一证，常与声带充血、生赘生物和声带活动度等因素有关。但由于当时没有喉内窥镜检查，很难发现声带病变情况，所以难免以一概全。"于是，提出"胖大海仅对急喉喑初起（声带轻度充血和声带活动良好）者有效，不能通治音哑"的观点。这一论点，已得到同道的首肯和认同。

（三）树衷中参西之风，揭声带息肉之秘

郑昌雄学贯中西，衷中参西。主张中西医双重检查，在明确疾病诊断后，发挥中医药学的优势和亮点，采用中药治疗，务必在中医药学理论的指导下，进行辨病辨证相结合施治，方能收到较好的临床效果。因此，他诊治疾病，不仅能准确精当地进行中医辨证施治，而且每在施行中医药治疗前，借用西医的检测手段先明确诊断，做到辨病与辨证相结合。同时,动态地观察疾病的变化,以便提高疾病诊治的准确率和有效率,总结疗效。例如,对于声带息肉的诊治。郑昌雄通过临床观察,认为"声带息肉的形成与肺阴虚挟痰有关"。于是,自制具有养阴利喉,化痰散结功效的"消结开音冲剂"进行治疗,疗效满意,显效率达 63%。

（四）效法经典探病机,化痰行瘀除顽疾

喉白斑、喉乳头状瘤和喉肉芽肿等喉科疾病,是西医学的少见病、难治病。其术后复发是医学上的难点,在历代中医药文献中既没有这方面相关的记载,在当前医学期刊上也没有采用中医药治疗这些疾病的临床报道。在长期的临床实践中,郑昌雄以维护患者的身心健康和解除患者疾苦为己任,认真采集病史,根据患者的局部和全身临床表现,并参照古人"有形之物,多与痰瘀"有关的论点,提出了"喉白斑、喉乳头状瘤的病机是痰瘀交阻"的观点。选用与其相宜的化痰行瘀的中药进行治疗取得了较好的临床效果。

# 九、张剑华

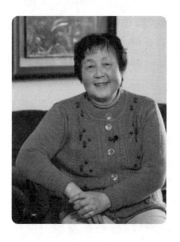

张剑华（1946—　），女,汉族,江苏武进人。上海中医药大学附属曙光医院耳鼻喉科主任医师。

出生于中医世家,祖父张伯熙精擅轩岐之术,与谢利恒、恽铁樵、丁甘仁同被称为武进旅沪"医林四杰"。父亲张赞臣（1904—1993）,已故全国著名中医学家,中医耳鼻咽喉科学奠基人、中国中医耳鼻咽喉科学会创始人之一。

张剑华于 1970 年毕业于上海第二医学院（现上海交通大学医学院）儿科系。毕业后分配至甘肃省临泽县人民医院任内、儿科医师,其间组织安排在张掖地区卫生局第三届西医离职学习中医班学习一年半,深刻体会到中医在临诊处治中的优点和必要性。1983 年根据中央文件精神,作为父亲中医学术继承人调入上海中医学院附属曙光医院耳鼻喉科。为进一步提高中医学水准,1984 年考入上海中医学院第九届西医离职学习中医研究班学习 3 年,以优异成绩毕业。1990～1993 年作为全国名中医喉科专家张赞臣的学术继承人,进入上海市继承老中医专家学术经验研究班学习,获得人事部、卫生部、国家中医药管理局共同颁发的出师证书。工作一贯认真负责,除承担耳鼻咽喉科各项临床、教学、科研工作外,主要以继承与发扬中医耳鼻喉科为着重点。临床上以张赞臣五官疾病整体论为指导,中西医结合诊断疾病,治疗中遵循张氏治病原则:重视扶持正气,顾护脾胃,既注重调治脾肺,也注重调治肝脏,并且注重对患者的心理疏导,以医德为本,诚恳待人。擅长治疗急慢性咽炎、喉炎、慢性扁桃体炎、声带白斑、声带乳头状瘤、复发性口腔黏膜溃疡、过敏性鼻炎、化脓性鼻窦炎、神经性耳鸣等疾病,以及耳鼻咽喉科各种肿瘤术后,化、放疗后的中医调理,有较为确切的疗效,受到患者的赞誉。

负责完成上海市卫生局级课题"张赞臣经验名方金灯山根汤治疗急性咽部感染的临床与实验研究"通过鉴定。作为课题第二负责人与复旦大学眼耳鼻喉科医院合作完成"张赞臣耳鼻喉科学术思想和经验整理研究",该课题获得上海市科技进步奖三等奖。先后发表论文20余篇,先后分别作为主编、副主编、编委编撰《耳鼻喉科、外科名家张赞臣学术经验集》《喉科启承张赞臣学术经验精粹》《中医喉科集成》等书籍6册。

担任中华中医药学会耳鼻喉科分会第二届委员,上海市中医药学会耳鼻喉科专业委员会第六届副主任委员,上海市中西医结合学会耳鼻喉科分会第三、四届委员,第五届顾问。

**【张剑华学术思想】**

(一)总结并继承了著名中医学家张赞臣教授的学术思想

张剑华是全国名老中医张赞臣教授的女儿,是张赞臣教授的中医学术继承人,在成长过程中耳濡目染,深得张赞臣教授学术思想的精髓,深刻领会其在耳鼻喉科临床上的学术精神,整理发表张赞臣教授学术经验的论文20多篇,张赞臣教授学术经验总结书籍6册,为张氏喉科的传承和发展做出了卓越的贡献。

(二)重视养阴法的运用

五官孔窍轻清,凡病以火证为多,又以内火为主,故多以阴虚立论。辨证用药以养阴清热为主,具有以下特点:①用药灵活,不单单拘泥于滋阴药,结合证情往往参用健脾和胃、清热滋肾、平肝清火之品。②养阴而不滋腻厚重,常用沙参、麦冬、百合、天花粉,而不用熟地黄、阿胶等,若脾气不足、胃纳欠佳时配健脾理气药以防滞,见舌苔厚腻则养阴药缓进。

(三)重视理气化痰

痰是病变产物,不论虚火实火,均能蒸灼津液成痰,或积垢不化,酝酿生痰,所以治疗耳鼻喉科疾病,往往不离化痰、祛痰。然而"善治痰者,不治痰而治气",气运行于全身经络脏腑,精神活动对其运动有很大的影响,气郁、气逆是生痰的因素,痰气交阻更是出现一定的症状,所以治疗上重视理气化痰。

## 十、刘福官

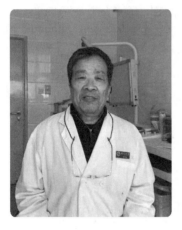

　　刘福官(1948— )，男，上海南汇人，上海中医药大学附属曙光医院主任医师，教授，硕士生导师。任中华中医药学会耳鼻咽喉科分会常务委员，世界中医药联合会耳鼻咽喉-口腔专业委员会常务理事，中国中西医结合学会耳鼻咽喉专业委员会委员，上海市中医药学会耳鼻喉科分会副主任委员，上海市中西医结合学会耳鼻喉科专业委员会委员，上海市中医咽喉病医疗协作中心副主任，《中国中西医结合耳鼻咽喉科杂志》编委，中国博士后科研基金会评审专家，国家药品监督管理局新药评审专家，上海市高级职称评审专家。主要研究方向：耳鸣耳聋、嗓音病、鼻衄的中医治疗等。

【刘福官大事年表】

　　1974年12月：参加由广州中医学院(广州中医药大学前身)举办的第一届全国中医耳鼻喉科学习班。

　　1976年9月：作为上海中医学院附属曙光医院第三批赴唐山抗震救灾医疗队队长，带领30余位同事奔赴灾区。

　　1976年9月～1977年6月：唐山市第二抗震医院工作，其中修补豁嘴43例，拔除龋齿1 100余颗；在李兆基教授指导下，就着电筒光跪着进行气管切开抢救患者，小儿气管异物取出，鼻外伤大出血止血抢救，耳源性脑膜外脓肿切开引流，气管插管抢救窒息患者及肺功能不全患者等，在缺医少药的艰苦环境下，为灾区人民做出巨大贡献。

　　1978年：参加第一次耳鼻咽喉科教材编写工作，并提议把梅核气一病正式写入教材，获得同行认同。

　　1984年：因工作成绩斐然，协调能力突出，以住院医师资格聘为科副主任。

　　1993年：晋升为副主任医师和硕士研究生导师。

　　1994年：聘为科主任。

　　1995年4月～1997年7月：上海中医药大学硕士课程进修班结业。

　　1997年：受聘为上海市优秀青年中医临床医师希望之星带教老师。

　　2001年：晋升为主任医师。

　　2002年：受聘为上海市中医学紧缺专科临床人才指导老师，被授予"教书育人，为人师长"荣誉称号。

2002 年:被聘为上海市卫生系列高级专业技术职务任职资格评审委员会成员,连续两届。

2006 年:受聘为上海市高级西学中研修班指导老师。

2007 年:担任上海市中医药学会耳鼻咽喉科分会副主任委员,连续四届。

# 十一、张守杰

张守杰(1948— )男,上海交通大学医学院附属瑞金医院中医科副主任医师,上海市卫生局中医紧缺专科临床人才班导师,上海朱氏喉科第三代传人之一,上海市中医药学会耳鼻咽喉科分会名誉委员。长期从事瑞金医院市级干部医疗保健和特需门诊工作。主编《中西医结合嗓音病学》《嗓音病的预治》,参编《现代中医耳鼻咽喉口齿科学》。曾任《中国中西医结合耳鼻喉科杂志》编委,《中国中医年鉴》长期撰稿人。以第一作者在专业杂志发表论文 25 篇。目前从事中医眼科、耳鼻咽喉科和呼吸科疾病的临床诊治工作,专长治疗过敏性鼻炎、咳嗽变异性哮喘、嗓音病、视网膜病变等病。

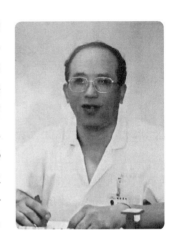

**【张守杰学术思想】**

(一)耳病治肺浅论

临床上可见这么一种耳聋,常是在患感冒后,鼻塞流涕,然后突然出现耳堵耳闷,低频耳鸣,听力减退,自听增强。检查可见患侧鼻黏膜水肿充血,鼓膜呈淡红色,内陷明显。电测听呈传导性耳聋。声导抗测试,大多为平坦型(B 型)鼓室导抗图。此病可诊断为急性分泌型中耳炎,或称为非化脓性中耳炎、分泌性中耳炎。其主要原因是咽鼓管功能障碍,包括咽鼓管机械性阻塞和功能失调两个方面。所以有的文献又称之为咽鼓管阻塞,并另立一章论述(《实用中医耳鼻咽喉口齿科学》,熊大经,2001 年,第 61 页和 64 页)。虽然病名有差异,急性发病时的病因都是外感风邪,先犯鼻窍,循经传导,壅塞耳窍。因此,治则应是宣肺开窍,耳聋治肺。

耳聋治肾,家喻户晓,但并不是所有的耳聋都责之于肾,不能因有"肾开窍于耳"就刻舟求剑,死搬硬套。本病是由于外邪侵犯肺之窍鼻,然后延至咽鼓管而致耳闭耳聋。《续名医类案·卷十六》讲得非常确切:"鼻塞治心,耳聋治肺,非仅治脉也……因思耳、目、口、鼻虽于五脏各有分属,而内实相通。"古代中医虽无"咽鼓管"

一词,但清代中医学文献中,已多次提及"肺之络"与耳聋的关系。《柳选四家医案下卷·诸窍门》提出"肺之络,会于耳中,肺受风火,久而不清。窍与络俱为之闭,所以鼻塞不闻香臭,耳聋耳鸣,不闻音声也,兹当清肺气"。其处方是苍耳子、薄荷、桔梗、连翘、辛夷、黄芩、焦栀子、杏仁、甘草、木通。清代医家尤在泾著的《医学读书记·读纪》也有类似的记载:"愚谓耳聋治肺者,自是肺经风热,痰涎闭郁之症,肺之络会于耳中,其气不通。故令耳聋,宜治其肺,使气行则耳愈。"肺开窍于鼻,肺之络源于鼻而通于耳中,此管道一旦由于"痰涎闭郁"就会产生鼻塞耳聋了。

清代在温病学方面有重大贡献的学者王孟英,在其医案中提供了典型病例:"孙位申患感,证见耳聋,医者泥于少阳小柴胡之例,聋益甚,孟英视之,曰:伏暑也,与伤寒治法何涉,改投清肺之药,聋减病安。"处方:知母、鲜芦根、鲜生地黄、鲜枇杷叶、生石膏、滑石、竹茹、吴茱萸、香薷、鲜荷梗(《王氏医案译注·卷三》)。王孟英在其医案中,多次口口声声提到"古人云,鼻塞治心,耳聋治肺"。那么这些古人是谁呢?这句口号的发明者是哪一位?据考证,首先提出"耳聋治肺"的,应推金元四大家之一的刘完素,《素问病机气宜保命集卷下·耳论附》提出:"假令耳聋者,肾也,何为治肺,肺主声""肺之络会于耳中,故聋也"。至于"鼻塞治心",发明者也应推刘完素,《素问病机气宜保命集卷下·耳论附》提出:"鼻塞者,肺也,何谓治心,心主臭。"李东垣也表达了同样的见解,《东垣试效方·鼻不闻香臭论》说:"盖以窍言之,肺也;以用言之,心也。因胃气失守,寒邪客于面,鼻亦受之,心不能为用,而不闻香臭。"可见"耳聋治肺"一说,源于金元四大家,到了清代,为众多临床医生所接受和应用,理论开始成熟,学习这些理论后,张教授在 2002 年曾撰写《宣肺开窍法治疗急性非化脓性中耳炎疗效观察与机理探讨》,发表于《中国中西医耳鼻咽喉科杂志》(2002 年第 6 期),治疗 65 例,全部治愈。

急性非化脓性中耳炎的中医病因,张教授认为是风邪束肺,空窍闭塞,其理论依据如下。

1. 从脏腑经络理论分析

虽然有"肾开窍于耳"的经典理论,但耳病治肾并不适于一切耳部疾病,李东垣在《脾胃论·五脏之气交论》中提出:"耳者,上通天气,肾之窍也,乃肾之体而肺之用。"《温热经纬·疫证条辨》更是从经络走向对肺与耳的关系做出论述:"肺之结穴在耳中,名曰茏葱,专主乎听。"茏葱相当于现代解剖学的鼓膜。在《医学读书记》中更是具体提出了"耳聋治肺"的主张:"耳聋治肺,自是肺经风热,痰涎闭郁之证,肺之络会于耳中,其气不通,故令耳聋。"

2. 从人体受邪部位分析

《温热论》提出:"温邪上受,首先犯肺。"肺主一身之气,外邪束表,不能宣散,则经气痞塞,耳窍如蒙,听觉减退。肺主皮毛,所谓皮毛,不仅指人体外表皮肤、毛发,也应包括肺系表面黏膜上皮,由于中耳腔黏膜是呼吸黏膜,并与呼吸道黏膜有一定的连续性,故也应属肺。《景岳全书·卷二十七》指出:"邪闭者……解其邪而闭自开也。"

3. 从中医病理方面分析

清阳不升则九窍不利,清阳不升,浊阴上壅,头面五官之窍被浊阴之邪充斥,鼻黏膜水肿,耳内渗出积液,可视为"邪害空窍"的病理现象之一。治疗上必须用宣通开窍之品,宣肺气以开玄府,《奇效良方》提出:"欲以开发玄府而后耳中郁滞通泄,凡耳聋者,适其所宜。"

4. 从现代解剖学方面分析

咽鼓管是中耳通过鼻咽部与外界沟通的唯一通道。咽鼓管有两口:一口通过鼓室称咽鼓管鼓室口;另一口通咽部,称咽鼓管咽口,位于鼻咽部外侧壁,空气由咽口经咽鼓管入鼓室,使鼓室内气压与外界相同,以保持鼓膜的正常功能。这与中医肺开窍于鼻,肺之络,会于耳中的理论相吻合。

5. 从现代医学组织胚胎学方面分析

咽鼓管和中耳黏膜同属上呼吸道黏膜的一部分,与鼻腔黏膜有解剖上的连续性。咽鼓管、鼓室内表面均为呼吸黏膜上皮所覆盖,咽鼓管的黏膜是由呼吸道黏膜分化而来的真性黏膜,呼吸道上皮由鼻腔延至支气管、肺泡和由咽鼓管延至鼓室和乳突气房,它们的细胞和分泌物成分变化是一致的。古人提出耳为"肾之体而肺之用"的理论,从现代医学中得到了印证。

6. 从现代医学病因病理学方面分析

鼻部或鼻窦部炎症,既可因脓性分泌物经鼻后孔至鼻咽部,导致咽鼓管周围的黏膜及淋巴管组织炎性反应,而脓液本身亦可阻塞咽鼓管咽口,以致管腔不能开放,其结果,中耳气体得不到补充,造成负压,产生耳塞、耳闷症状,因此用宣肺开窍法治疗,使鼻黏膜水肿充血迅速消退,这是本病治本之法。

(二)鼻咽癌的中药治疗琐谈

1. 益气养阴,慎忌克伐

放疗后的患者,最常见为耗气伤阴,患处黏膜表皮干裂,口干舌燥,胃口下降,吞咽困难,神疲气短,因射线虽能杀灭癌肿细胞,但对于人体却又是一种"热毒",此时若再重用攻伐耗气之品,克伐正气,无疑使病体虚上加虚,对此笔者常选用益气养阴之品:党参、太子参、玉竹予益气生津;麦冬、百合、南沙参、北沙参、生地黄、石斛以养阴,佐以山药、茯苓、谷芽、麦芽、鸡内金、白术以健脾和胃;七叶一枝花清热解毒,如此使患者症状得以迅速改善,并减少放疗后所引致的副作用。

2. 化湿消痰,慎用苦寒

苦寒药对相当一部分病例并无殊效,且长期使用,耗伤正气,损伤脾胃,患者纳呆便溏,精神委顿,值得深省。临床所见之鼻咽癌、喉癌、舌癌,形如菜花状、蘑菇状、表面色白而凹凸不平,观其形色,肿而不红,不能据此辨之热毒,此为痰浊瘀阻之征,脏腑经络功能紊乱,气血瘀滞,湿聚为痰,痰瘀互阻,凝而成块,日久而成癌。此时除活血化瘀外,理应兼用化痰散结之法,如此方能提高效果。临床常用猪苓、茯苓、薏苡仁等淡渗利湿药物,或配用山慈菇、冰球子、牡蛎、鳖甲以散结软坚。猪苓、茯苓、薏苡仁剂量宜大,常用剂量 30~60 g。薏苡仁为寻常之食品,其药用功效易被忽视,实则除痹、通络、消肿、祛痰之功效,高于一般药物。现代药理研究证实,此三味药均含多糖类,配合化疗,可明显提高化疗药物之抗肿瘤效果,薏苡仁含薏苡脂,对艾氏腹水癌有明显抑制作用。猪苓含猪苓葡聚糖,具抗癌作用。

3. 重视脾胃,慎用毒物

中药抗癌肿需要一个长期治疗方案,即使手术摘除肿瘤后也应坚持服用中药数年。以期彻底消除癌肿,巩固疗效提高生命质量。而药是必须经过肠胃消化吸收的,因此保护肠胃功能十分重要,不应过多用苦辣怪味的药物,此外,更应慎用有毒之品,所谓以毒攻毒,似缺乏科学依据。目前治疗宜提倡中西医结合,即用放疗局部攻之,配合中药扶正,使整体受益,从而提高自身免疫能力,消灭肿瘤,使患者能长期健康生存。

### (三)治萎缩性鼻炎需升清阳

萎缩性鼻炎是一种虽不危及生命却严重影响生活质量的慢性病,有文献指出,本病在耳鼻咽喉科患者中占 0.7%~3.99%。临床可见患者鼻部干燥、鼻塞、鼻出血、头痛、嗅觉减退或丧失,严重者可以有特殊的如同蛋白腐烂的恶臭。鼻镜检查,可见鼻腔宽大,鼻甲变小,尤以下鼻甲为甚,鼻黏膜干燥,菲薄。严重者可见鼻黏膜附着黄绿色稠臭的分泌物和干脓痂皮,取出干痂后,见鼻黏膜光亮发红,触之易出血。

现代医生对本病的病因,尚不十分清楚,有着不少的假设,一般认为与内分泌紊乱、自主神经功能失调、细菌感染、营养不良、遗传基因、血中胆固醇含量偏低等因素有关。较新的观点认为,本病是一种自身免疫性疾病。

中医虽然对本病有着丰富的治疗经验,但一直对本病的缺乏明确的命名,直至1979 年全国高等医药院校试用教材《中医耳鼻喉科学》中,借用了"鼻槁"作为本病的病名,然而,若仔细核对"鼻槁"的原始出处《灵枢·寒热病》,如"皮寒热者,不可附席,毛发焦,鼻槁腊,不得汗。"显然,这是指外感热病后热盛烁津所引起的鼻干燥,与本病是不同的疾病。比较妥切的应是宋代《太平圣惠方·卷第三七》:"夫鼻干无涕者,由脏腑壅滞,内有积热,攻于上焦之所致也。"元代的《世医得效方·卷第十》有了对臭鼻部症状的记载:"治久患鼻脓极臭者,在以百草霜末冷水调服。"到了明代,《医学入门》有"四时鼻塞干燥,不闻香臭"的记载,明确地把本病与外寒热病的鼻塞干燥做了区别。

各种现代中医文献大都认为本病的病因是肺经燥热,肺肾阴虚,肺脾气虚。也有文献认为是气滞血瘀。临床上,还发现了一个独特的现象,因为本病多见于青壮年,全身情况良好,出现了"鼻虚整体不虚"的现象,所以张教授认为在治疗时,可采用升清阳补阴津的治则。

萎缩性鼻炎,无论中医称之为鼻槁、鼻藁或鼻干,其实都脱不了一个"燥"字,所以基本原则是以治燥为主。《杂病源流犀烛·卷十七》认为:"燥之为病,皆阳实阴虚,血液衰耗所致。"关于治疗,《证治汇补·卷之一》提出这样的原则:"治燥须先清热,清热须先养血,养血须先滋阴。宜甘寒之品,滋润营卫,甘能生血,寒能胜热,阴得滋而火杀,液得润而燥除",还提出了"切忌香燥动火",现代中医各种耳鼻咽喉科教材和专著,大体上是遵循了这个法则。

然而,经长期临床观察可知,大多数患者除鼻黏膜萎缩干燥和咽部干痛外,并不具备干咳无痰、痰中带血、形体消瘦、五心烦热、颧红盗汗、腰膝酸软、尿频耳鸣等典型的肺肾阴虚表现。在物质生活贫乏时期,营养不良之说尚能接受,目前普遍是营养足够或过剩(少数偏食或刻意减肥节食患者例外),而且绝大多数患者是青壮年,多见于20～30岁,全身情况良好,出现了"鼻虚整体不全虚"的现象。因此,笔者对本病的中医病因有了新认识。《杂病源流犀烛·卷二十三》提出"鼻之窒塞……皆肺气不和,气不宣通故也。"《证治准绳·杂病·七窍门下》认为,"夫阳气、宗气者,皆胃中生发之气也。其名虽异,其理则一,若因饥饱劳役,损脾胃生发之气,既弱其营运之气,不能上升,邪塞孔窍,故鼻不利而不闻香臭也。宜养胃气,实营气。阳气、宗气上升,鼻管则通矣。"可见,古代有远见的医学家已经认识到,鼻的窒塞和不闻香臭,与人体气血津液输布不畅,不能上升到达鼻部密切相关。这里就涉及"升清阳"这个概念。清阳一词最早见于《素问·阴阳应象大论》:"清阳出上窍,浊阴出下窍",清阳泛指体内轻清升发之物,是提供给人体组织器官以维持其正常生理活动所需的营养物质,《黄帝内经》的注释者马莳说"凡人身之物有清阳者焉,如涕、唾、气、液之类。"萎缩性鼻炎所见的鼻腔干燥,鼻甲萎缩、鼻塞、涕血、嗅觉障碍等,显然与鼻黏膜缺乏清阳的温煦、濡养和护卫有关。《脾胃论·卷下》明确提出,"清气不升,九窍为之不利。"不升,是指精华物质不能到达,通路出现障碍;不利,是指功能失调。如果清阳能正常升浮,那么"浮者,阳气散满皮毛,升者,充塞巅顶,则九窍通利者"。这样,阴随阳升,气血津液流畅而无郁滞之虑,上荣鼻窍,则鼻窍可昼夜分泌津液,以濡养鼻窍,使之津津常润而不枯。

由此可见,"升清阳"在萎缩性鼻炎的治疗中,与养阴生津同样是重要的一环,两者缺一不可。张教授在临床上用增液汤养阴生津,加太子参、升麻、葛根、柴胡益气升清阳。

（四）内耳眩晕症论治

眩晕是一个古老的疾病，自人类有文字以来，就有关于眩晕的记载。中医现存早古的文献《灵枢·海论》，就有"脑转耳鸣，眩冒"的记载，同期的经典著作《素问·至真要大论》中，也有"耳鸣头眩，愦愦欲吐"的记载。临床上所见的内耳眩晕症，早在金元四大家之一的李东垣《东垣十书》中，就有了十分详尽，非常形象的描述："眩者言其黑，其状目闭眼暗，身转耳聋，如立舟船之上，起则欲倒，愦愦欲吐。"现代医学描述有三种：①听觉症状，如耳鸣耳闷，听力下降；②前庭症状，如发作时眩晕，有眩转、翻倒的错觉，目闭怕光，步履不稳；③自主神经系症状，如恶心呕吐，眼前发黑。这些症状，在《东垣十书》中已详尽记载，这比 1861 年法国 Ménière 医生的报道，整整早了五百多年。所以，张教授曾在全国中西医结合耳鼻喉科学术会议上发言，提议把梅尼埃病改为"东垣综合征"，这样更符合医学发展史。

此病主要原因是膜迷路积水膨胀，从而导致内淋巴压力增加，产生一系列眩晕症状。而我们中医四大经典之一的《金匮要略》，早就认为这是由于痰饮水气停留的缘故。《金匮要略·痰饮咳嗽病脉证并治二》："心下有支饮，其人苦冒眩，泽泻汤主之""卒呕吐，心下痞膈间有水，眩悸者，小半夏加茯苓汤主之""心下有痰饮，胸胁支满，目眩，苓桂术甘汤主之""假令瘦人，脐下有悸，吐涎沫而癫眩，此水也，五苓散主之。"冒是指头脑昏沉，眩是指视物颠倒旋转，其致病因素非常明确："此水也。"再分析苓桂术甘汤、小半夏加茯苓汤、泽泻汤、五苓散这四张处方，重叠使用的是茯苓、白术、泽泻、猪苓等健脾利水渗湿药，从而可以得出这样的结论：《金匮要略》认为，冒眩、吐涎等症状的产生的根本原因，是水液在体内过多的积聚和不正常的停留。由于水饮停留，湿阻中焦，清阳不升，浊阴不降，所以头晕目眩。张仲景把此称为水饮内停。由于历史条件局限，先贤无法知道内耳的结构与病理，所以认为是"心下""膈间"痰饮水积，而现代医学提出是内耳膜迷路积水，尽管定位有差异，但两者对此的病理认识有着惊人的吻合，而成书于 219 年的《金匮要略》的记载，比 Ménière 医生要早上一千六百多年，就此病的病理认识，更应称之为"张仲景综合征"。

问题并不到此为止，内耳眩晕是由于膜迷路积水所致，那么，膜迷路又为什么会积水呢？目前西医对此仍认识不明，一笔糊涂账，有些文献认为，可能是变态反应，可能是自身免疫疾病，可能是自主神经功能紊乱。由于这么多"可能"，所以脱水剂是只能治表救急的，目前临床还加用抗胆碱药、抗组胺药、钙离子拮抗药、改善血液循环药、镇定镇静药、维生素等，由于不能根治，所以一些权威文献把反复发作眩晕作为诊断依据之一。对此，朱宗云教授非常反感，他多次说毛病没有治断根，当然会反复发作，这是医生本事不大，怎么反而拿来作诊断依据？事实上，他治疗的病例，确实都是多年不发作。奥秘何在？再读一段古书，《金匮要略·痰饮咳嗽病脉证并治第十二》中说："夫短气有微饮，当从小便去之，苓桂术甘汤主之，肾气丸亦主之。"

同一个痰饮病,为什么有两张偏重点不同的方子,这就非常值得研读了。对此,《金匮玉函要略辑义》一书的注释说得很精辟:"苓桂术甘汤治胃阳不足,不能行水……肾气丸治肾虚而不能收摄水……必察其人之形体而为施治,一证二方,各有所主,其别盖在于斯耶。"从这里可以知晓,对水饮内停情况严重时,先用健脾利水法,用大剂量茯苓、泽泻、白术。在症状改善后,张仲景注意到这类患者肾气不足,水液气化失司,水湿上泛清窍而眩晕,所以用补肾温阳法,以治其本。朱宗云教授就是采用这个原理,急则淡渗利水,重用泽泻、白术、茯苓治标,其后,加强补益肝肾,常用枸杞子、制何首乌、杜仲、茱萸肉、熟地黄等。因为《灵枢·海论》早就指出:"脑为髓之海,其输上在于其盖,下在风府,髓海有余,则轻劲多力,自过其度,髓海不足,则脑转耳鸣,胫酸眩冒,目无所见,懈怠安卧。"《灵枢·口问》:"上气不足,脑为之不满,耳为之苦鸣,头为之苦倾,目为之眩。"内耳眩晕与髓海不足密切相关,而髓海的充足与否,又跟肾精有很大的关系,《素问·逆调论》说:"肾不生则髓不能满。"肾精亏耗,则生髓不足,生髓不足,则不能上充于脑,脑为髓海,髓海不足则眩晕耳鸣。这正如张景岳所讲的"肾脉虚则头重身摇,髓海不足则脑转耳鸣。"

明白了以上的原理,就掌握了从根本上治好内耳眩晕症的窍门,懂了这一点,再去读叶桂在《临症指南医案》中治疗眩晕的医案,就能一目了然了,叶桂治:"水亏不能涵木"眩晕时,多用熟地黄、龟板、枸杞子、山茱萸、山药、茯苓之类滋补肝肾药物,佐以牡蛎、磁石等潜阳镇静药物。朱宗云教授治内耳眩晕症的"心法",简单可以概括两句话:急则健脾利水以治标,缓则补肾填髓以治本,至于挟痰、挟风、挟火诸症,随机应变,随症加减。

胸中自有良方良策,临诊岂能头晕目眩。

## 十二、张龙英

张龙英(1952— ),女,副主任医师。

1977年,毕业于上海中医药大学医疗系,留校分配到龙华医院耳鼻喉科,从事耳鼻喉科临床医、教、科工作40余年。1997年,晋升为耳鼻科副主任医师。1984年,拜沪上祖传喉科名医马鸿声为师,经龙华医院院部审核,签订协议书,确立师徒关系,并颁发封面为师徒临诊合影照及附签订师徒协议书一份。多年随师临诊,深得真传,传承了恩师治疗喉科疾病时,重视整体辨证论治的学术理念;重视内治与外治相结合;祖传喉科外用药妙喉散。

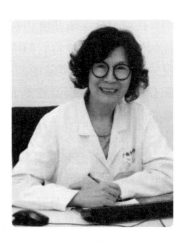

曾当选为中华中医药学会耳鼻喉科分会委员、上海市中医药学会耳鼻喉科分会委员;现聘为上海市中医药学会耳鼻咽喉科分会名誉委员。曾聘为上海中医紧缺人才的评审专家,上海中医药大学中医耳鼻喉科硕士研究生毕业论文答辩委员会副主任、临床技术考核委员会主任委员。曾先后发表论文:《祛风利咽、敛肺止咳法治疗喉源性咳嗽疗效观察》《扶正脱敏方治疗变应性鼻炎疗效观察》《通痹利咽汤治疗慢性咽炎疗效观察》《养阴清热方合雾化治疗慢性咽炎 80 例》《中药加二氧化碳($CO_2$)激光治疗鼻前庭母子疣》。参编《上海市中医药病证诊疗常规》《家庭常用中成药 600 种》《家庭常用非处方药手册》。从事中医耳鼻喉科临床工作 40 余年,运用中西医结合治疗耳鼻咽喉科常见多发病和疑难杂症。例如,急慢性咽喉炎、鼻炎、副鼻窦炎、耳鸣耳聋、小儿腺样体肥大、梅核气、口腔溃疡、声带白斑、扁平苔藓等。几十年的临床积累,逐渐形成一种行之有效的治疗方法。

**【张龙英学术思想】**

(一)注重局部与脏腑的整体辨证论治

鼻病虽表现在鼻部,然鼻与肺,鼻与其他脏腑,均存在着所属、生理、病理及治疗的关系;临床上治鼻病多从肺论治,针对鼻病常有疏风宣肺、益气固表、温补肺脏、养肺润燥等治法。故鼻病不能见鼻治鼻,重视局部与整体相结合的辨证论治中,常常能取得覆杯而愈的疗效。

(二)注重内外兼治相结合,内服中药,外用喉科吹药

口腔黏膜溃疡、口舌生疮、化脓性扁桃体炎等疾病,善用喉科外用"妙吼散",将其药粉吹撒患处,患者即感局部清凉,可缓解疼痛之苦,促使溃疡早日愈合。"妙吼散"有清热解毒,消肿止痛,祛腐生新的功效。临床运用多年疗效颇为满意,往往可取到立竿见影的效果。

(三)注重药对配伍

药对是临床用药时相对固定的两味药物配伍形成,在用药搭配中起到相辅相成的作用。古人曾将它归纳为药性"七情":单行、相须、相使、相畏、相杀、相恶、相反。相须:即用相类似的药物搭配使用,作用更强。相使:即用一种药物为主药,配合其他药物来提高主药的功能。临床建议运用"当用相须、相使者良,勿用相恶、相反者"。

1. 黄芪 + 防风——补气固表,祛风散寒

两药协同,起到固表不恋邪,解表不伤正之妙。临床用变应性鼻炎(鼻鼽),喉源性咳嗽(喉咳)均适用于肺气虚弱,卫表不固之证型。

2. 熟地黄 + 山茱萸——补益肝肾,益阴固精

熟地黄滋补肝肾,益血养精,为"延龄之妙味",大补肾中元气;山茱萸温肾涩精,

补益肝肾,收敛元气,振作精神,固涩滑脱,乃"益阴之圣药"。熟地黄以补为主,山茱萸以敛为要,两药伍用,一补一敛,有滋肾养阴,固涩精气的作用,为补肾固精之要药;山药益肾固精,补脾益阴。两药相须,滋补肝肾,益阴固精作用更强。临床用于肾精亏虚型耳鸣耳聋之病证。

3. 紫苑+款冬花——润肺化痰止咳

紫苑善于化痰,款冬花善于止咳,两药相须,既加强化痰之功又提高止咳之效。临床用于肺热喉燥咳嗽之证。

4. 细辛+五味子——散不伤正,收敛不留邪

细辛祛风散寒;五味子敛肺滋阴。一散一收,有散不伤正,收敛不留邪之优。临床用于喉源性咳嗽之病证。

5. 诃子+陈皮——一散一敛,相互制约,相互为用

诃子酸涩收敛,敛肺利调;陈皮辛散走窜,理气健脾,燥湿化痰。诃子以敛为主,陈皮以散为要,两药配伍,一散一敛,相互制约,相互为用,敛肺理气清音甚妙。临床用于咽喉毛涩失音者。

6. 绿萼梅+八月札——疏肝理气和胃

绿萼梅疏肝理气,和胃畅中,助清阳上升之气;八月札疏肝理气,和胃开郁,宣通六腑之气。两药配伍,有助于恢复气机升降出入之紊乱。临床用于肝郁气滞,横逆犯胃型梅核气病证。

7. 太子参+合欢皮——益气养阴,安神解郁

具有益气养阴补雨不滞,解郁除烦不伤气阴之妙。临床用于肝郁气滞,气阴不足,伴有虚烦不眠,抑郁不欢的梅核气病者。

8. 辛夷+茜草—— 散寒活血通络

辛夷散风寒、助收敛、通鼻窍为要药,以茜草活血通络配伍,两药相使,更显其效。临床用于鼻窒、鼻鼽、鼻渊等鼻病。

9. 徐长卿+地肤子——祛风止痒

现代医学认为徐长卿有抗炎和变态反应作用;药理研究地肤子有抑制速型和迟发型变态反应,地肤子为使药,更显祛风止痒之功效。

10. 玄参+麦冬——养阴生津,润燥止渴

玄参咸寒,滋阴降火,软坚散结,清热解毒,清利咽喉;麦冬甘寒,清心润肺,养胃生津,除烦止渴。一肾一肺,金水相生,上下既济,养阴生津,润燥止渴。临床用于肺肾阴虚,虚火上炎型慢喉痹病证。

(四)注重对禀赋不足、特异之体

大凡属于气血不足的易感群体,临床擅长以扶正贯穿治疗始终,并运用冬季膏方调治,补虚疗疾。

十几年的膏方门诊颇有体会,尤其是变应性鼻炎、喉源性咳嗽患者,经膏滋方调治后,增强抗病能力,提高免疫功能,从而获得了意想不到的显著疗效。有不少患者服膏方后效果好,连续几个冬季预约登记膏方门诊。总之,膏方在中国医学宝库中,占有重要地位,颇受患者欢迎。

# 十三、郭裕

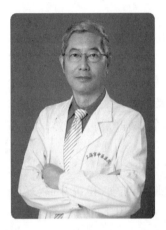

郭裕(1961— ),男,汉族,上海人,教授,主任医师,博士生导师。1984年毕业于上海中医药大学。

社会职务:国家中医药管理局中医耳鼻咽喉重点专科学术带头人,上海中医药大学附属市中医院耳鼻咽喉科主任、教研室主任,中华中医药学会耳鼻咽喉科分会副主任委员,世界中医药学会联合会耳鼻咽喉-口腔专业委员会常务理事,中国中医药研究促进会耳鼻咽喉专业委员会副会长,中国中药协会耳鼻咽喉药物研究专业委员会副主任委员,中国中西医结合耳鼻咽喉科分会中医药研究专家委员会主任委员,国家药品监督管理局新药评审委员会专家,上海市中医药学会理事,上海市中医药学会耳鼻咽喉科分会主任委员,上海市中西医结合学会眩晕病专业委员会副主任委员,上海市高级职称评审委员会专家,上海市住院医师规范化培训专家委员会委员,上海市住院医师规范化培训中医耳鼻咽喉科专家组组长,上海市科学技术专家库成员,《中国中西医结合耳鼻咽喉科杂志》常务编委,《中国中医眼耳鼻咽喉科杂志》编委,《世界中西医结合杂志》审稿专家,《北京中医药杂志》编委。主要研究工作:创制了医院制剂"开音合剂"用于喉部疾病的治疗,创制了"耳鸣滴剂"用于治疗耳鸣耳聋,开展了穴位注射疗法在耳鼻喉科疾病中的全面应用,开展冬病夏治防治过敏性鼻炎等。学术成果:先后在国家、省市级杂志发表专业论文30余篇,SCI论文3篇。主编专著4部,副主编专著1部,参编专著多部。任"十二五""十三五"国家中医耳鼻咽喉科学教材副主编。2016年获上海中西医结合学会科普优秀奖;2017年获上海产学研合作优秀项目奖二等奖(传统名、优中成药六神丸的二次开发)。2017年度获"上海中医药大学优秀科主任"称号。负责承担省市局级以上科研项目9项,参与多项,并在2020年度负责国家自然科学基金面上项目。

**【郭裕教授诊治耳鼻喉科疾病的主要特点】**

(一)实事求是,注重查体

干祖望老先生在生前强调,中医耳鼻咽喉科检查要"五诊",要望、闻、问、切、查。

局部检查非常重要。郭裕继承干祖望的思想，并与时俱进，强调"客观检查，明确诊断"。推翻"中医治病就是雾里看花"的论词，将客观病情用现代检测仪器显明出来，最早应用推广电子喉镜、纤维喉镜、鼻内窥镜等内镜系统、听功能检查系统，使泛化的"声音嘶哑""鼻塞""耳聋"等诊断精准明确到具体疾病。尤其对喉癌、下咽癌的早期发现郭裕更是做了大量的工作和贡献，对早期的声带白斑病，更是强调要结合局部的检查进行辨证分析，应用中医中药才心中有底，大胆发挥中医中药的特色。郭裕常常教导学生"你们不要害怕新鲜事物，要诊断明确，实事求是，与时俱进！""为什么要害怕进步呢？新生事物的诞生和成长总是伴随着压力和冲击的，历史的车轮总是前进的！""中医是一门有生命力的科学，不是积满灰尘、腐朽不堪的学说！不要被那些反对中医学的论调干扰。然而你们治病做事要踏踏实实，不可投机取巧……""为什么要多读古籍？中医只是古代医学吗？它也是现代医学，中国几千年来历史的精华沉淀在这些书里，然而更重要的是要将这些知识和你们自身结合起来，发扬出来！"

#### （二）创新推广"穴位注射疗法"在耳鼻咽喉科的应用

郭裕是比较早将穴位注射疗法应用在中医耳鼻咽喉科治疗中的医生，也是天突穴穴位注射治疗耳鼻咽喉科疾病的创始人之一。每逢向学生传授中医耳鼻咽喉科历史，也必谈到穴位注射的来由。1994年，郭裕尚是年轻医生，跟随何宗德老前辈临证，两人研究发现天突穴穴位注射疗法就是将经络、药理、解剖等最好的结合，堪称中西医学结合的典范。这个大胆的设想给中医耳鼻喉科临床治疗上带来了明显的疗效，于是郭裕将这个治疗方法大力推广，发展到如今，穴位注射已经是中医耳鼻咽喉科外治法的主要方法之一，穴位注射不仅可以应用于变应性鼻炎、慢性鼻炎、鼻窦炎，还可以应用于急、慢性咽炎，急、慢性喉炎，慢性咳嗽，喉源性咳嗽，急、慢性中耳炎，耳聋，耳鸣等疾病的治疗。

1. 明确了穴位注射疗法的定义

穴位注射疗法是针刺疗法之一，因所注射用的药物，绝大多数为液体，故亦称"水针疗法"。即根据所患疾病，按照穴位的治疗作用及药物的药理作用，选用相应的腧穴和药物，将药液注入到腧穴内，以充分发挥腧穴和药物对疾病的双重综合作用，从而达到治疗的目的。

2. 详细阐述了穴位注射疗法的特点和优势

穴位注射疗法，一方面总结继承了传统中医学的基本理论，运用祖国医学的整体观进行辨证施治，以发挥经-穴的整体调节作用；另一方面又与现代医学的局部观相结合，以充分发挥药物的治疗作用。

穴位注射疗法用极小剂量的药物，即可取得和大剂量肌内注射同样的效果，所以不仅能提高疗效，而且可以减少用药量。由于用药量的减少，相应的某些药物的毒副作用也减低。

穴位注射同时也是一种局部给药,国内也有学者认为,穴位注射给药,可使药物沿经络直达病所,加快药物吸收过程中不必要的消耗。现代研究已初步证实了这一观点,动物实验研究表明,穴位注射给药,其潜伏期明显比肌内注射、皮下注射短,而与静脉直接给药相近。

总之,穴位注射疗法是中西医结合的产物,只有将理、法、穴、药、术有机地结合起来。充分发挥药物的治疗作用,经-穴的平衡调节作用,才能取得最佳效果。

（三）提出"通法"为治疗耳鼻咽喉科疾病大法

郭裕运用"通法"治疗耳鼻喉科疾病数十年,临床疗效确切。

1. 明确"通法"概念

"通"的基本思想源自于《黄帝内经》,"通法"是在张仲景"五脏元真通畅,人即安和"思想指导下建立起来的。"通"乃调治百病之要则。通:本意为没有堵塞,可以通过。东汉·许慎《说文解字》曰:通,达也。清·李宗源《医纲提要》有云"通之义有三:一曰宣通,二曰攻通,三曰旁通。当代医家多认为有广义和狭义之分。狭义的"通",指人体内的腔、管、窍通道等都处于"通畅"的状态;广义的"通",指人体内的脏腑正常,经络气血通畅。狭义的通法在耳鼻喉科中的体现主要表现在"通窍"法,即通耳窍、通鼻窍、通利咽喉。《灵枢·邪气脏腑病形》:"十二经脉,三百六十五络,其血气皆上于面而走空窍,其精阳气上走于目而为睛,其别气走于耳而为听,其宗气上出于鼻而为臭,其浊气出于胃,走唇舌而为味。"清·叶桂《临证指南医案·眩晕》曰:"头为诸阳之首,耳目口鼻皆系清空之窍。"说明通窍法在耳鼻喉科治疗中的重要地位。

2. "通法"具体分述

（1）"升清降浊"而通:脾胃中州的运化水谷精微,滋养五官孔巧的;中焦之气升清举陷的功能对促使五官孔窍通利。《黄帝内经》有云:"头痛耳鸣,九窍不利,肠胃之所生""年六十,阴痿,气大衰,九窍不利,下虚上实。"

（2）"祛邪除瘀"而通:五官特点洞小腔深、相互毗邻交通,极易卷邪留恋,故病理特点多湿、痰、瘀、热、毒。治以"祛邪除瘀",恢复七窍之清空之态而通。

（3）"疏导任督"而通:任督二脉统领阴阳,对精气的升降有着重要的作用。阳气轻而善运,阴气者重而难舒。疏导任督二脉可将在下的经气温煦到头面部以至七窍。另外,任督二脉的经络作用也被证明与淋巴管丛有关。气至则血随,血活则窍通。

（4）"熄风利胆"而通:《黄帝内经》有云"十一脏取决于胆",意指胆气的升发对疏泄肝脏、调节气机、调和气血、通利经络的重要性。临床上,久病患者体质多呈虚实夹杂,既有气耗血伤的一面,又夹有湿热蕴结肝胆、三焦的一面,所以患者常常表现出虚性亢奋的状态。

（5）"养心安神"而通："心者，君主之官，神明出焉"。神安者，耳能闻，鼻可嗅。故有"耳病治心""鼻病治心"之说。

（6）"去关启闭"而通：开启官窍犹如大禹治水，拓口疏通，给邪出路。"通法"治疗耳鼻咽喉疾病，具体论述请参见之后的病例解析。运用该法时，要把握局部与整体、上下与阴阳、气血与浊留之间的关系。天之道，损有余而补不足。皮肉筋脉各有所处，病各有所宜，各不同形，然各以任其所宜。

## 十四、忻耀杰

忻耀杰（1960— ），男，主任医师，教授，硕士生导师。1983 年毕业于上海中医药大学中医学专业，先后师从郑昌雄教授、何宗德教授和田道法教授。2004 年上海中医药大学附属曙光医院何宗德名老中医工作室成立，忻耀杰是工作室主要继承人，继承了何宗德教授中西医结合的学术思想，临诊时除内服中药外，还运用各种西药进行水针疗法，提高了临床疗效。例如，对颈静脉孔综合征、动脉痛综合征，除了药物治疗外，还配合人迎穴注射治疗；对气管炎做天突穴注射治疗；对耳鸣做翳风穴注射治疗；对变应性鼻炎和慢性咽炎做天突穴注射治疗；对早期声带麻痹，可沿患侧甲状软骨板上缘进针，直达甲状软骨上脚处注入

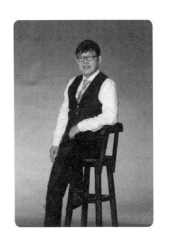

药液治疗；对分泌性中耳炎做翳风穴注射治疗等。2011 年上海中医药大学附属曙光医院郑昌雄名老中医工作室成立，忻耀杰是工作室主要继承人，继承了郑昌雄教授的主要学术思想，总结出版了《张氏喉科郑昌雄临证经验集》。

曾任上海中医药大学附属曙光医院耳鼻咽喉科教研室主任，中华中医药学会耳鼻喉科分会常务委员，世界中医药联合会中医耳鼻咽喉口腔科分会常务理事，中国中西医结合耳鼻咽喉科专业委员会变态反应专家委员会常务委员。

从事中医耳鼻咽喉科医教研工作近 40 年。在长期的临床工作上，用中医药治疗耳鼻咽喉科疾病积累了丰富的临床经验，特别是对喉白斑、喉乳头状瘤等疑难病及小儿腺样体肥大、变应性鼻炎的治疗尤为擅长。对于变应性鼻炎，认为本病以阳气不足为本，治疗总以温阳益气为宜，即便是肺经伏热证，用药也不可过于苦寒，以免伤损阳气，可在清热方中适量加入黄芪、党参之类以固护阳气，一旦热象消退，应转入补气温阳法，以治其本。对于喉白斑、喉乳头状瘤、声带息肉等嗓音疾病，则继承郑昌雄教授的经验，灵活应用活血化瘀、化痰散结、清热解毒、益气养阴

等法治之,取得了较好的疗效。对于小儿腺样体肥大,不是一味地软坚散结,而是从小儿体质着手,认为小儿体质是在先天禀赋和后天各种外在因素及自身调节的基础上形成的特殊状态,常以肺脾气虚为多,它决定了对某种致病因素的易感性和病变类型的倾向性,也影响着疾病的传变与转归。因此,益气健脾是治疗本病的基本原则,体质改善后,腺样体的肥大自然而然会缩小。另外,在慢性咽炎、慢性鼻窦炎、复发性口腔溃疡、口腔黏膜扁平苔藓、口腔黏膜白斑等疾病方面也有丰富的治疗经验。2012~2014年,上海市卫生局开展海派中医的流派传承工作,忻耀杰多年跟师郑昌雄教授,作为研究传承张赞臣名老中医的喉科流派“张氏喉科”的代表性传承人,欣然接受了项目负责人的任命,孜孜不倦地指导后学,为“张氏喉科”的继承和繁荣壮大起到了承上启下的作用,做出了一定的贡献。在临床和理论教学的同时,还深耕教育事业的厚土,先后参编《中医耳鼻咽喉科学》等教材10余部,其中作为副主编参编中国中医药出版社出版的“十二五”全国高等教育规划教材《中医耳鼻咽喉科学》,以及“十三五”全国高等教育规划教材《中医耳鼻咽喉科学》《中西医结合耳鼻咽喉科学》、精编教材《中医耳鼻咽喉科学》《五官科护理学》;作为主编编写人民卫生出版社出版的“十二五”“十三五”住院医师规范化培训规划教材《中医五官科学》。

先后承担局级以上科研课题6项,包括国家自然科学基金面上项目1项;发表论文50余篇;参编专著16部。此外,作为第一副主编参编字逾124万的专科巨作《实用中医耳鼻喉科学》,作为主编编写了“海派中医学术流派系列丛书”之《张氏喉科郑昌雄临证经验集》,以及《中医良方大典·五官卷》等,为中医耳鼻咽喉科学的继承和发展做出了贡献。

**【临床经验概述】**

(一)辨病俱全望闻问切

脏腑病变可通过经络表现于耳鼻咽喉。忻耀杰认为,对耳鼻咽喉疾病的认识,应当从整体观念出发,结合对全身和局部的症状、体征变化的观察,来辨明病位之所在,疾病之属性,邪正之盛衰,病势之缓急。辨病识证,当恪守中医诊法原则,望闻问切,无不俱全,形神声意,靡不详探。在患者入门时当先望其面色、形体、步态,初步判断其属虚属实;诊断中则望其舌象,包括舌质的色泽、舌体的胖瘦、舌边有无齿痕、有无瘀斑、舌下筋脉的状况和变化,以及其活动情况,进一步判断病证的虚实及病位和机体的气血状况。问诊除了解患者的局部不适外,不忘参照“十问”询其全身状况,包括其生活起居,以便了解引发疾病发生的相关因素;在问诊同时兼闻其气味及语声,助判其虚实及病位;然后切其脉象及局部体征,了解五脏之变。四诊详参,细辨病症,如此辨证施治,方可希冀达到阴平阳秘。

（二）施治重视整体调整

疾病的发生源于机体的阴阳失衡，治病之要就是使之恢复平衡，因此治病的过程就是调平阴阳的过程。临诊必须先察其阴阳属性，再辨其表里、虚实、寒热之状，继而审证论治。对邪实之疾，必先辨明其"邪之所在""邪势盛衰"，择法治之，投方施法，务使邪气去尽；正虚之病，则须在辨证施治基础上重视脾胃和肺肾的调治，润肺补肾，固护脾土。

1. 重视固护阳气

阳气偏弱者，当以温阳益气法治之。耳、鼻、咽喉诸窍均位于人体的头面颈项部，皆为清空之窍，以通为用。耳鼻咽喉病多由各种原因致使机体清阳不升、浊阴不降，导致清窍失于清灵空通。阳气不足是气机升降失常的主要原因。《难经》曰：气者，温也。只有通过气的温煦作用，脏腑经络和其他组织结构才能行使其正常的功能活动，血液和体液等津液物质才能正常循环。因此，益气温阳法在耳鼻喉科的很多疾病，尤其是慢性病中是适合应用的。常用药物以人参、黄芪、锁阳、菟丝子、仙茅、淫羊藿、山药、附子、肉桂、干姜等药为宜。

2. 注重守护阴液

阴液不足者，须以滋补津液法治之。津液不足在耳鼻咽喉病中比较常见，不仅可因阴液不足，清窍失于滋养而呈现的上部阴液不足之症也可因邪热炽盛灼伤阴津而呈现上部津少燥热之像。古人有"留得一分津液，便有一分生机"之训。因此，在临诊中要时刻不忘固护津液。常用的生津药物以南沙参、北沙参、天冬、麦冬、玉竹、石斛、天花粉、芦根、太子参等甘寒生津药为宜；常用的补液药物以女贞子、旱莲草、熟地黄、桑椹、百合、龟板、鳖甲等药为宜。

3. 不忘调和气血

《素问·调经论》说："五脏之道，皆出于经隧以行血气，血气不和，百病乃变化而生"，《丹溪心法》说"气血冲和，百病不生"。可见人体的健康状况与气血是否和顺关系密切。气为血帅，血为气母，气血相生。引发耳鼻咽喉病的多种病因均可导致气血失和，终致血瘀，或为"因邪致瘀"，或为"因虚致瘀"。寒为阴邪，具有凝聚收引的性质，血遇寒则凝，阴寒之气会引起或加重血脉瘀阻的病变，故寒能致瘀。热邪具有伤灼津血的性质，血受熏灼则易凝结瘀塞，故热也能致瘀。"气能行血"，卫表气虚，运血无力，血行迟缓，可以留瘀，故气虚可致瘀。津液亏耗则不能载血运动，会形成瘀血，故阴虚也可致瘀。久病病邪入络，必定阻碍气血的正常循行，故久病亦可致络瘀。目前抗生素等西药广泛应用，某些不明中医学医理的医生不辨患者阴阳体质、证型类别、病程迥异，滥用西药，久服长食，药毒入络，致使血瘀更为明显，故西药毒邪入络同样可致瘀。"气血以流通为贵"，临诊施治不能忘记调和气血，可在辨证用药的基础上适量加入茜草、丹参、川芎、延胡索等行气活血之品,不必等待面色黧黑、肌肤甲错、舌质暗紫等瘀证病象俱现。因寒致瘀者,宜温经散寒以活血,常用的药物以附子、肉桂、干姜、当归、姜黄、桃仁、红花等药为宜;因热致瘀者,宜清热凉血以活血,常用的药物以赤芍、丹参、茜草、凌霄花等药为宜;因气虚致瘀者,宜益气养血以活血;常用的药物以党参、当归、黄芪、人参、白术、茯苓、川芎、赤芍、甘草等药为宜;因阴虚致瘀者,宜滋阴养血以活血;常用药物以沙参、天冬、麦冬、玉竹、石斛、天花粉,或女贞子、墨旱莲、熟地黄、黄精、枸杞子、当归等药为宜。

### 4. 谨守脾胃调摄

脾为己土,以太阴而主升,胃为戊土,以阳明而主降。胃主受盛,以通降为顺,脾主消磨,以脾阳之升运为健。脾胃之气是为“中气”,是全身气机之枢轴,脾升则肾肝亦升,故水木不郁,胃降则心肺亦降,而金火不滞;又火降则水不下寒,水升则火不上热,如此而得阴平阳秘无疾之态。可见,中气的盛衰直接影响脾升胃降和肝、肾、心、肺四维的平衡。正常人中气旺盛,胃降顺而善纳,胃口好;脾升畅而善磨,食物易消化,肚腹不胀。饮食消化滋生精气,供养周身所以无病。若脾胃虚弱,就会出现脾陷胃逆的状态。脾气下陷则清阳不升,无以濡养五官而现虚证;胃气上逆则浊阴不降,痰瘀热毒聚于上窍而现实证。现代人饮食不节、忧思过度、缺乏运动,均会造成脾气损伤,气虚痰凝。因此,固护中土,调摄脾胃显得尤为重要,处方用药谨记不得滥投苦寒戕伤阳气,亦不可过施滋腻滞碍中土。

### 5. 调摄兼顾情志疏导

“人是禀天地之气而生,凡人皆须顺应四时、时辰而变,节慎饮食起居而处,诸事皆宜守中,不宜太过与不及”。临诊须告知患者“天人相应”之理,并要求患者注重保养,做到起居有度。有些疾病的发生与患者内心不安,情致不舒有关,这些疾病的疗效往往是心理治疗优于药物治疗。因此,对某些功能性疾病和某些疾病不重,但心思很重的患者,药物治疗应作为辅助治疗,而花较多的时间给予详加解释尤为重要。要告知患者“万事皆由心生,宜保持内心的干净与安静,心志既得安定,人就怡安不病”的道理,所谓“人而有生,所重乎者心也”。“医者意也”,措辞用语应视患者的病情和性格不同而异,不宜千人类同,或给以宽慰,或给以告诫,尤应告知疾病的原委,消除其顾虑,使其心安,“心为一身之主宰,万事之根本”,心安则身自安。

## 十五、臧朝平 ————————————————————————●

臧朝平(1961—  ),女,副主任医师,硕士生导师。

1984年上海中医学院中医系毕业后,入上海中医学院附属曙光医院耳鼻喉科工作,1987年8月调入上海市中医文献馆古籍文献研究室工作,1993年12月又因工作需要转入复旦大学附属眼耳鼻喉科医院耳鼻喉科至今。
1997 年成为张重华教授的学术继承人,拜师学习三年,圆
满出师;2000 年 1 月成为上海市高层次中医临床人才培养
对象之一,师从张重华教授、陈之才主任医师及陈伟教授
三位名老中医,学习三年,经专家考评合格结业。

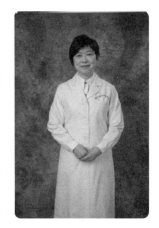

　　担任上海市中医药学会耳鼻咽喉科分会副主任委员、
中华中医药学会耳鼻咽喉科分会常务委员、上海市中西医
结合学会耳鼻咽喉科分会委员等。迄今共以第一作者发
表论文 12 篇,参编出版专著 15 部。完成"扶正止齅颗粒治
疗变应性鼻炎临床双盲对照观察"等课题 4 项。参加的"继
承和整理张赞臣中医耳鼻喉科学术思想和诊疗经验的学
术研究"课题,获 2006 年上海市科学技术进步奖三等奖。

【专业特长】

　　有机结合中西医理论和实际,扬长避短治疗耳鼻喉科常见、多发、难治病,尤其
在鼻病及肿瘤方面,善于多种方法灵活应用,如鼻内镜手术结合中药综合治疗鼻出
血、鼻窦炎、鼻息肉,肿瘤常规手术及放化疗后,应用中药提高免疫力,减轻不良反应
及降低复发率等方面取得一定成果。

# 第二章

# 临 证 医 案

## 第一节 耳 病 医 案

### 一、耳胀耳闭

////////// **张赞臣医案** //////////

**病案 1.** 戴某,男,7 岁。1963 年 3 月 23 日。

**主诉:** 两耳失聪,左侧为甚。

**现病史:** 1962 年患严重感冒,以后鼻窍常流脓涕,时而额前作痛,渐致耳听觉不良,尤以左耳为甚。经某医院诊断为"耳咽管闭塞",进行药物及手术通气治疗,未能改善,失聪迄今已有一年。因将入学,其母颇为焦虑,遂来就诊。患儿行动尚活泼,惟有所询问则瞠目而视,必附耳大声,始略能领会,语时声带鼻音。平日涕多,每易感冒。饮食不馨,纳少腹痛,面色㿠白,山根色青,乳蛾略有肿胀,并有头痛之感。脉细滑,苔淡薄。

**西医诊断:** 分泌性中耳炎。

**中医诊断:** 耳胀。

**辨证:** 肺气不充,胃肠不和。

**处方:** 生白芍 4.5 g,杭菊花 4.5 g,枸杞子 4.5 g,石菖蒲 1.5 g,广郁金 4.5 g,焦白术 6 g,怀山药 9 g,炒枳壳 3 g,炙鸡金 4.5 g。每日 1 剂,加水适量分 2 次煎服,5 剂。

**【二诊】** 1963 年 3 月 30 日。其母谓药后颇舒适,头痛略见轻减。原方续进 5 剂。

**【三诊】** 1963 年 4 月 6 日。近周来右耳窍略有痛感,且兼头痛,饮食不馨,消化力薄。再予平肝和胃宣通为法。外方:生白芍 4.5 g,杭菊花 4.5 g,穭豆衣 4.5 g,石菖蒲 2.4 g,广郁金 4.5 g,炒白术 6 g,炒枳壳 4.5 g,怀山药 6 g,采芸曲 9 g(包煎),夏枯草 3 g。每日 1 剂,加水适量分 2 次煎服,5 剂。

【四诊】 1963 年 4 月 20 日。头痛已减,饮食渐增,左耳听觉已见进步。故于原方中去采芸曲,加白茯苓 9 g,再服 6 剂。

【五诊】 1963 年 4 月 27 日。证情续有进步,听觉渐清,惟夜寐不安,既见效机,再从前方中加忘忧草 9 g,6 剂。

【六诊】 1963 年 7 月 6 日。其母云患儿近两个月来精神体力均转佳,两耳听觉亦已接近恢复,惟右耳尚感不敏。因此次乳蛾复作,略有肿大,故再前来诊治。患儿面色光泽充沛,饮食睡眠,均趋正常,苔色、脉象,亦无异征,故在原方中加牛蒡子 4.5 g,桔梗 3 g,生甘草 2.4 g,以清化痰热,调理善后。

1963 年 10 月 11 日其母来信,谓患儿两耳听觉已恢复正常,身体亦转健康云云。

【按语】 本病案之耳胀,始起于重感冒,以致风热逗留,壅塞清窍为患。患儿平素面色㿠白,时有额前作痛,纳少便稀,容易感冒,且鼻病于先,耳聋于后,为时已达一载,虽迭经医疗而鲜效。究其不愈之理,由于清气不升,浊气不降,中宫失于宣畅,肺脾不和,气机为之闭塞所致。故以芳香调气,宜通开郁,健运脾胃,平肝益肺,改善体质,使元气充沛,则耳胀自愈。

(滕磊整理,张剑华提供)

////////// **何宗德医案** //////////

**病案 2.** 文某,男,50 岁,卢森堡商会主席。

**主诉:** 左耳气闭不适,听力下降,重听 2 日。

**现病史:** 2 日前由德国飞往上海,着陆后自觉左耳气闭不适,听力下降,重听。舌淡红,脉弦。

**检查:** 左耳鼓膜内陷,电测听检查示左耳传导性耳聋。

**西医诊断:** 航空性中耳炎。

**中医诊断:** 耳闭。

**辨证:** 经气不舒,耳膜内陷。

**治法:** 耳部疏通经络,开闭通窍。

**处方:** 予以翳风穴注射山莨菪碱 10 mg 加地塞米松注射液 5 mg。4 小时后,患者来电告知左耳恢复正常。

【按语】 航空性中耳炎是因平素咽鼓管功能欠佳,再加大气压变化较大,而致鼓膜内陷,属中医学"耳闭"范畴,多因肝胆经气不舒,内有湿热,气压变化引热上循,结于耳窍,以致耳窍内外压力失衡,耳膜内陷。翳风为手足少阳之交会穴,刺之可疏通少阳经气,泻之能祛风清热、开闭通窍。地塞米松抗炎消肿,山莨菪碱扩张血管,以助理气活血,改善咽鼓管功能,如此可达到耳窍内外压力平衡,迅速消除症状。

(马胜民整理,刘福官校)

**病案 3.** 袁某,女,48 岁。

**主诉:** 右耳闷塞伴耳鸣 4 个月。

**现病史:** 右耳闷塞伴耳鸣 4 个月,耳鸣呈低频率,外院治疗效欠佳,平素时常鼻塞不通。舌暗脉濡。

**检查:** 电测听检查示右耳气导下降 35 dB,气骨导差 10 dB;声阻抗检查示右耳呈"B"型图,镫骨肌反射未引出来。来诊时检查右耳鼓膜内陷。

**西医诊断:** 分泌性中耳炎(右侧)。

**中医诊断:** 耳闭。

**辨证:** 水湿泛滥,闭阻耳窍。

**治法:** 利水消肿,开闭通窍。

**处方:** 予以翳风穴注射山莨菪碱 10 mg 加地塞米松注射液 5 mg。1 周注射 1 次。2 周后复诊,耳闷、耳鸣已解。

**【按语】** 分泌性中耳炎属中医学"耳闭"范畴,是中耳黏膜腺体分泌过旺,或毛细血管壁渗透性增强所致。山莨菪碱为拟交感神经药,作用于交感神经节后纤维,使黏膜腺体和杯状细胞的分泌作用减少,同时还能扩张血管,调整血管壁的渗透性,减少水湿外渗。地塞米松有扩张血管的作用,能阻断病理传导,消除恶性刺激,起到封闭作用。脾主健运,肺主通调水道,两者气机失调,则可招致水湿停留,积液于中耳腔。翳风穴属手少阳三焦经,针刺翳风穴可激发经气,疏通少阳,通过调节三焦的气化作用以调整脾的运化和肺的通调水道作用。《中藏经·论三焦虚实寒热生死顺逆脉证之法》曰:"三焦通,则内外左右上下皆通也。"通过翳风穴的刺激加上山莨菪碱、地塞米松的药理作用共奏标本兼治之效。

(马胜民整理,刘福官校)

## 郑昌雄医案

**病案 4.** 孙某,女,64 岁。2012 年 5 月 9 日。

**主诉:** 左耳闷胀感 2 周。

**现病史:** 2 周前上呼吸道感染后出现左耳闷胀感,听音遥远,自听增强。舌苔白腻,边有齿痕,脉弦滑。

**检查**：双侧外耳道畅,左侧鼓膜内陷,透过鼓膜可见气泡影,声导抗检查左耳 B 型曲线,右耳 A 型曲线。

**西医诊断**：分泌性中耳炎。

**中医诊断**：耳胀。

**辨证**：脾虚湿困。

**治法**：健脾利湿,化浊通窍。

**处方**：生黄芪 15 g,白术 10 g,泽泻 10 g,薏苡仁 15 g,葶苈子 10 g,苍耳子 6 g,白芷 6 g,石菖蒲 9 g。上药每日 1 剂,加水适量分 2 次煎服,7 剂。

**【二诊】** 2012 年 5 月 16 日。左耳闷胀感明显减轻,听音清楚,无明显听音遥远和自听增强的感觉。复查声导抗检查,右耳 C 型曲线。舌苔白滑,齿痕变淡,脉弱。予上方加党参 10 g。上药每日 1 剂,加水适量分 2 次煎服,7 剂。

**【三诊】** 左耳闷胀感消失,复查声导抗检查呈 A 型曲线。舌淡红,苔薄白,脉缓。诸症消失,舌脉正常,予以停药。未再来诊。

**【按语】** 耳胀是以耳内胀闷堵塞感为主要特征的疾病。耳为清窍,若浊气上逆,阻塞清窍,易致耳胀。该患者透过鼓膜可见气泡影,结合声导抗检查可知存在鼓室积液的情况,局部有湿邪停聚。舌苔白腻,边有齿痕,脉弦滑,整体辨证属于痰湿困结。药用黄芪、白术健脾益气,泽泻、薏苡仁、葶苈子泻湿,苍耳子、白芷、石菖蒲通窍,合用有健脾利湿,化浊通窍的功效。二诊时症状已明显缓解,湿邪已去大半,加党参甘温益气,又服药 1 周后症状完全缓解。

（滕磊整理）

## 刘福官医案

**病案 5.** 邓某,女,51 岁,家庭妇女。2012 年 8 月 5 日。

**主诉**：双耳胀闷痞塞感 4 个月。

**现病史**：双耳胀闷痞塞,伴失眠月余,既往有鼻窦炎史,多处求医问药,至今不愈。耳闷胶结顽固不除,纳差乏力,二便正常,形体丰盛,舌体厚胖边印痕,舌边有瘀点,苔厚白中腻偏干,右脉弦涩,左脉大而略迟。

**西医诊断**：咽鼓管堵塞。

**中医诊断**：耳闭。

**辨证**：痰瘀阻窍。

**处方**：柴胡 12 g,香附 10 g,川芎 10 g,陈皮 12 g,炒苍术 9 g,陈皮 9 g,茯苓 15 g,石菖蒲 6 g,法半夏 12 g,木香 6 g,薏苡仁 15 g,杏仁 12 g,苍耳子 6 g,炙甘草 10 g,葱白 3 根为引,7 剂。

**【二诊】** 2012 年 8 月 12 日。双耳胀略缓,能睡 2~3 小时;服 2 剂药后曾呕吐痰诞 1 次,呕后觉胀闷减轻,二便正常,舌象同前,脉弦右滑,切中要害,继续乘胜追击。前方加制胆南星 6 g,白芥子 6 g,桃仁 9 g,红花 6 g,加强除痰化瘀作用。续服7 剂。服 2 剂后吐频乏力,停服中药。至本区西医院检查为中耳道黏膜感染。处方以头孢菌素及桃金娘油胶囊,服用 3 日后效差。

**【三诊】** 2012 年 8 月 17 日。续服上方药至尽剂,未再吐。

**【四诊】** 2012 年 8 月 22 日。耳胀闷减半,畏阳光,晒后明显觉胀,每晚睡 4～5 小时,舌体胖厚,苔净而润,边印有瘀点,双脉实而有力;纳食乏味,二便平。继消痰化瘀,原方 7 剂。随访:服药后渐得缓解而愈。

**【按语】** 耳胀耳闭是指由于外邪侵袭或邪毒滞留所致的以耳内胀闷堵塞感、耳鸣、听力下降为主要表现的耳部疾病。耳胀、耳闭是同一疾病的不同阶段,耳胀为病之初,发病急,多为外邪引起,常有听力下降,因此在古代风聋、卒聋及耳聋等病症资料中,可见与耳胀类似的资料,如《诸病源候论·卷二十九》:"风入于耳之脉,使经气痞塞不宣,故为风聋。"耳闭为病之久,发病缓慢,为邪毒滞留所致。耳闭最早见于《黄帝内经》,如《素问·生气通天论》说:"阳气者,烦劳则张,精绝,辟积于夏,使人煎厥,目盲不可以视,耳闭不可以听。""耳闭"作为病名,早见于明代《医林绳墨·卷七》云:"耳闭者,乃属少阳三焦之经气之闭也。"又说:"或有年老,气血衰弱,不能全听,谓之耳闭。"耳胀治不及时或治疗不当亦可能转变为耳闭。辨证治疗主要以散邪健脾、行气化湿、活血通窍为主。该病案的耳咽管阻塞病属中医学的"耳闭痰瘀阻窍证"药后得吐,吐后病减,机体驱邪之机明显,耐人寻味!

(马胜民整理,刘福官校)

////////// **郭裕医案** //////////

**病案 6.** 范某,男,23 岁。

**主诉:** 双耳听力下降半月余。

**现病史:** 患者半个月前因感冒未及时治疗,此后又连续飞行作业 2 日,遂发双耳听力下降,耳闷,低音性持续性耳鸣。立即到上海某三甲医院就诊,当时电测听检查示低频下降为主的传导性耳聋,平均 45 dB,气骨导分离＞35 dB。声阻抗检查示双耳 B 型波。诊断为"急性非化脓性中耳炎",给予滴鼻、抗生素口服等治疗,1 周后症状未得到明显改善,遂来寻中医。发病以来耳闷,耳胀,头闷,鼻塞呈间歇性,夜间明显,无头晕,无呕吐,无咳嗽,无回吸性血涕。饮食正常,二便自利。睡眠可,略有乏力。舌淡红,有齿痕,苔白,脉弦浮。

**检查:** 双耳鼓膜完整,内陷,光锥变短,右耳鼓膜可见液平面。双侧下鼻甲略充血,肿胀,双侧鼻腔未见明显分泌物。鼻咽部光滑。余(－)。电测听检查示双耳低频气导下降(45 dB),气骨导分离(平均 30 dB)。声阻抗检查示 As 型波。

**西医诊断**：分泌性中耳炎，双耳传导性聋。

**中医诊断**：耳胀耳闭。

**辨证**：风痰互结，阻滞耳窍。

**治法**：疏风化痰，利水通窍。

**处方**：石菖蒲 9 g，防风 6 g，羌活 6 g，白芷 6 g，路路通 10 g，桔梗 6 g，白芍 6 g，蔓荆子 12 g，姜半夏 9 g，陈皮 6 g，茯苓 9 g，升麻 3 g，玉米须 9 g，生甘草 3 g。7 剂，每日 2 次，水煎，早晚饭后半小时服。

**外治**：以地塞米松 5 mg、山莨菪碱 5 mg、利多卡因 0.1 mL 混合后给予翳风穴穴位注射，并以微波对穴位照射治疗，每周 2 次。

【二诊】　双耳闷塞感明显好转，耳鸣低音持续性。中药原方减去防风、羌活，加三棱、莪术各 9 g，7 剂。并以山莨菪碱 5 mg、利多卡因 0.1 mL 对翳风进行穴位注射，并以微波对穴位照射治疗，每周 2 次。

【三诊】　耳闷减轻，听力明显改善，耳鸣消失。原方不变，继续治疗 1 周。复查电测听示双耳听力气导 20 dB，平均骨导 10 dB。

【按语】　初诊时，患者表证未解，故治疗以疏风为主，兼化痰利水通经：防风、羌活、白芷、桔梗解表疏散太阳之邪；石菖蒲、路路通、蔓荆子、升麻通耳部经络；玉米须、白芍、茯苓、半夏、陈皮化痰利湿，去除中耳腔内的积液。辅以穴位注射外治法，翳风穴即在耳垂后下方，下颌角与乳突之间凹陷中取之，有聪耳明目，疏风通络之功效。药用地塞米松加山莨菪碱，目的是抗炎消肿利水，减少中耳腔黏膜腺体分泌，促进中耳腔内积液的吸收，通畅咽鼓管。微波温热促进局部药物吸收，同时依据中医经络学说理论，通过穴位刺激，达到疏通经络作用。二诊时去除解表药，因为表邪已解，加破血逐瘀药，是因为久病多瘀，化瘀药物利水作用较强，又加二陈汤化湿健脾，四药共用，为防止胶耳形成。坚持服用 10 余日，效果明显。《伤寒论》的六经辨证治疗方法是学习中医的基础，所以很多疾病的治疗都是按这个思路：病在太阳先解表，表证兼有里证者，当先解表，再治里。治病同时防止疾病的演变，这也是治未病的一种体现。

（刘佳整理，郭裕校）

## 二、脓耳

//////////// **何宗德医案** ////////////

**病案 7.** 王某，男，32 岁。

**主诉**：双耳反复流脓 10 余年。

**现病史**：双耳反复流脓 10 余年，曾静脉滴注、口服抗生素无效，近日出现耳流脓血。舌红，苔薄黄。

**检查**：左耳鼓膜紧张部前下方穿孔,有黏稠脓性分泌物,右外耳道深处见灰白色赘生物。

**西医诊断**：慢性化脓性中耳炎。

**中医诊断**：脓耳。

**辨证**：湿热郁久,腐肌为脓,化火灼络,气血瘀滞。

**治法**：清热排脓,理气活血。

**处方**：翳风穴注射盐酸林可霉素0.6 g加地塞米松注射液5 mg,1周注射1次。3周后已无流脓,检查双耳干燥。

**【按语】**　慢性化脓性中耳炎,为中耳反复感染所致。该患耳膜穿溃,反复受风热之邪侵袭,余邪结聚少阳脉络,胆与三焦经气郁阻,化火腐肌成脓,灼伤血络而脓中带血。脓液黏稠,舌红,苔薄黄均为少阳火热之候。虽病日久,因年少气盛仍以邪实为主。但因邪阻少阳脉络日久,必致气滞血瘀,所以治疗当清热排脓,理气活血。翳风穴属于手少阳三焦经,且为手足少阳之会,泻之有祛风清热、通络散结作用。加上林可霉素抗菌消炎,地塞米松加强消炎作用,故病能速愈。

（马胜民整理,刘福官校）

////////// **刘福官医案** //////////

**病案8.** 席某,男,45岁。

**主诉**：右耳反复流脓1年余。

**现病史**：1年前右耳流脓,在多家医院就诊,静脉滴注或口服头孢类抗生素,耳内点抗生素滴耳液均无疗效。尝试过中医中药,效果同样不理想。至上海中医药大学附属曙光医院耳鼻喉科门诊时,就诊时述有耳鸣,流黄色液体无间歇,患者已不胜其扰,严重影响其生活工作。专科检查:右耳鼓膜中间大穿孔,暴露鼓室黏膜,大量黄白色液体自穿孔内搏动性溢出。追问病史,有乙型肝炎史10余年,近期胁右部胀痛,失眠多梦,大便黏溏。肝功能检查示转氨酶高达230 $\mu$/L。舌红苔黏腻,脉弦滑有力。

**西医诊断**：慢性化脓性中耳炎。

**中医诊断**：脓耳。

**辨证**：湿热蕴郁中上焦,上冲扰神。

**处方**：藿香10 g,草果10 g,石菖蒲15 g,茵陈50 g,滑石30 g,川木通12 g,浙贝30 g,黄芩30 g,连翘45 g,射干15 g,薄荷10 g,虎杖30 g,丹参50 g,珍珠母50 g,清半夏30 g,法半夏30 g。7剂,水煎服,每日3次。

**【二诊】**　1周后,右耳流脓量明显减少,已能入睡,还有梦,胁部已不疼了,舌仍红苔亦不厚腻,效不更方,加白薇15 g,续服14剂,能吃能睡,右耳流脓停止。肝功能检查转氨酶37 $\mu$/L,已正常。停药。

【按语】 此病案,前医之所以用药不效,反观病历,是因为西医概念偏重,用了大量的清热解毒和活血祛瘀再加皂角刺排脓等药,却不管中医的湿热病机,南辕北辙,故而不效,所以用中医一定不要离开病机,有是证用是药,这个证一定是反映病机的证。

（马胜民整理,刘福官校）

////////// **郭裕医案** //////////

**病案 9.** 王某,男,59 岁。

**主诉:** 左耳反复流脓 20 余年。

**现病史:** 20 年前因感冒而致左耳流脓,当时未彻底治愈,20 年来左耳反复流脓,脓液时稠时稀,偶有异味。伴左耳闷胀感,耳鸣,偶有头晕,否认头痛,无眩晕,无耳内流血,无耳内剧痛,否认鼻涕中带血史,张口正常不受限。每次发作时自服抗生素,近 5 个月来耳流脓不止。平素自觉身重。舌淡,苔白腻,脉沉迟缓。

**既往史:** 无。

**检查:** 耳镜示左耳鼓膜大穿孔,边缘残留部分可见钙化斑。鼓室内潮湿,听骨链不完整。电子鼻咽镜未见鼻咽部新生物。中耳 CT 示中耳听骨链破坏,中耳腔内少许肉芽组织形成。乳突气房发育不良。电测听检查示左耳混合性耳聋,气骨导分离 45 dB。

**西医诊断:** 慢性化脓性中耳炎(左侧)。

**中医诊断:** 脓耳(左侧)。

**辨证:** 脾肾两虚。

**治法:** 温阳利水。

**处方:** 真武汤加减。茯苓 10 g,白芍 10 g,生姜 9 g,白术 10 g,附子 3 g。7 剂,每日 2 次,水煎,早晚饭后半小时服。

**外治:** 山莨菪碱 5 mg、地塞米松 5 mg、利多卡因 0.1 mL 混合后对翳风穴进行穴位注射,并以微波对穴位进行照射治疗,每周 2 次。

【二诊】 服用 7 日后,患耳流脓先多后少,身轻,精神好。处方:党参 12 g,白术 9 g,茯苓 9 g,白芍 6 g,桂枝 12 g,夏枯草 9 g,苍术 9 g,甘草 9 g,仙鹤草 12 g。14 剂,每日 2 次,水煎,早晚饭后半小时服。以山莨菪碱 5 mg、利多卡因 0.1 mL 混合后对翳风穴进行穴位注射,并以微波对穴位进行照射治疗,每周 2 次。

连续治疗 2 周后复诊,干耳。身轻。

【按语】 该患者的慢性中耳炎病史已 20 余年,听小骨残存,鼓室内有少量肉芽组织。可见耳部耳周的经络不通,气血不足,病灶陈滞,非一剂药物能解决,平素头昏体重,说明有湿邪内阻,阳虚,阳气不得运化水湿。治疗应振发阳气,淡渗利湿,健脾通络。真武汤出《伤寒论》,原方本用于外感太阳病,汗不出,发热,动水气,而生病。温习原方:"太阳病发汗,汗出不解,其人仍发热,心下悸,头眩,身瞤动,振振欲擗(一作僻)。地者,真武汤主之。"方药:茯苓、芍药、生姜(切)各三两(各9 g),白术二两(6 g),附子一枚(炮,去皮,破八片)(9 g),以水八升,煮取三升,去滓,温服七合,日三服(现代用法:水煎2次温服)。""少阴病,二三日不已,至四五日,腹痛,小便不利,四肢沉重疼痛,自下利者,此为有水气。其人或咳,或小便利,或下利,或呕者,真武汤主之。"该患者久病阳气受阻,水湿困耳,身体困重,用附子大热暖阳,阳化气,推动水液运行;生姜温中健脾;桂枝温经通经络,三药合用,温肾阳助脾阳温经络,调动一身阳气。茯苓、白术健脾利湿;白芍柔肝缓急。诸药合用,患者冰冻似的中耳得以阳气温养,经络得通,陈脓旧毒得以排出,故耳内流脓先多后少。二诊继续健脾利湿,温化寒气。加以穴位注射,内服外用增加治疗力度。郭裕教授善于灵活运用经方,他经常教导学生要掌握精义,不要刻板于文字,根据辨证灵活施用,方能取效。

(刘佳整理,郭裕校)

## 三、耳鸣耳聋

### ////////// 何宗德医案 //////////

**病案 10.** 张某,女,60 岁。

**主诉:**左耳听力突然下降 1 周,伴耳鸣。

**现病史:**1 周前左耳听力突然下降,伴耳鸣。外院电测听检查示左耳感音神经性聋,舌暗,脉细。拟诊为"左耳突发性耳聋",予以静脉滴注扩血管药、能量合剂,高压氧舱等综合治疗,效果不显。遂来就诊。

**检查:**双耳鼓膜正常。

**西医诊断:**突发性耳聋(左侧)。

**中医诊断:**耳聋。

**辨证:**气血不通,肾精不足。

**治法:**益气活血,补肾聪耳。

**处方:**翳风穴注射胞磷胆碱 25 mg、山莨菪碱 10 mg、地塞米松注射液 5 mg。

**【二诊】** 1 周后,耳鸣减轻,听力有所恢复,治守前法。

**【三诊】** 2 周后,耳鸣已缓解,听力明显提高,再守前法。

**【四诊】** 1 月后,已觉听力完全恢复,检查电测听示左耳听力基本接近正常。

**【按语】** 肾藏精而主骨生髓,上通于脑,开窍于耳。患者年事已高,精、气、血俱损,血少质黏,运行不畅,瘀滞耳窍;又加肾精伤耗,髓海空虚,耳窍失聪而突发耳聋。翳风穴功善通窍益聪。泻之可疏通少阳经气、活血通窍;补之可聪益耳脑。复加药物胞磷胆碱改善脑组织代谢;山莨菪碱扩张血管,以助理气活血,改善局部血液供应,加强局部营养。合用加速组织修复。

(马胜民整理,刘福官校)

////////// 张剑华医案 //////////

**病案 11.** 张某,男,51 岁。2005 年 3 月 15 日。

**主诉:**左耳鸣响半年。

**现病史:**半年前开始出现左耳耳鸣,初起时呈断续发作,继而成持续性耳鸣,响声如蝉鸣,嘈杂环境、安静环境均能听见耳鸣声。外院听力检查正常,内听道 CT 也未见器质性病变,曾口服银杏叶片、甲钴胺等,未见明显改善。平时易烦躁,夜寐差,醒后难以再入睡。舌淡,苔有裂纹,脉细弦。

**西医诊断:**特发性耳鸣。

**中医诊断:**耳鸣。

**辨证:**阴虚兼肝气郁结。

**治法:**滋阴理气降火。

**处方:**白芍 9 g,合欢花 12 g,佛手片 6 g,首乌藤 12 g,生地黄 12 g,栀子 9 g,牡丹皮 12 g,天花粉 12 g,南沙参 12 g,北沙参 12 g,柏子仁 12 g,制何首乌 9 g,山药 15 g,茯苓 12 g,生甘草 3 g。14 剂,每日 1 剂,加水适量分 2 次煎服。

**【二诊】** 2005 年 3 月 29 日。自觉左耳耳鸣声音稍有减轻,嘈杂环境中不易觉,安静时明显。仍易怒烦躁,舌淡,苔有裂纹,脉细弦。上方加赤芍 9 g。7 剂。

**【三诊】** 2005 年 3 月 5 日。耳鸣有明显减轻,有时呈间断性,安静时耳鸣声音也不明显,情绪平稳,失眠仍然严重,舌淡,舌苔基本无裂纹,脉细弱,加石菖蒲 9 g,远志 9 g,酸枣仁 12 g 以养神。14 剂。

**【按语】** 耳鸣是以自觉耳内或头颅鸣响而无相应的声源为主要特征的病症。耳鸣的病因主要为饮食不节、睡眠不足、压力过大等导致脏腑功能失调。病机有虚有实,实者多因风邪侵袭、痰湿困结或肝气郁结,虚者多因脾胃虚弱、心血不足或肾元亏损所致。该患者情志不遂,易烦躁,则肝气郁结,气机阻滞,升降失调,肝郁日久可化火,肝火循经上扰清窍,可导致耳鸣。历代医家其实对肝木之气郁结,失于条达,久而化火,上扰耳窍导致耳鸣这一病机都有阐发。如《名医杂著》认为耳鸣是"先有痰火在上,又感于恼怒而得,怒则气上,少阳之火客于耳也。"《景岳全书》认为耳鸣耳聋属肝胆火逆。《辨证录·卷三·耳痛门》也把肝胆之火作为耳鸣的重要病因,"耳内如沸汤之响,或如蝉鸣,此少阳胆气不舒,而风邪乘之,火不得散,故此生病。"同时,该患者寐差,有裂纹舌,是阴液亏损的表现。方中白芍、合欢花、佛手片柔肝疏肝理气,用药性平而柔润,而不用木香、吴茱萸之类药物,唯恐其辛燥化火而更伤阴。

山药、茯苓、甘草健脾,生地黄、沙参、白芍、天花粉滋阴清热,牡丹皮、栀子清肝降火,何首乌、柏子仁、首乌藤养血安神助眠。用药后症状略有减轻,烦躁易怒不减,则予赤芍加入,赤芍配牡丹皮,两药均为清热凉血药,清血热,祛瘀阻,每每配用。赤芍善散,活血祛瘀之功胜于牡丹皮,然牡丹皮既清实热,又退虚热。用药后患者耳鸣减轻,失眠仍然严重,则予菖蒲、远志、酸枣仁安神养血,其中菖蒲辛温,能理气豁痰,通经舒络,使精血得以上达,则耳聪目明;酸枣仁清肝养血,远志补肾,使精充于下,则耳聪于上。需要注意的是,绝大部分就医的耳鸣患者都存在不同程度的心理问题,由于对耳鸣现象的不理解而产生恐惧、焦虑、忧郁等心理症结,因此根据患者的具体情况采用合适的心理疏导和咨询对于每一个患者都是必需的,应给予一定的重视。中医药治疗耳鸣具有明显的优势,其特点在于通过调整机体的阴阳平衡而达到改善耳鸣的目的,中医治疗的关键在于准确的辨证和因人而异的个体化治疗,但起效的时间也因人而异,一般来说,病程较短的起效较快,病程较长的起效较慢,因此,在正确的辨证后,治疗仍须有足够的耐心,该患者前后治疗1月余耳鸣基本消失。

(滕磊整理,张剑华提供)

## ////////// 刘福官医案 //////////

**病案 12.** 朱某,男,52 岁,农民。2012 年 4 月 5 号。

**现病史:** 左耳突发性耳鸣,伴听力下降,持续已经 1 年。自觉耳鸣隆隆有声,伴左耳听力减退,休息时耳鸣无缓解,以手捂耳则耳鸣更甚。否认头部外伤史。患者平日从事体力劳动。舌质暗红,舌边有瘀斑,苔薄白,脉弦涩。发病以来曾多方求医,连服六味地黄丸、杞菊地黄丸、金匮肾气丸、耳聋左慈丸及平肝潜阳、养心安神、滋阴补肾等多种中药汤剂,皆罔效。

**西医诊断:** 神经性耳鸣。

**中医诊断:** 耳鸣。

**辨证:** 气血瘀阻,清窍壅塞。

**治法:** 活血祛瘀,通窍升阳。

**处方:** 通窍活血汤加减。桃仁 15 g,红花 6 g,赤芍 10 g,川芎 10 g,鸡血藤 15 g,王不留行 18 g,仙鹤草 15、黄芪 20 g,葛根 12 g,蔓荆子 10 g,石菖蒲 6 g,磁石 30 g。

服用 7 剂后耳鸣大减,效不更方,原方再进 7 剂,耳鸣消失,仅有轻度听力障碍。予养血活血,行气通络之丸剂善后,随访 1 年未复发。

**【按语】** 耳鸣的症状变化多,病因复杂。《程杏轩医案》谓:"草木之无声,风挠之鸣;水之无声,风荡之鸣。凡物之鸣,由于不得其平,人身之阴失其平,阳失其秘,化风盘旋,上干清窍,泪泪之声,昼夜不息,其必亦然。"耳鸣耳聋的临床治疗中,刘福官教授根据辨证分型采用不同处方,如肝火上扰、内风欲动型,以柴胡、黄芩、栀子、钩藤、蒺藜、赤芍、白芍、王不留行、僵蚕、石决明、龙齿、蝉蜕等;肾精亏虚、清窍失养,以何首乌、仙鹤草、菖蒲、桑寄生、磁石、五味子、路路通、王不留行、黄芪等;气血瘀阻、清窍壅塞,以赤芍、白芍、鸡血藤、王不留行、川芎、仙鹤草、黄芪、葛根、枣仁、五味子、磁石等;气血亏虚、耳窍失养,以黄芪、党参、赤芍、白芍、何首乌、仙鹤草、当归、葛根、怀山药、狗脊、桑椹、乌稍蛇、蝉蜕、磁石、扁豆等;外邪侵袭、壅塞清窍,以杭菊、鱼腥草、桑叶、防风、柴胡、赤芍、白芍、磁石、王不留行、菖蒲、蝉蜕等。刘福官教授认为鸣起自风动,风源于不平,气血不和,空窍病而鸣响。治疗中加入养血活血之剂,意在阴液不足者补阴,表虚者实营卫而固表,虚风内生者,敛阳气而熄风,阳盛者滋阴而潜阳。其中不少患者在治疗服中药时,耳鸣有减轻,因种种原因而停药,而后又来诊治,告知不服中药,初时不觉有变,日久觉听力下降,复查电测听证明主诉,随后又服中药。

因受"久病多虚"的影响,耳鸣耳聋之证,临床常以虚证多见,耳鸣耳聋超过1年以上者,无论如何都应投以调补肝肾之剂,或补肾、或补阴、或补阳、或补气、或补血。但究不可以偏概全。本病案患者虚象不著,血瘀之证显然。盖素日从事体力活动,强力劳伤气机,阻遏经脉,经络气血阻滞不通,故瘀血阻塞清窍,发为耳鸣,治以活血祛瘀,通窍升阳,切中病机,故发作年余耳鸣短期内治愈,实属少见。可见"治病求本""异法方宜"的重要性。

(马胜民整理,刘福官校)

////////////// **郭裕医案** //////////////

**病案 13.** 金某,男,63 岁。

**主诉**:右耳听力下降伴耳鸣 1 月余。

**现病史**:1 月余前盛怒争吵后出现右耳鸣伴听力下降,不能闻及他人低声谈话。耳鸣呈持续性。无耳痛、无耳流脓,偶有头晕,无恶心呕吐,无走路摇摆等共济失调症状,无偏瘫、失语及偏身感觉障碍,否认耳毒性药物使用史,无耳爆震及噪音环境接触史。在上海某三级专科医院诊断为"右耳突发性聋",治疗(包括扩血管、营养神经、高压氧等治疗)效果均不佳。发病以来烦躁易怒,胸闷,胸前似石头压住,睡眠差,入睡困难,睡后易醒,多梦,夜尿多。面红,舌红苔黄,脉弦细数。

**既往史**:平素健康状况良好。否认糖尿病史;有高血压史,平素服用药物控制,稳定;否认其他慢性非传染性疾病史;预防接种史不详。

**检查**:双耳郭对称,无畸形、无牵拉痛。双耳乳突区皮肤无红肿。双外耳道洁净,耳膜完整,标志存在。辅助检查:电测听检查示右耳感音性气导平均 65 dB。骨导平均 55 dB。平坦型。

**西医诊断：**突发性耳聋（右侧）。

**中医诊断：**耳聋耳鸣（右侧）。

**辨证：**肝郁血瘀。

**治法：**疏肝理气，活血化瘀，通窍利耳。

**处方：**龙胆草 9 g，葛根 30 g，茯神 12 g，僵蚕 12 g，地龙 9 g，威灵仙 15 g，红花 3 g，川芎 12 g，三棱 9 g，桃仁 12 g，柴胡 6 g，夏枯草 30 g，磁石 9 g，路路通 9 g，佛手 12 g，生甘草 3 g。7 剂，每日 2 次，水煎，早晚饭后半小时服。

外治：

（1）翳风穴穴位注射：地塞米松 5 mg，利多卡因 0.1 mL、腺苷钴胺 1.5 mg，混合后给予翳风穴穴位注射，每周 2 次，左右翳风穴交替注射。

（2）针灸：取耳前三穴（耳门、听宫、听会）、风池、合谷、阳陵泉、太溪、三阴交、太冲。

（3）微波穴位照射：每周 2 次。

（4）耳针：取耳屏、耳垂、肝、肾、内分泌穴。

共治疗 10 周，听力明显恢复，复查听力右耳平均气导 35 dB。

**【按语】** 七情致病，怒则伤肝，气血逆行。肝胆经循行于耳，故发耳聋耳鸣。肝气郁结，故胸前闷堵，有压抑感。治疗大法当疏肝理气，活血化瘀，通窍利耳。方药取龙胆泻肝汤和通窍活血汤化裁而成：地龙、川芎、红花、桃仁、三棱活血化瘀，僵蚕化痰散结；耳属肝经，龙胆草、夏枯草通肝经泻肝火，路路通通经络，威灵仙散结，磁石重镇降逆，平肝阳，茯神利水安神，对耳鸣效果明显；柴胡、佛手疏肝理气和胃；甘草调和诸药。针灸选穴太冲、合谷开四关而大通，行间穴向下引郁结之气，见于《灵枢·五邪》："邪在肝，取之行间，以引胁下，补三里而温中。"通天透彻上窍，耳前三穴、翳风临近耳部，可开气郁之闭。《素问·六节藏象论》有云："凡十一脏取决于胆也"，风池、三阴交、太溪可疏池肝胆、活血利水，针药同用，内外共进，目的就是一个"通"字。

郭裕教授治疗耳鼻咽喉科疾病提出了"通法"。"通"的基本思想源自于《黄帝内经》，后在张仲景"五脏元真通畅，人即安和"思想指导下建立"通法"。"通"乃调治百病之要则。通：本意为没有堵塞，可以通过。东汉·许慎的《说文解学》曰：通，达也。清·李宗源的《医纲提要》认为"通之义有三：一曰宣通，二曰攻通，三曰旁通。"当代医家多认为有狭义和广义之分。广义的"通"，指人体内的脏腑正常，经络气血通畅。狭义的"通"，指人体内的腔、管、窍通道等都处于"通畅"的状态。狭义的"通法"在耳鼻咽喉科中的体现主要表现在通耳窍、通鼻窍、通利咽喉。总之，郭裕教授治疗中医耳鼻喉科疾病方法众多，归纳总结，不外乎一"通法"。《本草纲目·序列·十剂》在通法中注明"通可去滞"。滞，凝也。凝积，不流通，不灵活。《黄帝内经》认为气虚则血瘀,气滞则血瘀。通则不痛,痛则不通。总而言之,"通"不局限通窍,"汗、吐、下、泄、温、通、消、补"一切可使脏腑、经络、血脉通畅的方法都可以广义理解为"通法"。根据阴阳、寒热、虚实进行辨证,正确合理地运用"通"法,值得临床耳鼻喉科学习和研究。

(刘佳整理,郭裕校)

## 忻耀杰医案

**病案 14.** 王某,男,21 岁。2020 年 3 月 17 日。

**主诉**:右耳耳鸣 2 周。

**现病史**:2 周前出现右耳耳鸣,呈蝉鸣音,因 2 周以来耳鸣无改善,故来就诊。畏寒肢冷,腿脚酸软,舌质淡胖,苔白,脉沉细弱。

**检查**:双耳外耳道畅,鼓膜完整,标志清晰,纯音听阈检查双耳听力正常。

**西医诊断**:特发性耳鸣。

**中医诊断**:耳鸣。

**辨证**:脾肾阳虚。

**治法**:健脾温肾,活血通窍。

**处方**:地黄 15 g,山药 15 g,山茱萸 9 g,泽泻 9 g,牡丹皮 9 g,茯苓 10 g,熟附片 9 g,桂枝 9 g,五味子 9 g,巴戟天 6 g,石菖蒲 9 g,葛根 30 g,红花 9 g,黄芪 30 g,当归 15 g,炙甘草 9 g,干姜 3 g。14 剂,每日 1 剂,加水适量分 2 次煎服。

**【二诊】** 2020 年 3 月 31 日。耳鸣音减轻,畏寒肢冷有改善,腿脚酸软同前,舌脉同前。上方加川牛膝 18 g,以起到祛瘀,引浮阳下行的作用。14 剂。

**【三诊】** 2020 年 4 月 14 日。耳鸣音已消失,畏寒肢冷有明显改善,腿脚酸软也有改善,舌质淡,苔白,脉细软。予上方加人参片 9 g。14 剂。

**【按语】** 耳鸣有虚实之分,该患者起病急,年龄轻,本当考虑耳鸣实证,然舌质淡胖,苔白,脉沉细弱,表现为一派虚象,患者畏寒肢冷,腿脚酸软,结合舌脉,考虑脾肾阳虚。脾胃虚弱,清阳不升,浊阴不降;肾气不足,无力鼓动阳气上腾,温煦清窍,导致耳鸣。故以八味肾气丸、巴戟天、干姜温肾健脾,红花、当归补血汤、石菖蒲活血通窍。患者究属年轻,耳鸣时间短,故恢复较快。二诊时耳鸣减轻,腿脚酸软未见明显改善,寸脉大,予以原方加川牛膝引浮阳下行且祛瘀活血。三诊时耳鸣已完全消失,舌苔白,脉细软,予以加人参合成八味肾气丸、人参汤的联合方组调治其本以巩固收效。

(滕磊整理,忻耀杰校)

# 四、耳眩晕

//////////// **张赞臣医案** ////////////

**病案 15.** 杜某,男,31 岁。

**现病史:** 发作性眩晕 1 年,近 5 日又作,伴恶心呕吐,右耳鸣,不能睁眼视物,头颈不能转动,动则眩晕加剧,大便 2 日未解。苔薄黄,脉弦滑。

**西医诊断:** 眩晕综合征。

**中医诊断:** 耳眩晕。

**辨证:** 肝阳上亢,痰热互阻,伐于胃。

**治法:** 平肝息风,和胃化痰降逆。

**处方:** 天麻粉 3 g(蜂蜜调服),生白芍 6 g,蒺藜 9 g,嫩钩藤 12 g(后下),石决明 30 g(先煎),瓜蒌子 9 g,瓜蒌仁 9 g,炒竹茹 12 g,夏枯草 12 g。左金丸 3 g(分 2 次吞)。3 剂,每日 1 剂,加水适量分 2 次煎服。

【二诊】 药后头晕减轻,呕吐止,但头不能转动,时欲作呕,睡眠不酣,脉滑,苔薄黄化而未净。仍宗原意,佐以宁神。处方:天麻粉 3 g(蜂蜜调服),广陈皮 4.5 g,嫩钩藤 12 g(后下),忘忧草 12 g,蒺藜 9 g,稽豆衣 9 g,制半夏 9 g,姜竹茹 9 g,焦六曲 9 g(包),炒莱菔子 9 g,白茯苓 9 g,合欢皮 9 g。5 剂。

【三诊】 眩晕欲恶明显好转,睡眠仍不宁,苔薄黄已化,脉滑,再予平肝养心,扶正调理。处方:白芍 9 g,蒺藜 9 g,枸杞子 9 g,稽豆衣 9 g,合欢皮 9 g,白茯苓 9 g,焦白术 9 g,南沙参 12 g,忘忧草 12 g,广陈皮 4.5 g,炙远志 4.5 g。5 剂。

1 剂后,眩晕止,遂带药出院。

【按语】 耳眩晕与肝、脾、肾的关系较为密切。其病在肝,其本则在肾,临证均应用平肝息风药或补益肝肾、养血息风药。患者头颈不能转动,动则眩晕加剧,大便不通,脉弦滑,苔薄黄。症由肝阳上亢所致,治以平肝息风法,由自拟方"平肝止眩汤"加减。平肝止眩汤组成:白芍、夏枯草、嫩钩藤、珍珠母、稽豆衣、白茯苓、蒺藜。

(滕磊整理,张剑华提供)

**病案 16.** 菲某,男,23 岁。

**现病史:** 眩晕反复发作,伴恶心呕吐,右耳听力减退已 10 年,经三磷酸腺苷(ATP)等西药治疗有所好转,近 2 年发作加频,近来每日发作 4～5 次,持续数分钟,伴乏力,胸闷,心慌,睡眠不佳。苔薄净,脉左滑右弦。

**检查:** 耳膜略浊,眼球震颤向右 I°,电测听示右侧感音性聋。

**西医诊断:** 眩晕综合征。

**中医诊断:** 耳眩晕。

辨证：肝肾不足，心气不和。

治法：平肝养心益肾。

处方：生白芍9g，蒺藜9g，沙苑子9g，稽豆衣9g，嫩钩藤12g（后下），天麻粉3g（蜂蜜调服），远志肉6g，白茯苓9g，枸杞子9g，孩儿参12g，广郁金9g，陈皮3g，制何首乌10g。5剂，每日1剂，加水适量分2次煎服。

药后症状好转，原方继服。前后服此方加减200剂，痊愈。

【按语】　患者眩晕反复发作，伴恶心呕吐，乏力，胸闷，心慌，睡眠不佳，脉左滑右弦，苔薄净。证由肝肾不足所致，治拟平肝益气养血，由自拟方"扶正止眩汤"加减（党参、黄芪、当归、陈皮、白芍、沙苑子、蒺藜、枸杞子）。

（滕磊整理，张剑华提供）

**病案17.** 李某，女，40岁。

现病史：头晕症状10年余，近半月来阵发眩晕，不能起立，起则欲倒，头颈不能转动，耳鸣伴恶心、呕吐，白带色黄质黏，小便有热感，大便秘结。因西药疗效不佳而住院。苔白腻，脉缓滑。

西医诊断：眩晕综合征。

中医诊断：耳眩晕。

辨证：风阳上扰，痰热内阻。

治法：平肝和胃，化痰清热，佐以通腑。

处方：嫩钩藤12g（后下），夏枯草12g，蒺藜9g，苦丁茶9g，制半夏9g，白茯苓9g，炒莱菔子9g，炒竹茹9g，天麻粉3g（分2次蜂蜜调服），陈胆星3g，陈皮4.5g，炒枳实6g。2剂，每日1剂，加水适量分2次煎服。

另脾约麻仁丸12g（另包），温开水送服。

【二诊】　药后眩晕减，两目直视时无不适，转动时则感眩晕，大便6日未解，脉滑，苔薄。此乃风阳未平，痰热未清。守原意出入：上方去陈胆星、制半夏、炒竹茹，加泽泻9g。5剂。

【三诊】　眩晕止，但头颈不能多转动，两目不能久视，大便已解，小便色黄，尿道痛感已减，白带黄而多，脉弱，舌苔白腻。此乃风阳未平，湿热内蕴。治当标本兼顾，再宗原意出入。处方：天麻粉3g（分2次蜂蜜调服），蒺藜9g，沙苑子9g，泽泻9g，嫩钩藤12g（后下），夏枯草12g，赤茯苓12g，粉草薢9g，生薏苡仁12g，炙乌贼骨12g，陈皮4.5g，3剂。病情稳定，出院。

【按语】　患者眩晕不能起立，头颈不能转动，耳鸣伴恶心、呕吐，白带色黄质黏，小便有热感，大便秘结，苔白腻，脉缓带滑。证属痰热内阻，治以平肝和胃，化痰渗湿，药由温胆汤加味而成。以上几例病机不同，辨证施治而终获全效。

（滕磊整理，张剑华提供）

/////////// **郑昌雄医案** ///////////

**病案18.** 吴某,女,32岁。2009年3月18日。

**主诉:** 旋转性眩晕半天。

**现病史:** 曾有突发性眩晕发作史。今早起床时突然感到眩晕,视物旋转,不敢睁眼视物,头重如蒙,动则眩晕加剧,欲恶心呕吐,伴左耳鸣,四肢乏力。舌苔黄腻,边有齿痕。

**西医诊断:** 眩晕综合征。

**中医诊断:** 耳眩晕。

**辨证:** 气虚湿阻,虚阳上越。

**治法:** 益气渗湿,平肝止眩。

**处方:** 生黄芪20 g,泽泻30 g,焦白术9 g,陈皮6 g,姜半夏6 g,天麻6 g,钩藤(后下)15 g,蒺藜9 g。7剂,每日1剂,加水适量分2次煎服。

**【二诊】** 2009年3月25日。头晕目眩已有减轻,双目视物晃动感不如前几天明显,但耳鸣未已,四肢仍觉乏力,舌淡,边有齿痕。予上方加党参10 g,沙苑子9 g益气温阳。

上方共服34日后,眩晕等诸症均已消失。

**【按语】** 眩晕之成因,古人有"髓海不足,则脑转耳鸣""无虚不作眩"和"无痰不作眩"等学说,其证候不外乎虚实两途。这是郑昌雄教授辨证眩晕的要旨。当然临床上也有虚实并见之候,本病案即是如此。其虚之指征有舌苔微腻边有齿痕、四肢乏力,实者则有突然感到眩晕,不能睁眼视物,头重如蒙,动则眩晕加剧,欲恶作吐,故治以益气渗湿,平肝止眩,标本兼治。用生黄芪、焦白术等补益正气;用二陈汤加减以涤痰和胃,伍以天麻、钩藤、蒺藜等平肝止眩为治其果。此乃宗叶桂"涤痰健中,熄风可缓晕"之治法。二诊时症状已有缓解,但四肢乏力,舌淡边有齿痕等气虚症状改善不明显,再予原方加味,温阳益气治之。由于辨清证候,抓住病机,标本兼顾,因而诸症得以缓解。

（滕磊整理）

/////////// **刘福官医案** ///////////

**病案19.** 王某,男,28岁。2012年5月18日。

**现病史:** 身体较瘦,平素体质较差。1周前劳累后加之外感遂觉周围物体及自身旋转,双耳胀闷堵塞感,阵发性耳聋耳鸣,恶心呕吐,后头颈部沉重麻木,转动不利,睡眠时口水较多,有腥臭味。经颈椎X线、头颅及内听道CT检查未发现异常,血生化检查指标完全正常。西医诊断为梅尼埃病。住院用头孢替安、地塞米松、能量合剂、安定及多种维生素、甘露醇、活血化瘀类中药治疗近 2 个月,病情有所好转,但症状时轻时重,天气不好或劳累或情绪激动诱发转至中医科治疗。给予活血化瘀、清热利湿、平肝补肾等中药治疗 1 个月,效果仍不明显。中医科转至耳鼻喉科治疗。刻下:面色少华,少气懒言,四肢不温,腰膝酸软,头晕,视物旋转,后脖颈沉重,耳胀闷,耳鸣耳聋,低热,汗出乏力,口水腥臭,心烦,睡眠质量差,胃口尚可。舌质淡苔薄黄微腻,脉弦细。

**西医诊断:** 梅尼埃病。

**中医诊断:** 耳眩晕。

**辨证:** 脾肾阳虚,湿邪蒙蔽清窍,寒湿热化。

**治法:** 温肾阳,化脾湿,升清开窍兼以清热。

**处方:** 真武汤合通气散加减。方药:茯苓 15 g,芍药 15 g,生姜 15 g,白术 10 g,炮附 6 g,肉桂 6 g,柴胡 12 g,香附 10 g,川芎 6 g,葛根 6 g,石菖蒲 6 g,姜半夏 10 g,黄芩 6 g。7 剂,每日 1 剂,水煎服。

**【二诊】** 7 日后。无头晕,无耳胀闷,无视物旋转,耳鸣声音减小,低热消失,腰膝酸软明显减轻,纳可,精神好转,口水减少腥臭味减轻,继续服用此方 14 剂。患者现只是晚上睡眠时稍觉耳鸣,听觉恢复,其余症状完全消失。守方再进 14 剂,嘱患者晚上不要熬夜;禁饮茶、酒等刺激性饮食。门诊随访 1 年耳鸣消失,听觉正常,宣告治愈。

**【按语】** 耳眩晕之名出自新世纪全国高等中医院校规划教材《中医耳鼻喉科学》。因邪犯内耳,或脏腑虚弱,内耳失养,或痰浊水湿泛溢内耳所致。以头晕目眩,恶心呕吐,耳鸣等为主要表现的眩晕类疾病,相当于西医的梅尼埃病。耳眩晕多为浊邪阴霾蒙蔽清窍,邪害空窍所致,治疗应以升阳祛霾、久塞其空为法则。本方君用炮附子和肉桂,使肾阳得复、气化得行;臣用生姜、白术、茯苓三药培土制水,"釜底加薪"使散者散,利者利,健者健,已停湿邪得以排出;臣用柴胡、葛根鼓舞阳气、升清降浊、温煦清窍,正所谓"离照当空,群邪始得垂散",柴胡兼清热;佐用香附、川芎行气开郁,升散透达,上行头目,姜半夏和胃止呕,黄芩清热燥湿;使以石菖蒲为药引,芳香走窍,引众药达窍,升阳祛霾、开利清窍。诸药配伍,温脾肾,利水湿,共奏温阳利水、升阳通窍之效,正所谓"久塞其空,谓之良工"及"红日当空,阴霾自散"。全方配伍精妙,正所谓"益火之源,以消阴翳",取得意想不到的效果。

(马胜民整理,刘福官校)

/////////// **郭裕医案** ///////////

**病案 20.** 梁某,女,49 岁。教师。

**主诉:** 右后半规管耳石症复位后 2 周,仍有头晕。

**现病史:** 患者于 2 周前晨起时突发眩晕,天旋地转,恶心呕吐,身体动时更甚,当日到某三级医院就诊,诊断为良性位置性眩晕(右后半规管耳石),立即予以复位。但复位后自觉头晕未彻底改善,仍有站立不稳感,头昏沉感。头颅MRI(-)。为彻底治愈,隔日又去复诊,因出诊医生未引出眼震,拒绝予以复位。予以倍他司汀片口服。服药后不稳感减轻,但头昏沉感症状仍有。停药后不稳头昏又都明显。为进一步治疗,遂寻求中医中药。发病2周以来,双耳听力无明显下降,无耳鸣,否认头痛。自感口苦,心烦易怒,夜寐不佳。纳差,大便较干,苔薄黄,舌质偏红,脉弦数。

**既往史:** 无殊。

**检查:** 双耳鼓膜完整,眼震未引出。甩头试验(-)。电测听示双耳气、骨导正常范围内。

**西医诊断:** 良性位置性眩晕复位后残留症状。

**中医诊断:** 耳眩晕。

**辨证:** 肝火上炎。

**治法:** 疏肝理气,清肝泻火。

**处方:** 龙胆泻肝汤加减。方药:龙胆草6g,黄芩9g,白芍15g,赤芍9g,柴胡3g,川芎6g,当归9g,泽泻6g,白菊花12g,茯神9g,牡蛎12g,路路通12g,甘草3g。7剂,每日2次,水煎,早晚饭后半小时服。

**外治:** 针刺法。取穴:神庭、百会、头维、风池、内关、阳陵泉、太冲。平补平泻法。每周3次,每次留针20分钟。

**【二诊】** 1周后。患者自诉耳鸣明显好转,睡眠可。针刺后头脑立即清楚很多,残留症状完全消失。嘱患者劳逸结合,畅情志,调饮食。

**【按语】** 良性位置性眩晕,也叫耳石症,复位后多有不稳症状,西医主张复位后有残留症状者,应用甲磺酸倍他斯汀(敏使朗)或者做前庭康复操。合理地运用中医针药结合治疗,对巩固耳石症复位后的复发有比较好的临床疗效。

近年来耳石症的发病率逐年增加,最有效的治疗办法是耳石复位。但是很多患者复位后仍有残留症状,大大增加了患者的痛苦。中医药对治疗耳石复位残留症状有着独特的优势。该患者耳石复位后出现头昏、不稳、口苦、心烦易怒、夜寐不佳等肝火上炎症状,治以龙胆泻肝汤疏肝理气,清肝泻火,安神。茯神、牡蛎进一步安神定志。药之不及,针石达之。针刺对眩晕治疗有确切的临床疗效。该患者肝火上炎,所以针刺头维、风池、阳陵泉、太冲;百会为诸阳之汇;内关安神定志。针药结合,临床疗效立显。另外,临床还可见痰湿郁阻型,我们善用半夏白术天麻汤加减;外治针刺根据患者情况,多用神庭、头临泣、百会、风池、足三里、三阴交、太溪。效果显然。

(刘佳整理,郭裕校)

## 五、耳神经痛

**////////// 何宗德医案 //////////**

**病案 21.** 李某,女,26 岁。2002 年 7 月 15 日。

**主诉:**右耳阵发性刺痛 1 周。

**现病史:**右耳阵发性刺痛 1 周,放射至右侧头皮,追问病史,近日经常熬夜工作,睡眠欠佳。舌淡红,苔薄白,脉细弦。

**检查:**右耳郭稍肿不红,有触痛,鼓膜正常,右侧头皮有针刺样痛。

**西医诊断:**耳神经痛。

**中医诊断:**耳痛。

**辨证:**肾虚有寒,气血不和,筋脉失养。

**治法:**补肾活血,温经通络。

**处方:**桃仁 9 g,当归 9 g,红花 9 g,川芎 9 g,王不留行 9 g,细辛 3 g,虎杖根 15 g,秦艽 15 g,络石藤 15 g,乌梢蛇 15 g,桑椹 15 g,蒺藜 15 g,延胡索 9 g,珍珠母 30 g,灵磁石 30 g。7 剂,每日 1 剂,水煎 200 mL,分早晚 2 次温服。

**【二诊】** 疼痛消除,予六味地黄丸、丹参片善后。

**【按语】** “血有形,形伤肿”,瘀血阻滞,不通则痛。耳部及头皮刺痛,均为瘀血阻滞之象,当以活血化瘀为先,何宗德教授指出,“临诊不能见瘀而独化瘀,当剖析致瘀之因”。“久病必瘀”,更有“久病必虚”。《灵枢·百病始生》曰:“此必因虚邪之风,与其身形,两虚相得,乃客其形。”本案瘀痛,正是因虚受寒侵袭而成。因此,治疗应在补虚的基础上活血祛风散寒通络,尤其要补肾,肾气充足,则气血旺盛,邪气自消,血脉自畅。方中桑椹、沙苑子、蒺藜调补肝肾;桃仁、红花、当归、川芎、王不留行活血化瘀;配以延胡索行气以助运血;虎杖根、秦艽、络石藤、乌梢蛇、细辛、川芎温经散寒,祛风通络止痛,达精充血畅之功。

(马胜民整理,刘福官校)

<!-- 刘福官医案 -->
**////////// 刘福官医案 //////////**

**病案 22.** 张某,男,45 岁。2012 年 10 月 19 日中午。

**主诉:**右耳周抽搐性剧烈疼痛,牵引右侧头面部疼痛半小时。

**现病史:**两年来多次发作右耳周围疼痛,发作时无任何征兆,突然抽痛,像触电感,向有头皮和头面部放射。天冷时发作频繁,天气转暖时发作次数少。在多处就医,微波、物理治疗等多种方法均无效,已有恐惧心理。半小时前无明显征兆再次发作,右耳周围抽搐性剧烈疼痛,放射至右头面部。观其形体偏瘦,烦躁易怒,食欲不振,怕冷,倦怠乏力,失眠多梦。舌质淡苔薄白,脉沉耳弦。

**西医诊断**:耳神经痛。

**中医诊断**:耳痛。

**治法**:气滞血瘀,胆郁不舒。

**处方**:予丹栀逍遥散加减。方药:当归 15 g,炒白术 12 g,云茯苓 10 g,焦白术 15 g,柴胡 6 g,薄荷 5 g,牡丹皮 9 g,栀子 9 g,香附 6 g,枳壳 6 g,郁金 9 g,川牛膝 10 g。5 剂,每日 1 剂,水煎 200 mL,分早晚 2 次温服。

**【二诊】** 用药后食欲睡眠有所改善,耳周疼痛无明显减轻。前方加桃仁 10 g,红花 6 g,继续服 3 剂,仍未获效。则重改处方:乌药 15 g,川楝子 15 g,延胡索 15 g,香附 12 g,沉香 5 g,姜黄 6 g,益母草 12 g,甘草 5 g。3 剂,水煎,空腹服。患者即日服下,次日头皮头面部疼痛大减,第 3 日耳周疼痛完全消失。后嘱其每逢发作连服 5 剂。随访治疼痛已 1 年未发。

**【按语】** 耳神经痛或称耳颞综合征,系指以一侧耳颞部发作性头痛,并伴有皮肤潮红、出汗为主要特征的一种少见疾病。典型表现为一侧耳颞部发作性疼痛伴有皮肤潮红、多汗,且发作常与进食有关。疼痛为发作性灼痛,主要位于一侧外耳道前壁及深部、耳前、下颌关节及颞部,严重时可向该侧下颌及颈部放射痛。疼痛常由进食活动引起,尤其是在进用刺激性或坚硬食物时易发生,但亦可在夜间、空气闷热、情绪过度激动时发生。发作期间常伴有耳颞神经分布区内皮肤潮红、多汗,该侧唾液分泌增多及颞浅动脉搏动增强。在外耳道与下颌关节突之间常有显著压痛,偶尔触压该处可引起疼痛发作。好发于青壮年,女性容易患病。疼痛多为一侧,亦可两侧,位于枕部和后颈部,疼痛程度轻重不等,多为中等度疼痛,少数患者疼痛剧烈,多为锥样或电击样串痛,也可为刀割样阵发性疼痛或跳痛,钝痛也较常见,并向头顶和前额部放散。古代中医文献对本病无明确论述。但中医学认为,血管为经脉,"痛则不通"。其病因病机多属风寒湿热之邪痹阻,甚或痰瘀阻滞经脉,以致"不通则痛"。治疗上当从通络入手,结合局部与全身表现,风则疏之,寒则散之,湿则化之,热则清之,气滞则行之,痰瘀则消之、化之,令气血流畅,则经气舒通而诸症自平。

后请教刘福官教授,其云:"足少阳胆经、手少阳三焦经、足太阳膀胱经绕行耳周,足见耳周为清阳之气所聚,肝胆相互为表里,胆气不舒则肝气瘀滞,肝失调达则血行不畅,不通则痛,故患者受凉后容易疼痛,烦躁易怒,食欲不振,怕冷,倦怠乏力,失眠多梦,脉沉耳弦均是肝郁气滞,气血不畅征象。调血必先理气,理气当以活血。气不顺则血不调,气滞则血瘀。乌药、川楝子、延胡索、益母草理气行血,姜黄、沉香化瘀止痛。气顺血行,则痛自消。"

（马胜民整理,刘福官校）

## 六、肉芽性外耳道炎

///////// **何宗德医案** /////////

**病案 23.** 张某,男,18 岁。1996 年 8 月 5 日。

**主诉:**左耳流脓血 2 年。

**现病史:**左耳流脓血 2 年,发于游泳后,曾有强烈耳痛,抗生素治 3 个月,疼痛虽止,但脓血不断,多种滴耳剂无效。

**检查:**乳突 X 线片正常,外耳道骨部后下壁有一绿豆大小肉芽,鼓膜灰渍。

**西医诊断:**肉芽性外耳道炎。

**中医诊断:**耳疮。

**辨证:**邪热结困,耳道簧肉。

**治法:**清热祛邪、利湿退肿、壮骨扶正。

**处方:**黄芪 30 g,牛膝 15 g,骨碎补 15 g,黄芩 12 g,金银花 9 g,连翘 9 g,柴胡 9 g,石菖蒲 9 g,紫花地丁 15 g,薏苡仁 30 g,车前子(包)15 g,生甘草 5 g。每日 1 剂,煎服分 2 次服用;

外治:5%醋酸 2 mL、地塞米松 5 mg(1 mL)、95%酒精 7 mL,混合摇匀滴耳,每日 3 次,每次 2 滴。10 日后耳干,肉芽消失。随访 1 年,未见复发。

**【按语】** 肉芽相当于《疮疡经验全书》的簧肉,是邪毒淫犯骨膜所致,无上皮,故渗湿染血不断。临床上刮除、咬摘后,也易复发。醋酸相当《伤寒论》中的苦酒,可使病处偏酸,促进上皮生长,地塞米松消炎退肿,酒精渗透挥发,加以内服药物扶正祛邪、壮骨愈疮、清热利湿,促使肉芽消退,疮疡速愈,而疗效显著。

（马胜民整理,刘福官校）

## 七、耳壳流痰

///////// **张赞臣医案** /////////

**病案 24.** 郭某,女,39 岁。1976 年 7 月 22 日。

**现病史:**右耳郭结核肿胀,按之根软,皮色如常。诊断为"耳壳软骨膜下积液",先后 3 次抽出黄水黏液,肿胀未退,且面颧麻木,右目刺痛,已有 1 月余。脉滑,苔薄腻。大便干结,尿色黄。

**西医诊断**：耳壳软骨膜下积液。

**中医诊断**：耳壳流痰。

**辨证**：痰瘀凝结,兼挟肝阳上扰。

**治法**：和营消肿,平肝化痰。

**处方**：赤芍9g,白芍9g,当归9g,川芎3g,夏枯草12g,蒺藜9g(去刺),决明子12g,杭菊花9g,赤苓12g,生薏苡仁12g,白桔梗3g,生甘草2.5g,瓜蒌仁12g(打)。5剂,每日1剂,加水适量分2次煎服。

**外治**：金黄散30g,加入蜂蜜、红茶汁适量,调成糊状,敷于患处,每日更换1次。

**【二诊】** 1976年7月26日。结核肿胀,按之觉痛,而颧麻木,头痛作胀,右目仍感刺痛。大便已通畅,小便色黄转淡。脉滑,苔薄腻。乃痰瘀未化,肝阳未平之故。治宜仍宗原意增损。赤芍9g,白芍9g,当归9g,夏枯草12g,蒺藜9g(去刺),决明子12g,炙甲片4.5g,芙蓉花9g,杭菊花9g,稽豆壳9g,忍冬藤12g,甘草2.5g。7剂,每日1剂,加水适量分2次煎服。外治：芙蓉叶30g(研末),加入蜂蜜、红茶叶适量调敷患处。

**【三诊】** 1976年8月2日。耳郭肿痛已明显消退,面颧麻木亦消失；惟右目仍感作胀,视物模糊,头晕乏力。检查：右耳壳软骨膜下积液肿胀明显消退。脉细滑,苔薄腻。大小便正常。再予上方继服7剂。

**【四诊】** 1976年8月9日。耳郭结核消失,惟仍感麻木作胀,间有头晕,大便干结。脉、苔正常。再予平肝润肠为治。赤芍9g,白芍9g,当归9g,夏枯草12g,杭菊花9g,决明子12g,瓜蒌子9g,瓜蒌仁9g,火麻仁12g,忍冬藤9g,生甘草2.5g,炒积壳4.5g。7剂,每日1剂,加水适量分2次煎服。

**【五诊】** 1976年8月24日。右耳郭结核消失,局部略有硬感,但未见积液。用玉枢丹1.5g,加清水磨成糊状,涂患处,每日1~2次。

**【六诊】** 1976年9月7日。检查：右耳壳局部原略增厚,现已转软消退,未见复发。

**【按语】** 本病案患者月余前曾因右耳郭肿胀,不红不热不痛,按之根软,皮色如常,经抽脓及抗生素治疗,但病情未见好转。中医诊断为肝阳上亢,痰湿挟瘀结于耳窍为患,治用内服平肝渗湿、和营消肿之剂,并配合清热消肿散结之金黄散外敷而获效。方中炙甲片、芙蓉花与赤白芍、当归同用,增强和营消散之功。芙蓉花对于各种外疡脓成未成用之消肿、排毒均有疗效。

（滕磊整理,张剑华提供）

############ **刘福官医案** ############

**病案 25.** 刘某,男,63 岁,上海人。2013 年 4 月 22 日。

**现病史:** 右耳郭肿胀 5 日,局部微痛微胀感,原因不明。检查见右耳郭耳甲腔内上部有一隆起如蚕豆大,肤色未变,轻触稍硬,重触如按皮球。舌淡红,苔薄,脉弦细缓。

**西医诊断:** 耳郭假性囊肿。

**中医诊断:** 耳郭痰包。

**辨证:** 气血瘀阻,脾失健运。

**治法:** 气活血化痰,健脾化湿散结。

**处方:** 柴胡 6 g,川芎 10 g,香附 10 g,丹参 6 g,茯苓 15 g,法半夏 12 g,陈皮 10 g,藿香 10 g,车前子 10 g,薏苡仁 15 g,白扁豆 15 g,僵蚕 6 g,丝瓜络 10 g,皂角刺 10 g,桂枝 6 g,甘草 6 g。7 剂,每日 1 剂,水煎分 2 次服,局部用山西老醋湿敷,每日 3 次。

**【二诊】** 耳郭肿胀处变软而缩小,前方减皂角刺 10 g,桂枝 6 g,加牡蛎 10 g,再服 7 剂。继续用山西老醋局部湿敷。

**【三诊】** 服至第 4 剂时耳郭又肿起,但比发病前明显减小。恐有复发可能,二诊方减牡蛎 10 g 后再继续服用 7 剂,继续用山西老醋局部湿敷。

**【四诊】** 耳郭肿胀处稍稍肿胀,以手触碰有坚硬感,无疼痛。内部液体机化,不再增大,后期可完全吸收。予中成药血府逐瘀口服液口服巩固治疗。

**【按语】** 西医称本病为耳郭假性囊肿,亦称耳郭非化脓性软骨膜炎、耳郭浆液性软骨膜炎、耳郭软脚骨膜间积液等,多发于 30～50 岁青壮年,男性多于女性,单侧多见。西医对本病主要是局部治疗或外科手术治疗,虽可能取较好疗效,但往往疗程偏长,容易出现效果差而徒增痛苦,特别是有创伤性治疗时有可能引起的耳郭感染,严重者引起化脓性耳郭软骨膜炎,可最终导致耳郭畸形。耳壳流痰又称耳郭痰包,多因痰浊结聚于耳郭所致,以耳郭凹面局限性隆起,肤色不变,按之有弹性,不痛或微痛等为主要表现的耳病。古代中医文献中无本病的明确记载,当属"耳肿"范畴。本病案患者病机乃痰浊内生,搏结耳郭。治以化痰散结,疏风通络,常用二陈汤加味。临床应用效果不佳。在传统健脾化痰方中加入行气活血之品柴胡、香附、川芎;藿香、车前子、白扁豆、薏苡仁健脾化湿,丹参、桂枝、皂角刺、丝瓜络活血通络,全方行气活血化痰,健脾化湿散结,加之醋的软坚散结功效,故能取得满意效果。

（马胜民整理,刘福官校）

# 八、旋耳疮

////////// **刘福官医案** //////////

**病案 26.** 杨某,女,26 岁。2012 月 3 月 26 日。

**现病史**:左耳周瘙痒、流水、疼痛 1 周。起因不明,始发时左耳后发际内一处痒痛而搔抓,因症轻未在意,近几天病损范围逐步扩大,病情加重,且伴口苦咽干,烦躁易怒,近 3 天大便干结。舌质红苔黄微腻,脉弦滑略数。

**检查**:左耳后头皮入发际内约 5 cm×8 cm 大小范围之皮肤散在性充血斑块,患处红肿、糜烂、流脂水,头发被胶固,触之疼痛。

**西医诊断**:外耳道湿疹。

**中医诊断**:旋耳疮。

**辨证**:肝胆湿热。

**方药**:龙胆泻肝汤加减。金银花 15 g,蒲公英 15 g,龙胆草 10 g,栀子 10 g,黄芩 10 g,当归 10 g,生大黄 6 g(后下),木通 6 g,生地黄 20 g,柴胡 10 g,泽泻 10 g,车前子 10 g,蒺藜 10 g,防风 6 g,甘草 6 g。4 剂,水煎服,每日 1 剂,分 2 次服。并嘱每日睡前以内服药渣再煎取汁后清洗患处 1 次(半小时后再以凉开水清洗干净)。并剪去病损处头发,用三黄洗剂清洗。

**【二诊】** 2012 年 3 月 31 日。病情显著好转。局部痒痛显著减轻,口苦咽干、烦躁易怒等症若失,大便已畅。查患处红肿减轻,原疮面处结干痂,头发未再胶结。舌质偏红,苔薄,脉弦缓。原方去大黄、龙胆草、泽泻、车前子,加赤芍药 10 g。4 剂,以收全功。

**【按语】** 外耳为少阳经所循,故耳病外症多属肝胆。证属肝胆湿热者,口苦咽干,急躁易怒,舌红苔黄,脉弦,宜用龙胆泻肝汤以清利肝胆,常用药物:龙胆草、黄芩、栀子、车前子、柴胡、当归、泽泻各 10 g,生地黄 15 g,木通、甘草各 6 g。酌加黄柏 6 g,苦参 10 g 以清热燥湿,蒺藜、防风各 10 g,以祛风止痒。

刘福官教授认为,本病应配合外洗法,如三黄洗剂(生大黄、黄柏、黄芩、防风、地肤子、苦参各 15 g)。用法:水煎去渣,清洗患处,每日 3~4 次。功能:清热除湿,祛风止痒。方中黄柏、黄芩清热燥湿;大黄泻火解毒;防风、苦参祛风止痒;地肤子祛湿止痒。合用共奏清热解毒,除湿消肿,祛风止痒之功。

(马胜民整理,刘福官校)

## 九、耳面瘫

############## **张赞臣医案** ##############

**病案 27.** 谢某,男,24 岁。

**现病史**:右眼、口角㖞斜 4 日,目珠胀痛,右耳作痛,前额头痛,口苦咽干。苔薄,脉弦滑。

**西医诊断**:面神经麻痹。

**中医诊断**:耳面瘫。

**辨证**:外风引动内风,脉络失于宣通。

**治法**:祛风通络。

**处方**:荆芥穗 9 g,青防风 9 g,蔓荆子 9 g,蒺藜 9 g,决明子 9 g,青葙子 9 g,粉牡丹皮 9 g,白僵蚕 9 g,赤芍 9 g,生白芍 9 g,夏枯草 12 g,钩藤 12 g(后下),板蓝根 15 g。7 剂,每日 1 剂,加水适量分 2 次煎服。

【二诊】 面瘫好转,目珠胀痛亦减,苔薄净,脉滑。仍宗原意更进。上方去荆芥,续服 10 剂。右目已能闭合,口角已能鼓气,㖞斜转正,脉苔正常。再从原意加减,续服 7 剂,痊愈。

【按语】 耳面瘫主要由风邪入络,气血受阻而引发,故治疗要点不离祛风通络。经络疏通,气血调达,面部瘫痪之肌肉活动能得以恢复。

(滕磊整理,张剑华提供)

**病案 28.** 王某,男,39 岁。

**现病史**:8 日前因迎风骑车,后又食冰,出现左耳及颈周作痛,左侧面部麻木,继现口角向右㖞斜,眼睑难以闭合,素有失眠、眩晕、左耳鸣及左枕颈部酸痛牵强史。自觉左侧面颊抽痛,目珠作痛,视物模糊。舌淡苔薄,脉弦细。

**检查**:鼓膜正常,口角右偏,左眼不能闭合,左皱额功能消失,鼻唇沟变浅。

**西医诊断**:面神经麻痹。

**中医诊断**:耳面瘫。

**辨证**:外风引动内风,经脉失于宣通。

**治法**:祛风平肝通络。

**处方**:荆芥 6 g,蔓荆子 9 g,赤芍 9 g,白芍 9 g,嫩钩藤 12 g(后下),蒺藜 9 g,夏枯草 12 g,决明子 9 g,青葙子 9 g,首乌藤 12 g,丝瓜络 12 g。

进药 1 剂后面颊抽痛减轻,目珠胀痛消失,上方决明子改杭菊花,加减服药 1 个月,面瘫完全恢复正常,余症亦见改善。

【按语】 对于耳面瘫,祛风通络为主要治法,然肝阴不足,肝火上炎,易致风火相煽,所以在疏风通络的同时,应注意清肝火、养肝阴、补肝血,此为治本之计,切不可少。

(滕磊整理,张剑华提供)

# 第二节 鼻 病 医 案

## 一、鼻鼽

/////////// **张赞臣医案** ///////////

**病案 1.** 何某,女,37 岁,技术员。1976 年 1 月 29 日。

**现病史:** 间歇性鼻不通气,咽干已有 12 年。于上海某些医院曾应用麻黄素、可的松、滴鼻液、泼尼松,以及中药等治疗,又行紫外线体腔照射,起初疗效尚可,但继续应用,则失去效果。近五年来鼻部症状加重,每易伤风感冒,常流清水样鼻涕,鼻痒,阵发性打喷嚏。平时怕冷怕风。脉细涩,苔淡薄。

**检查:** 鼻黏膜苍白,两下甲肿胀,鼻咽部黏膜干红。

**西医诊断:** 变应性鼻炎。

**中医诊断:** 鼻鼽。

**辨证:** 久病卫阳不固,肺气不宣,鼻窍失灵。

**治法:** 扶正宣肺通窍调治。

**处方:** 薄荷叶 3 g(后下)、防风 4.5 g,黄芪 9 g,白术 9 g,前胡 6 g,牛蒡子 9 g,桔梗 4.5 g,甘草 2.5 g,辛夷 4.5 g,川百合 9 g,南沙参 9 g,北沙参 9 g,瓜蒌皮、天花粉 9 g,石菖蒲 2.5 g。10 剂,每日 1 剂,加水适量分 2 次煎服。

【二诊】 1976 年 2 月 12 日。上药连服 10 剂后,喷嚏较前减少,鼻塞流清涕均有轻减,惟咳嗽咽痒,痰黏稀少,有时头昏,脉细,按之已能应指。舌苔薄净。仍守原意治之。上方再服 7 剂。

【三诊】 1976 年 2 月 19 日。过敏性鼻炎述渐轻减,呼吸渐畅,惟自觉鼻咽腔尚有干燥作痒,咳嗽痰腻,胃部不适,并有恶心感。脉细,苔薄。再予宣肺和胃。防风 6 g,黄芪 9 g,白术 9 g,前胡 9 g,牛蒡子 9 g,桔梗 4.5 g,蔓荆子 9 g,南沙参 9 g,北沙参 9 g,石菖蒲 2.5 g,陈皮 4.5 g,甘草 2.5 g。

【按语】 《素问玄机原病式》:"鼽者,鼻出清涕也。"本病近似变应性鼻炎,多由风邪侵肺,郁而化热而成,治疗多用疏风清热宣肺之法。但由于患者病延十二年之久,平时每易伤风感冒,常感怕冷畏风,因而辨证为病久表虚,卫气不固,则风邪易于侵袭。鼻痒流清涕,又为风邪犯肺及鼻。治疗方法,一方面益气固表以治本,另一方面疏邪通窍以治标。益气固表用玉屏风散、南沙参、北沙参等;疏邪通窍用薄荷叶、石菖蒲、辛夷等,邪止正兼顾,收到显效。

(滕磊整理,张剑华提供)

///////// **朱宗云医案** /////////

**病案 2.** 戚某,男。

**现病史:**患过敏性鼻炎多年,晨起喷嚏几十次,鼻流清涕,以致有时一天用手帕多达十几块。脉细弦,舌淡红。

**处方:**生黄芪9 g,党参9 g,白术9 g,白芍9 g,五味子1.5 g,鸡血藤12 g,苍耳草12 g,生地黄12 g,熟地黄12 g,茯苓12 g,菟丝子12 g,枸杞子9 g,补骨脂9 g,制狗脊9 g,川断9 g,牡蛎30 g。

本方加减服用1个月,打嚏及流涕明显减少,2日用一块手帕,体质也有增强。

(陈婕整理,张守杰提供)

**病案 3.** 贾某,女。

**现病史:**鼻痒作嚏且流清水涕,有时眼眶、耳内作痒难忍,以致影响工作。脉细弦,舌淡。

**处方:**白术9 g,白芍9 g,细辛1.5 g,黄芪9 g,党参9 g,枸杞子9 g,辛夷9 g,桑寄生15 g,菟丝子12 g,茯苓12 g,补骨脂9 g,煅牡蛎30 g,芡实9 g。

服药20剂后,症状明显好转,鼻、耳、眼痒亦都减轻。停后症状又有反复,继服前药症状又显著好转。

(陈婕整理,张守杰提供)

**病案 4.** 张某,男。

**现病史:**形体壮健,但鼻痒作嚏流清涕,鼻黏膜苍白水肿,自汗较甚。舌质淡胖。

**处方:**黄芪9 g,防风3 g,白术9 g,细辛1.5 g,补骨脂9 g,菟丝子12 g,山药9 g,辛夷9 g,制黄精12 g,牡蛎30 g,淮小麦15 g,茯苓12 g,大枣15 g,五味子1.5 g,炙甘草3 g。

服上药21剂后,症状好转,停药后症状一直稳定。

**【按语】** 过敏性鼻炎,中医称之为"鼻鼽",《东垣十书·内外伤辨惑论》详尽地记载了本病的症状"故病者善嚏,鼻流清涕,寒甚则出浊涕,嚏不止。"还提出"比常人恶风寒,小便数而欠,或引行小便色清而多,大便不调,夜寒无寐"。鼻鼽之病因,应是肺气虚寒,卫表不固;脾气虚弱,清阳不升;肾气不足,温煦失司。临床常用黄芪、党参补肺气,焦白术、大枣、焦山楂健脾运,苍耳子、辛夷开肺窍,补骨脂、杜仲、制何首乌、枸杞子、山茱萸、桑椹、女贞子补肾收纳,煅牡蛎重镇收敛,细辛辛温,既能外散风寒,又可内祛阴寒,加快改善症状。

(陈婕整理,张守杰提供)

////////// **张重华医案** //////////

**病案 5.** 张某,女,62 岁。2018 年 7 月 5 日。

**主诉:**舌痒肿胀 10 余年。

**现病史:**自 2005 年起开始有舌痒肿胀感,自诉感觉有 2 个舌头,影响进食。其间曾多次使用口服激素、抗生素等西药治疗(具体不详),症状能够得到短期缓解,但经常反复发作,非常痛苦。同时伴有鼻痒、耳道痒数十年,时有喷嚏发作。抱着试一试的心态,前来五官科医院就诊。既往血脂偏高,血黏度高,有颈椎病,未服用药物治疗。舌淡边有齿痕,舌下脉张,舌底无红肿,脉细。

**检查:**双鼻黏膜淡红,双下甲轻度肿大,鼻道洁。双耳道畅,外耳道皮肤有增厚,鼓膜完整。

**西医诊断:**变应性鼻炎。

**中医诊断:**鼻鼽。

**辨证:**肺脾气虚。

**治法:**益气固表、扶正止鼽为主,佐以活血祛瘀。

**处方:**扶正止鼽汤加减。黄芪 30 g,炒白术 12 g,防风 9 g,山茱萸 12 g,淫羊藿 12 g,蝉蜕 12 g,广地龙 12 g,葛根 15 g,丹参 10 g,鸡血藤 30 g,生山楂 20 g,广郁金 30 g,甘草 5 g。14 剂,水煎服。

**【二诊】** 服药 2 周,诸种症状明显减轻,仍时有舌痒、耳痒。因出差在外,故由当地医生代为抄方,继续服用上方 14 剂。

**【三诊】** 服药至 21 剂时,喷嚏、清涕已完全控制,舌痒肿胀也不复存在。但觉口咽干燥,鼻干,影响睡眠。在外院检测血糖、血脂及免疫学指标(不详),均无明显异常,经内科医生诊治排除干燥综合征。纳可,大便偏干燥。检查见咽后壁少许淋巴增生,咽腔狭窄,舌质红,舌下脉仍张,脉弦。双鼻(-)。考虑患者精神比较紧张,黏膜干燥,给予谷维素、多维片对症治疗,复方薄荷油、林可霉素滴鼻缓解鼻干不适,中药立法养阴利咽、生津润燥,予养阴利咽汤(南沙参、北沙参各 9 g,百合 12 g,生白芍 10 g,天花粉 10 g,生白术 20 g,葛根 15 g,牡丹皮 9 g,丹参 9 g,山药 30 g,知母 10 g,五味子 9 g,广郁金 20 g,合欢花 10 g,甘草 5 g)。7 剂。

**【四诊】** 服上药 7 剂后自觉口咽干燥明显减轻,晚上已能正常睡眠,做深呼吸时仍有咽干感,大便仍偏干,纳食可。检查见舌质暗红,苔薄黄偏燥,舌下脉张,脉细弦。三诊时方去牡丹皮、丹参,加当归 15 g,生地黄 15 g,麦冬 12 g;原天花粉改 12 g,生白术改 30 g。服用 14 剂后患者来随访,鼻、咽干燥不适已基本痊愈,遂给予麦冬、薄荷、木蝴蝶、金银花各 2～3 g,平素泡茶饮用。患者自言此前从来不信中医,但经过此次诊疗,相信中医中药是真的有用,有效果。之后电话随访 2 月,患者鼻、咽均未有不适。

**【按语】** 本病案患者过敏体质,突出表现在口咽、舌部,故有重舌之感。误以为系口腔舌底黏膜炎症所致,而使用抗生素、激素等药物治疗,虽有所缓解,但未切中病情,故疗效不佳。经仔细询问病史、正确诊断后,进行辨证用药,故效如桴鼓,超出意料。无论中医还是西医,在临证诊疗用药时,明确诊断才是首位。

过敏性鼻炎归属中医学"鼻鼽"范畴。张重华教授从长期临床实践中体会到,鼻鼽除肺气虚寒、卫表不固、风寒异气乘虚而入;循经上犯鼻窍而致外,许多患者临床常见喷嚏频作,大量清涕,鼻黏膜苍白水肿,多数患者平时特别怕冷,倦怠乏力,食少便溏,四肢不温,腰膝酸软,夜尿频多,小便清长,舌淡,苔白,脉沉细这些表现,以及常有长期应用激素和抗过敏药物史,符合脾气虚弱,肾阳亏虚,水湿上犯鼻窍之证象,故认为其中医辨证当属肺、脾、肾三脏功能失调。治需重点加强温补脾肾,肺、脾、肾同时调治,经多年临床实践、反复验证,创制了验方"扶正止鼽汤",该方由山茱萸、淫羊藿、炙黄芪、仙鹤草、炒白术、煅牡蛎、蝉蜕、防风、桔梗、炙甘草组成。功能:温肾健脾、益气固表、疏风宣肺、收敛固涩。方中淫羊藿补肾助阳,祛风除湿,温阳补虚而无燥烈之偏颇;山茱萸补益肝肾,收涩固脱,微温不燥,补而不峻,平补阴阳;黄芪、白术、防风三药合为"玉屏风散",益气固表,固表而不致留邪,祛邪而不致伤正,补中有疏,散中寓补;与淫羊藿、山茱萸同用,能补虚益气,固涩敛汗,改善肺脾虚弱、腠理疏松,易汗出、易感风邪的状况。此方临床反应良好,对顽固性病案更显治疗优势。

上述患者用药后出现干燥不适,综观原方药,虽有炙黄芪、炒白术、山茱萸、淫羊藿性质温热之品,但亦有丹参、广郁金相为制约。故而患者主诉口咽干燥,可能与其本身即有咽部黏膜慢性炎症有关,同时也提示在运用扶正止鼽汤时,须根据患者体质仔细斟酌,注意预防药物或有偏于温燥之虞。

(李艳青整理,张重华提供)

////////// **张剑华医案** //////////

**病案 6.** 郭某,女,29 岁。2006 年 9 月 5 日。

**主诉:**鼻流清涕、鼻痒、鼻塞、喷嚏频作 2 年。

**现病史:**近 2 年来清涕长流,鼻痒,鼻塞,喷嚏频作,每日发作数次,尤其气温变化时明显。屡次服用抗过敏药及布地奈德鼻喷剂,虽能改善症状,但一停药症状即作,苦不堪言。平素食欲不振,面色苍白,口干咽燥,神疲乏力,易出汗,来诊时检查鼻腔黏膜色淡,下鼻甲肿大,鼻腔大量水样分泌物,舌尖红,苔薄。

**西医诊断:** 变应性鼻炎。

**中医诊断:** 鼻鼽。

**辨证:** 气阴两虚。

**治法:** 益气养阴。

**处方:** 生黄芪 30 g,焦白术 9 g,炒防风 9 g,乌梅 9 g,五味子 9 g,百合 12 g,辛夷 9 g,南沙参、北沙参各 12 g,桔梗 6 g,生甘草 3 g。7 剂,每日 1 剂,加水适量分 2 次煎服。

**【二诊】** 2006 年 9 月 12 日。清涕减少,鼻腔基本通畅,喷嚏频次明显减少,出汗明显减少,惟遇风时症状明显,仍时有鼻痒,拟上方加蝉蜕 9 g。每日 1 剂,煎服 2 次。连服 14 剂。

**【三诊】** 2006 年 9 月 26 日。诸症基本消失,鼻痒、鼻塞、清涕、喷嚏等症偶作。精神转佳,但食欲仍然欠佳,口干,检查鼻腔黏膜色淡,下鼻甲已无明显肿大,鼻腔无明显分泌物,舌尖红,苔薄干,则患者气虚已复,阴虚未复。拟上方加炒山药 15 g,天花粉 15 g。14 剂,每日 1 剂,加水适量分 2 次煎服。

服药后患者症状消失,食欲恢复,无口干咽燥,3 个月后复诊,患者未再复发。

**【按语】** 鼻鼽是以阵发性和反复发作的鼻痒、打喷嚏、流清涕为主要特征的疾病。临床上以虚证、寒证为多见,从脏腑辨证的角度来看,本病主要与肺、脾、肾三脏关系密。肺开窍于鼻,外合皮毛,由于肺气虚,卫表不固,腠理疏松,易致外邪侵袭,使肺失宣降,水液通调不利,津液停聚;脾为气血生化之源;肾为一身之本。所以治疗上以补气温阳为主。但临证不是如此机械,需要根据患者证情辨证治疗。该患者面色苍白,神疲乏力,易出汗,遇气温变化时症状明显,是肺气虚,卫外不固的表现,而口干咽燥,舌尖红,苔薄干,又有阴虚的表现,四诊合参,证属气阴两虚。故予玉屏风散益气固表,沙参、百合入肺经,养阴润燥清热,共为主药;桔梗入肺经,辛开苦降,清肺化痰,生甘草泻火解毒调和诸药,桔梗、甘草相配既可宣通鼻窍,又可清热养阴;辛夷宣通鼻窍;乌梅、五味子酸涩收敛止涕。7 剂即见明显疗效,二诊时惟遇风时症状明显,则肺卫不固仍未改善,加蝉蜕疏风,蝉蜕甘寒,入肺、肝经,能疏散风热,防风辛甘微温,入肝、脾、膀胱经,祛除风邪是其之长,能祛风散寒、祛风除湿、祛风止痉,还能止泻、止血,治疗肝脾不和,是风中润药,蝉蜕合防风则能疏风散寒,宣肺止痒。用药后气虚改善,阴虚未复,则复诊时调整方药,山药、焦术、白术悦脾和胃,沙参、百合、天花粉甘寒,同入肺经,甘能养阴,寒能清热,三药同用,清肺润燥,补气祛痰。药证相符,服药后胃阴来复,食欲恢复,口干症状缓解,不但鼻部症状消失,其他兼证也未再复发。

(滕磊整理,张剑华提供)

### 刘福官医案

**病案 7.** 方某,男,17 岁。2013 年 4 月 16 日。

**现病史:** 每当晨起晚睡时,喷嚏频频,随即溢水样涕,鼻塞。体检见鼻黏膜苍白、双侧下鼻甲肿大、鼻通气不畅。在多家医院治疗,给用滴鼻剂及氯雷他定片等抗组胺药,初用有效,久之又发。舌淡苔薄白,脉沉细涩。

**西医诊断:** 变应性鼻炎。

**中医诊断:** 鼻鼽。

**辨证:** 肺气虚寒,瘀血阻窍。

**治法:** 温肺散寒、活血通窍。

**处方:** 黄芪 15 g,黄芩 6 g,麻黄 6 g,赤芍 10 g,白芍 10 g,王不留行 12 g,地龙 10 g,乌梅 9 g,辛夷 6 g,怀山药 15 g,党参 15 g,诃子 6 g,细辛 3 g。日 1 剂,水煎服,并加服马来酸氯苯那敏片 4 mg,每晚 1 次,服上方中药 7 剂,症情明显好转。守方连续服药 3 周,停用马来酸氯苯那敏。随访半年未复发。

**【按语】** 鼻鼽,又称变应性鼻炎。临床表现以突然发生鼻痒、喷嚏阵阵、溢清涕、鼻窒等;或在遇冷后,亦有在晨起、晚睡时发作,或遇刺激性气体、花粉后发作。患者同时有所畏寒怕冷等。刘福官教授辨证用药,除了"黄芪、黄芩、麻黄"以益气散寒祛风外,加赤芍、白芍、王不留行等活血养血之品,养血补阴实肺御邪,活血合营助祛风。这正是刘福官教授治病重视气血的具体体现,其精髓即为"治风先治血,血行风自灭"。鼻鼽速发速止,挟寒挟热,病邪方面符合风邪致病特点,刘福官教授治疗鼻鼽常以温肺散寒、活血通窍为主,常用药物:黄芪、黄芩、麻黄、赤芍、白芍、王不留行、地龙、乌梅、辛夷、怀山药等。再根据辨证随证加减,如肺气虚寒者加党参、诃子、细辛等;肺脾气虚者加党参、白术、扁豆;以肾阳亏虚者加附子、肉桂、肉苁蓉等。无论哪种证型鼻鼽,常在辨证处方中加入 1～2 味养血活血之品,以冀起到画龙点睛、事半功倍的作用。

（马胜民整理,刘福官提供）

### 张守杰医案

**病案 8.** 患者,男,41 岁。2019 年 1 月 7 日。

**现病史:** 反复鼻痒、打嚏、流清涕数年余,有过敏性哮喘史,形寒畏风,动辄汗出。脉细,舌淡胖苔薄白。

**检查:** 双下甲肿大,鼻黏膜苍白水肿,中鼻道多清涕。

**西医诊断:** 变应性鼻炎。

**中医诊断:** 鼻鼽。

**处方**：生黄芪 15 g，焦白术 12 g，防风 6 g，炒苍耳子 15 g，辛夷 15 g，煅牡蛎 30 g，枸杞子 12 g，炒杜仲 12 g，山茱萸 9 g，五味子 6 g，补骨脂 12 g，制何首乌 12 g，细辛 2 g，焦山楂 15 g，陈皮 6 g，炙甘草 6 g，大枣 15 g。14 剂，每日 1 剂，加水适量分 2 次煎服。

【二诊】 2019 年 1 月 15 日。鼻痒喷嚏有所减少，出汗仍较多。鼻腔黏膜水肿好转，脉细，舌淡胖苔薄白。原方去细辛加党参 15 g，14 剂。

【三诊】 2019 年 1 月 29 日。喷嚏减少，涕少，自汗减。鼻黏膜转红，肿胀减退。原方黄芪改用 30 g，28 剂。

患者连服 3 个月，鼻痒打嚏流清涕未发，自汗愈。随访半年症状稳定。

【按语】 过敏性鼻炎，中医称之为鼻鼽。《素问·气交变大论》："岁金不及……民病鼻鼽。"关于本病的病因，历代有各种说法，《诸病源候论·卷二十九》认为是肺气寒而致："肺气通于鼻，其脏有冷，冷随气入乘于鼻，故使津液不能自收。"刘完素《河间六书》认为是火致病："鼻为肺窍，痒为火化，心火邪热干于阳明，发于鼻而痒则嚏也。"李东垣认为这与肺肾之阳气虚弱有关。明代的《证治要诀》也表达了相似的观点："有不同伤冷而涕多清……此由肾虚所生，不可过用凉剂"。

（陈婕整理，张守杰提供）

/////////// **张龙英医案** ///////////

**病案 9.** 奚某，男，8 岁。2020 年 8 月 26 日。

**主诉**：鼻塞，鼻痒，喷嚏，流清涕伴鼻堵塞反复 3 年。

**现病史**：近日天气闷热，吹空调后，患儿鼻塞加重，鼻痒难忍，喷嚏不断，鼻涕如水，自汗畏风，晨起入夜症情尤甚。2 周前患儿外院就诊，被诊断为"变应性鼻炎"，予以丙酸氟替卡松鼻喷雾剂喷鼻，盐酸西替利嗪滴剂口服，用药后，症情短暂缓解，维持时间不长。经邻居介绍来院就诊，刻下：患儿形体瘦弱，面色苍白。舌边齿印，质偏淡，苔薄白，脉细弱。

**检查**：双侧下鼻甲黏膜淡白肿胀，鼻甲表面可见水样分泌液。

**既往史**：有皮肤过敏史，曾有夜间呼噜不休，诊断为"腺样体肥大""扁桃体肿大"，于 2017 年行"腺样体＋扁桃体"手术摘除，术后夜间呼噜缓解。

**家族史**：父亲有过敏性疾病史。

**西医诊断**：变应性鼻炎。

**中医诊断**：鼻鼽。

**辨证**：肺气虚寒，卫表不固。

**治法**：补益肺气，祛风散寒。

**处方**：玉屏风散加味。黄芪 15 g，白术 6 g，党参 6 g，防风 7 g，乌梅 7 g，五味子

3 g,诃子 4 g,细辛 2 g,苍耳子 2 g,辛夷 6 g,茜草 7 g,徐长卿 9 g,僵蚕 5 g,地龙 3 g,益智仁 9 g,孩儿参 6 g,茯苓 6 g,生甘草 6 g。14 剂,每日 1 剂,加水适量分 2 次煎服。

另予血清免疫测试查找过敏原。

【二诊】 2020 年 9 月 9 日。鼻腔通气改善,鼻痒喷嚏减轻,鼻涕明显减少。血清过敏源检测报告:LGE 1089.10(正常值<87)、户尘螨 18.93(正常值<0.35)、牛肉 2.11(正常值<0.35)、牛奶 5.32(正常值<0.35)。

原方黄芪、辛夷、茜草增加 1~3 g 不等的量,仍以补益肺气,祛风固表为主,续服 14 剂。

【三诊】 2020 年 9 月 23 日。患儿服药后已无鼻塞,无喷嚏,鼻涕明显减少,出汗减少。仍以原方出入治之,巩固疗效再续 14 剂。

【按语】 患者为 8 岁儿童,为禀赋不足、特异体质,表现鼻痒喷嚏,鼻流清涕,鼻塞反复 3 年,辨病当属“鼻鼽”范畴,肺气虚寒,卫表不同,风寒乘虚而入,邪正相争,则喷嚏频频;肺失清肃,气不摄津,津液外溢,则清涕自流不收;水湿停聚鼻窍,则鼻黏膜色淡、肿胀、鼻塞不通;肺卫不固,腠理疏越,故畏风自汗、面色苍白、舌淡体胖、脉细弱为气虚之证。早在《素问玄机原病式·卷一》谓:“鼽者,鼻出清涕也。”“嚏,鼻中因痒而气喷作于声也。”辨证属肺气虚寒卫表不固的证型。

方中重用黄芪益气固表,党参、白术健脾益气,三药相辅相成,增强益气固表,敛肺之功,以防风解表祛风,助黄芪、白术、党参,有固表不恋邪,解表不伤正之妙;苍耳子具有抗过敏、止痒、改善鼻腔通气的作用,辛夷散风寒,助收敛,通鼻窍,两药均为治鼻要药,茜草活血通络相使,更显其通利鼻窍之优;细辛祛风散寒,五味子敛肺滋阴,有散有收,散不伤正,收不留邪,配诃子、乌梅收敛,保护鼻黏膜表面,起到抗过敏作用;徐长卿、僵蚕、地龙配伍,祛风止痒通络;孩儿参与益智仁是儿童的补益良药,孩儿参补气健脾,养阴生津,敛自汗,益智仁药气清透,收藏肾气,益智强智、增强记忆力。孩儿参偏于益气,益智仁偏于藏气,两药同用,补气不伤阴,藏气不郁结;甘草调和诸药,全方共奏益气固表,祛风散寒,脱敏止痒、止嚏敛涕、通利鼻窍。不仅能调节机体免疫功能,还可抑制局部的过敏性反应,减轻鼻黏膜水肿,对肺气虚寒,卫表不固型的变应性鼻炎具有显著的治疗作用。

(王丽华整理,张龙英提供)

////////// **郭裕医案** //////////

**病案 10.** 张某,男,63 岁。2013 年 12 月 10 日。

**主诉:**鼻痒、喷嚏频发 2 个月,加重 2 日。

**现病史:**2 个月来鼻痒喷嚏鼻塞流清涕,每晨起尤其明显,每次喷嚏 5~6 个,清水样鼻涕,否认鼻涕中带血。鼻塞严重,嗅觉减退,头昏,耳闷,口干。偶有刺激性咳嗽,白痰。遇冷风尤为明显。睡眠好。二便正常。某医院诊断为"变应性鼻炎",配以口服氯雷他定片,鼻用激素喷鼻剂。最近一周使用效果明显不如前。平素怕冷风,冷热交替敏感。舌淡胖大,脉浮缓。

**既往史:**既往体健。

**检查:**外鼻无畸形,无鼻翼煽动,双鼻前庭区皮肤无红肿。双侧下鼻甲苍白水肿,各鼻道不通畅,清稀透明分泌物。双侧鼓膜内陷完整。光锥变短。

**辅助检查:**过敏原为屋尘螨(++++),总 IgE 为 1 209 mg/L(↑)。

**西医诊断:**变应性鼻炎。

**中医诊断:**鼻鼽。

**辨证:**肺气虚弱。

**治法:**补气固表,利肺通窍。

**处方:**生黄芪 30 g,苍耳子 6 g,茜草 9 g,白芷 9 g,仙鹤草 15 g,辛夷 9 g,防风 6 g,升麻 9 g,甘草 3 g,五味子 9 g,佛手 12 g,路路通 12 g,茯苓 15 g,白术 12 g。7 剂,每日 1 剂,水煎服,分 2 次服用。

**外治:**以炎琥宁 80 mg、利多卡因注射液 1 mL、地塞米松注射液 5 mg 对天突穴进行穴位注射,每周 2 次。

**【按语】** 本案是典型的过敏性鼻炎患者,中医认为肺卫不固是本病的根本原因。肺气不足,卫表不固,肺开窍于鼻,所以鼻部症状明显,喷嚏、鼻塞、清涕分泌物,遇冷喷嚏频发。方中应用生黄芪 30 g,白术 12 g,认为补气固表黄芪最佳,因当今黄芪多为人工种植,在药效上逊于野生者,故剂量要偏大;苍耳子、白芷、路路通、辛夷通窍利鼻;防风固表;升麻升发卫气固表,引药上行;仙鹤草补气和水;五味子收敛肺气;茯苓、白术均为补气健脾利水之药,寓意脾土为肺金之母;佛手理气疏肝,白芍酸敛柔肝,加这两味药旨在防止木反侮金;甘草补肺气,调和诸药。

外用穴位注射,亦称"水针疗法"。根据所患疾病,按照穴位的治疗作用及药物的药理作用,选用相应的腧穴和药物,将药液注入到腧穴内,以充分发挥腧穴和药物对疾病的双重综合作用,从而达到治疗疾病的一种方法。

郭裕教授是最早将穴位注射应用在临床治疗中的医生,也是天突穴穴位注射的创始人之一。每逢向学生传授中医耳鼻咽喉科历史,也必谈到穴位注射的来由。当郭裕教授尚为年轻医生时跟从何宗德老前辈学习,两人研究发现将针灸经络和药物结合的最好办法就是穴位注射。这个大胆的设想在耳鼻喉科治疗上发挥了明显的疗效,于是郭裕教授大力推广这个治疗方法,发展到如今,穴位注射已经是中医外科治疗的主要方法之一,运用在各个临床科室。在中医耳鼻咽喉科治疗中,穴位注射不仅可以应用于变应性鼻炎、慢性鼻炎、鼻窦炎,还可以应用于慢性咳嗽,喉源性咳嗽,急、慢性咽炎,急、慢性喉炎,急、慢性中耳炎,耳聋耳鸣等疾病的治疗。

（刘佳整理,郭裕校）

**病案 11.** 邢某,女,46 岁。

**主诉:** 阵发性鼻痒喷嚏流清涕 3 个月。

**现病史:** 3 个月来每每遇风吹、冷热交替,或者季节交换时便感鼻痒,喷嚏频发,每次 6～7 个,随即清涕流出,甚则鼻塞头昏,咽痒,轻咳嗽。到某三级医院行过敏原检测(－),IgE 528 mg/L(↑),发作时用激素类鼻喷剂尚能缓解症状,但是不能根本缓解,发作时每周服用西替利嗪片,刚开始用药时症状缓解明显,但伴随无力,头昏。长期服药,已产生耐药,又换用氯雷他定片,长期服用又自觉不适,纳呆,舌涩等诸多不适,平素身体较弱,易感冒,10 次/年以上,阴雨天自觉后背酸痛。今来上海市中医医院为求中医治疗。发病以来胃口欠佳,小便正常,大便不爽,自觉经常便不彻底。双手凉,舌体淡小,齿痕明显。舌苔薄白,脉细数无力。

**既往史:** 既往健康,平素不喜运动。

**检查:** 面色萎黄,瘦弱貌。体重偏瘦。双侧鼻腔黏膜苍白水肿,双侧下鼻甲肥大,中鼻道通畅,未见分泌物。

**西医诊断:** 变应性鼻炎。

**中医诊断:** 鼻鼽。

**辨证:** 肺脾虚弱,气血两虚,风寒湿重。

**治法:** 益气健脾,祛风除湿。

**处方:** 独活寄生汤加减。独活 6 g,羌活 9 g,防风 9 g,党参 12 g,川芎 9 g,生地黄 12 g,白芍 12 g,细辛 3 g,酒黄芩 12 g,白芷 12 g,辛夷 9 g,炙甘草 3 g,桑寄生 12 g,当归 9 g。7 剂,每日 1 剂,水煎服,分 2 次服用。

**【二诊】** 胃胀,原方独活、羌活各改为 3 g,加山楂炭 3 g。再服用 14 剂。

另外嘱患者增加有氧体育运动。每日 40 g 淡盐水清洗鼻腔。随访半年,患者胃口大好,面色红润,精神饱满,体重增加,体重指数正常范围内。鼻部症状及腰背部怕湿怕冷症状明显改善。偶有发病,立即就诊,予以原方治疗,效果可。

另予以富马酸酮替芬滴鼻液 1 支,嘱其早晚滴鼻,每次每鼻孔 1～2 滴。

**【按语】** 急则治其标,缓则治其本:中药对此类病程较长的患者不能达到立竿见影的效果。所以先用富马酸酮替芬滴鼻液缓解症状。待中药起效后再撤掉滴鼻剂。患者属于气血不足,又有风、寒、湿外邪侵袭,平素不喜运动,五脏之气不盛。独活寄生汤为祛风湿强筋骨补气血之方剂,原方是在八珍汤的基础上加祛风湿、强筋骨的药物。主旨是为补肝肾,祛风湿。在原方的基础上,去牛膝,加上引经药白芷、辛夷、羌活、苍耳子,引药上行,上达鼻窍,针对患者的病情治疗。加之使患者积极运动,通畅经络,增加治疗信心。所以患者恢复比较明显。

（刘佳整理,郭裕校）

////////// **忻耀杰医案** //////////

**病案 12.** 高某,男,6 岁。2020 年 3 月 31 日。

**主诉:** 鼻塞、流涕 1 年,加重 1 周。

**现病史:** 近 1 年来有反复鼻塞、鼻痒、流清涕、打喷嚏的表现,伴有咳嗽,偶有鼻腔出血,近 1 周来家长自觉症状加重,尤其咳嗽明显,追问病史,患者有夜间睡眠打鼾、张口呼吸的情况,睡眠时出汗多。舌淡,苔白滑,脉弱。

**检查:** 患儿面色白,鼻腔多量水样分泌物,双侧下鼻甲肿大,左侧黎氏区黏膜糜烂,咽后壁可见清稀分泌物附着。鼻内镜检查见鼻咽部腺样体约占后鼻孔 3/4。

**西医诊断:** 变应性鼻炎,腺样体肥大。

**中医诊断:** 鼻鼽。

**辨证:** 肺脾气虚。

**治法:** 益气健脾,宣肺通窍。

**处方:** 炙黄芪 10 g,黄芩 6 g,防风 6 g,辛夷 6 g,太子参 10 g,诃子 10 g,煅龙骨 30 g,煅牡蛎 30 g,芡实 10 g,桑叶 10 g,桑白皮 10 g,山药 10 g,白茅根 15 g,法半夏 6 g,陈皮 6 g,山慈菇 10 g。14 剂。

**【二诊】** 2020 年 4 月 14 日。鼻塞、鼻痒、流清涕、打喷嚏等表现均有所减轻,鼻腔黎氏区出血处黏膜愈合,去白茅根,咳嗽已除,去桑叶、桑白皮、半夏,加益智仁、乌梅、蜂房温阳收敛。14 剂。

**【三诊】** 2020 年 4 月 28 日。各项症状明显缓解,夜间打鼾减轻,近日来有少量黏黄涕,加蒲公英 15 g 清热解毒,消肿散结。14 剂。

**【四诊】** 2020 年 5 月 12 日。鼻塞、鼻痒、流清涕、打喷嚏等表现基本不明显,无咳嗽,鼻腔也未再出血,夜间睡眠打鼾、张口呼吸有明显改善,出汗不多。检查患儿面色红润,鼻腔无明显分泌物,双侧下鼻甲稍微肿大,咽部正常。舌淡,苔白,脉缓弱,去蒲公英。14 剂。

**【五诊】** 2020 年 5 月 26 日。无鼻塞、流涕,偶有鼻痒,夜间无打鼾,有张口呼吸的情况,加地龙以祛风通络止痒。14 剂。

后随访加减用药 3 月,腺样体缩小至约占后鼻孔 1/3。变应性鼻炎基本未发作。

**【按语】** 患儿平时表现为鼻塞、流涕、咳嗽,家属以为上呼吸道感染来就诊,经检查发现其实是变应性鼻炎,同时涕倒流引起咳嗽,还有腺样体肥大,也没有引起患儿家属重视。患儿素体娇弱,阳气不充,兼有肺气虚和脾气弱的表现,肺气虚,卫表不固,风寒乘虚而入,邪正相争,则喷嚏频频;肺失清肃,气不摄津,津液外溢,则清涕自流不收;肺卫不固,腠理疏松,故易出汗;因风寒束肺,肺气不宣,则咳嗽痰稀;脾气虚弱,运化失职,则精微无以输布,则面色苍白,水湿不运,则停聚为痰,腺样体肥大,舌质淡、苔白滑、脉弱均为肺脾气虚的表现。药用防风、辛夷、桑叶、桑白皮宣肺通窍祛风;黄芪、太子参、山药健脾益气;诃子、芡实、煅龙骨、煅牡蛎敛肺固涩、止汗止涕;黄芩、白茅根清热止血,黄芩还具有抗过敏的药理作用,半夏、陈皮、山慈姑化痰散结。患儿症状虽多,但其本质是患儿肺脾虚弱所致,所以治疗上以益气健脾为根本入手点,益气健脾,宣肺通窍,辅以收涩、清热、化痰散结。二诊时患者各项症状即有明显改善,随证加减,并加强温阳敛涩之品以进一步扶益正气。后治疗原则不变,随证加减,循此方案扶正祛邪并施,在改善患儿的肺脾气虚情况以后,各项症状均消失,腺样体也恢复了正常的大小。

(滕磊整理,忻耀杰校)

/////////// **臧朝平医案** ///////////

**病案 13.** 聂某,男,16 岁。2009 年 7 月 25 日。

**现病史:** 鼻痒、多喷嚏、清涕屡发 3~4 年。眼痒,纳呆,人轻怕冷,汗不多。鼻膜淡红,舌淡胖,脉弦。

**西医诊断:** 变应性鼻炎。

**中医诊断:** 鼻鼽。

**辨证:** 脾肺气虚。

**治法:** 健脾益气,扶正止鼽。

**处方:** 炙黄芪 30 g,炒当归 6 g,炒白术 10 g,党参 12 g,山茱萸 12 g,五味子4.5 g,淫羊藿 12 g,怀山药 20 g,蝉蜕 10 g,谷芽 10 g,麦芽 10 g,大枣(劈)3 枚、桔梗3 g,炙甘草 3 g。14 剂,每日 1 剂,加水适量分 2 次煎服。

【二诊】 症状明显好转,清涕止,仍有少量喷嚏。上方中炒当归改 9 g。28 剂。

【三诊】 症状基本消除,嘱患者饮食避免辛冷刺激之品,平时生活当心灰尘。

【按语】 变应性鼻炎是常见鼻病之一,属Ⅰ型变态反应性疾病,由于各种因素,变应原的数量日益增多,近年发病率也不断增高。变应性鼻炎虽不会危及患者生命,但非常影响患者的生活质量和日常工作。目前西医采用抗组胺药、减充血剂、皮质类固醇类药物治疗,有一定控制症状的效果,但难于根治,且久用易产生毒副反应,有的会出现药物耐受性。变应性鼻炎属中医学"鼻鼽"范畴,早在《黄帝内经》中就有关于"鼽""衄"的记载,历代以来积累了治疗此证的无数验方,其中不乏疗效卓著者。因此,从中药中寻找既有长期稳定疗效、毒副作用又少的药物,已成为近年来医学上探索的一个热点。根据中医理论做整体调整,从根本上改善人的体质,从而达到控制疾病,减少及预防复发,具有巨大潜力。

臧教授秉承张重华教授学术思想,认为鼻鼽之证,其成因不仅仅是肺气虚寒,从喷嚏频作、清水样鼻涕等症状来看,多数有长期应用激素和抗过敏药物史,还多伴有畏寒怕冷、四肢不温,舌淡胖,苔白而润,脉细,重按无力等表现,除了肺气不固,患者尚存在脾肾亏虚,是肺、脾、肾三脏的功能失调,治疗时宜温肾、益肺、健脾同用,常以黄芪、白术、淫羊藿三药并进,处方即张重华教授验方"扶正止鼽汤"加减,该方由淫羊藿、黄芪、炒白术、蝉蜕、煅牡蛎等9味中药组成,具有补肺温肾、益气固表、祛风散邪、收敛固涩作用,用于治疗变应性鼻炎,疗效确定而显著,且无明显副作用。

(李艳青整理,臧朝平提供)

## 二、鼻窒

////////// **刘福官医案** //////////

**病案 14.** 邹某,女,35 岁。2013 年 6 月 3 日。

**现病史:** 患鼻炎 5 年余,经某医院耳鼻喉科检查诊断为慢性肥厚性鼻炎。终日鼻塞,浊涕长流,张口呼吸。脉象滑数,舌红苔黄。

**西医诊断:** 慢性肥厚性鼻炎。

**中医诊断:** 鼻窒。

**处方:** 辛夷 10 g,苍耳子 10 g,白芷 6 g,黄芩 6 g,前胡 6 g,苏叶 10 g,苏子 10 g,浙贝母 10 g,杏仁 10 g,枇杷叶 10 g,焦山楂 10 g,焦神曲 10 g,焦麦芽 10 g,茅根 10 g,芦根 10 g。7 剂,每日 1 剂,水煎服。

**【二诊】** 近日感冒,鼻塞流涕,咳嗽痰多,脉仍滑数,舌红苔黄,热郁于内,仍用宣肺化痰、清热止浊法。处方:苏叶 10 g,苏子 10 g,前胡 6 g,牛蒡子 10 g,白前 6 g,百部 6 g,辛夷 10 g,苍耳子 10 g,黄芩 6 g,白芷 6 g,焦山楂 10 g,焦神曲 10 g,焦麦芽 10 g。7 剂,每日 1 剂,水煎服。

**【三诊】** 药后咳嗽已愈,咯痰大减,惟鼻塞流涕尚在,热郁未清,仍用前法加减。处方:辛夷 10 g,苍耳子 10 g,白芷 6 g,黄芩 10 g,川楝子 6 g,前胡 6 g,白前 6 g,牛蒡子 10 g。7 剂,每日 1 剂,水煎服。

**【四诊】** 鼻塞较前减轻,大部时间用鼻呼吸不感困难,时有如物堵塞之感,药已见效,前法加减。处方:辛夷 10 g,苍耳子 10 g,白芷 6 g,防风 6 g,黄芩 6 g,茅根 10 g,芦根 10 g,沙参 10 g。7 剂,每日 1 剂,水煎服。

**【五诊】** 鼻塞已通,时有浊涕流出。肺家郁热尚未全清,脉象滑数,舌红苔黄,仍用宣肺涤浊法。处方:辛夷 10 g,苍耳子 10 g,白芷 6 g,荆芥 6 g,牛蒡子 10 g,冬瓜子 10 g,苏叶 10 g,芦根 10 g,桔梗 10 g。7 剂,每日 1 剂,水煎服。

患者依上方续服 1 个月,鼻塞流涕皆愈。半年后患者前来医治他病,询之鼻炎未复发。

【按语】 肺开窍于鼻,故鼻之病多从肺治。鼻塞浊涕者多为肺热;鼻塞清涕者多为肺寒。本医案鼻塞浊涕黄稠,脉象滑数,舌红苔黄,显然肺热之象。肺热宜清,然不可寒凉直清,因寒则涩而不流,恐闭塞气机,致郁热反难散出,故治宜宣清结合。本医案前后五诊,方中皆用辛夷、苍耳、白芷,此三味辛香通气上达,升清气于头面,取清阳出上窍之意;又用前胡、杏仁、枇杷叶等开宣肺气,肺气开则郁热易散;又用苏子、浙贝母、冬瓜子等化痰涤浊,使热无依附,邪则易祛;其余苏叶、防风、牛蒡子、桔梗、白前、百部、焦山楂、焦神曲、焦麦芽、茅根、芦根、黄芩等各对症选用,加减出入。无非宣通肺气,祛除有形浊邪,则热自易散。不专以清热立论,此刘福官教授辨治鼻病之大法也。

(马胜民整理,刘福官提供)

////////// **郭裕医案** //////////

**病案 15.** 陈某,女,32 岁。

**主诉:**鼻塞 4～5 年。

**现病史:**近年来无明显诱因下鼻塞,左右交替性,夜间明显。严重时双侧持续性鼻塞,甚至张口呼吸,导致咽干不适。伴有头胀,鼻涕少,晨起有少量黏白分泌物。否认涕中带血或血涕。多次在外院就诊,诊断为"慢性鼻炎",治疗效果不佳。发病以来饮食可,小便正常,大便不规律,较干燥。月经周期正常,有痛经,血块较多。

**既往史:**双侧乳腺增生史。

**检查:**双侧鼻甲慢性充血肿胀,颜色暗红,弹性差,桑椹样改变,略有水肿。鼻道内无分泌物。咽部黏膜暗红干燥,咽侧索慢性肥厚。余(-)。舌暗红,苔白,脉弦滑。

**西医诊断:**慢性鼻炎。

**中医诊断:**鼻窒。

**辨证:**瘀血阻络。

**治法:**活血化瘀,散结通窍。

**处方:**辛夷 9 g,白芷 9 g,升麻 9 g,茜草 6 g,威灵仙 9 g,莪术 9 g,三棱 9 g,茯苓 12 g,泽泻 15 g,夏枯草 30 g,蔓荆子 9 g,路路通 9 g,甘草 3 g。7 剂,每日 1 剂,水煎服,分 2 次服用。

**外治:**双侧迎香穴以炎琥宁 80 mg、利多卡因注射液 1.5 mL 进行穴位注射,每周 1 次。

【按语】 患者女性,鼻炎病史较长,久病多瘀。双侧鼻甲慢性充血肿胀,颜色暗红,弹性差,桑椹样改变,略有水肿,均是瘀血阻络之象。长期张口呼吸导致咽部黏膜充血干燥,咽侧索肥厚。既往亦有双侧乳腺增生史,都说明患者气机不畅,肝气郁滞,血瘀阻络。方中辛夷、白芷、升麻、茜草通鼻窍,蔓荆子质轻浮,上行而散,清利头目,《本草纲目》曰"故所主者皆头面风虚之症"。莪术、三棱破血逐瘀,消肿行气;夏枯草、威灵仙归肝、肺经,主散结消肿,治疗鼻病同时,兼顾治疗乳腺增生;茯苓、泽泻利水消肿,路路通通经络,甘草解毒,调和诸药。配以双侧迎香穴进行穴位注射,内服外治共进,加强治疗力度。

（刘佳整理,郭裕校）

**病案 16.** 仇某,女,43 岁。

**主诉:** 鼻塞 3 年。

**现病史:** 3 年前无明显诱因下出鼻塞,伴持续性头胀,偶有出血,无脓性分泌物。多次在外院治疗,平素服用鼻炎片等药物,局部用激素类鼻喷剂,效果不佳。平素身体困重,梅雨季节伴有胸闷恶心,大便稀溏。舌胖苔白腻,脉滑。

**检查:** 双侧鼻甲慢性肿胀,淡红,鼻道内无分泌物。

**西医诊断:** 慢性鼻炎。

**中医诊断:** 鼻窒。

**辨证:** 脾虚湿困。

**治法:** 芳香化湿,健脾通窍。

**处方:** 升麻 3 g,陈皮 6 g,桂枝 6 g,半夏 6 g,茯苓 12 g,藿香 9 g,佩兰 10 g,桔梗 12 g,泽泻 12 g,薏苡仁 12 g,玉米须 9 g,辛夷 6 g,白芷 6 g,甘草 3 g。7 剂,每日 1 剂,水煎服,分 2 次服用。

**外治:**

1) 针灸:迎香、合谷、足三里、丰隆、三阴交、太溪。每周 2 次,每次 20 分钟。

2) 迎香穴穴位注射:以炎琥宁 80 mg、利多卡因注射液 1.5 mL,共配伍一次性双侧穴位注射,每周 1 次。

【二诊】 症状改善,间歇性头胀。检查见鼻腔黏膜充血较前减轻。处方:葛根 6 g,桔梗 3 g,白术 6 g,桂枝 6 g,半夏 6 g,茯苓 12 g,藿香 6 g,仙鹤草 12 g,太子参 12 g,辛夷 6 g,白芷 6 g,苍术 6 g,甘草 3 g,薄荷 6 g。7 剂,每日 1 剂,水煎服,分 2 次服用。并使用外治法,①针灸:迎香、合谷、足三里、丰隆、三阴交、太溪。每周 2 次,每次 20 分钟。②迎香穴穴位注射:以炎琥宁 80 mg、利多卡因注射液 1.5 mL,进行双侧穴位注射,每周 1 次。治疗 1 个月。

【按语】 慢性鼻炎比较缠绵,本案患者病程比较长,鼻部受累日久。鼻腔黏膜慢性肿胀,又无明显充血,身体困重,舌胖,辨证为水湿困脾。脾土喜燥恶湿,所以治以健脾利水消肿。方中多用淡渗利湿之药。方中葛根、苍耳子、辛夷、白芷芳香化浊,通利鼻窍;桔梗清肺;藿香、苍术、佩兰芳香化湿;半夏、茯苓、泽泻、薏苡仁、玉米须健脾益气,利水消肿。桂枝温通经络,助阳化气,推动水湿运行。水为阴邪,得温则行。

外治加针刺、穴位注射。针药结合,增强利湿功效。针灸迎香穴通利鼻窍,合谷穴助头面,散风;足三里、丰隆、三阴交、太溪健脾利湿,针药共用,增强治病力度。

(刘佳整理,郭裕校)

///////// **忻耀杰医案** /////////

**病案 17.** 张某,男,14 岁。2005 年 3 月 17 日。

**主诉:** 间歇性鼻塞 2 年。

**现病史:** 自幼体弱,伤风鼻塞经常发作,近 2 年来,伤风鼻塞好转后经常性鼻塞,多呈间歇性和交替性,少量黏涕,时有头昏重感。体瘦,面白无华,倦怠乏力,少气懒言,胃口不佳,恶风,自汗多。舌质淡,苔白,脉弱。

**检查:** 鼻黏膜淡红,下鼻甲肿胀,表面光滑,鼻腔无明显分泌物。

**西医诊断:** 慢性鼻炎。

**中医诊断:** 鼻窒。

**辨证:** 肺脾气虚。

**治法:** 补益肺脾,散邪通窍。

**处方:** 辛夷 6 g,苍耳子 6 g,细辛 3 g,炒麦芽 9 g,炒谷芽 9 g,党参 10 g,焦白术 10 g,炙甘草 3 g,黄芪 10 g,防风 10 g。7 剂,每日 1 剂,加水适量分 2 次煎服。

**【二诊】** 2005 年 3 月 24 日。鼻塞明显好转,精神胃口均转佳,头昏重感仍时有,舌质淡,苔白,脉缓弱。检查鼻黏膜淡红,下鼻甲较前缩小。患者向愈,加白菊花 3 g 清利头目。再服 14 剂。

**【三诊】** 2005 年 4 月 7 日。上方患者服用 10 日后各项症状基本痊愈,鼻塞基本缓解,无头昏重感,不料 3 日前洗澡时偶遇风寒,鼻塞又加重,张口呼吸,自觉鼻腔灼热,少量黏涕倒流,鼻涕倒流后引起咳嗽,口渴,舌苔薄白,脉浮数。此乃患者遇风寒后肺气不宣,郁而化热所致,拟疏风清热,宣肺止咳。处方:桑叶 9 g,白菊花 6 g,连翘 6 g,桔梗 3 g,生甘草 3 g,苦杏仁 6 g,淡子芩 6 g,金银花 9 g,细辛 3 g,辛夷 6 g,苍耳子 6 g,炙枇杷叶(去毛包)6 g,炒麦芽 9 g,炒谷芽 9 g。7 剂,每日 1 剂,加水适量分 2 次煎服。

**【四诊】** 2005 年 4 月 14 日。患者鼻腔通畅,鼻腔灼热、咳嗽、口渴等症状全部消失,惟有自汗仍多,拟 3 月 17 日方加诃子 9 g,五味子 3 g,桑叶 9 g。14 剂,每日

1剂,加水适量分2次煎服。

上方随证加减服用1个月后随访。鼻腔通畅,精神状态良好,性格转向开朗,胃口佳,出汗量正常,检查鼻腔黏膜淡红,下鼻甲正常大小,鼻腔无异常分泌物。

**【按语】** 本病多因伤风鼻塞反复发作,余邪未清而致。体质虚弱、不洁空气、过用血管收缩剂滴鼻等亦可致本病。其病机与肺、脾二脏功能失调及气滞血瘀等有关。本医案患者自幼体弱,易伤风鼻塞,少气乏力,自汗多,结合舌脉,证属肺脾气虚无疑。肺脾气虚,卫外不固,邪滞鼻窍,故鼻塞不通;肺卫不固,不能抵御外寒,故恶风自汗;脾虚运化失常,则胃口不佳;少气懒言、倦怠乏力均为气虚之象。首诊时以苍耳子散合玉屏风散合四君子汤加减,其中苍耳子散宣通鼻窍,玉屏风散合四君子汤补益肺脾,炒麦芽、炒谷芽开胃健脾。7剂后患者即有明显好转,复诊时,针对头昏重没有改善的情况,原方加白菊花以清利头目。服用后本已基本痊愈,偶遇风寒,肺气不宣,郁而化热,从而鼻塞灼热,咳嗽,口渴,又出现伤风感冒的表现。急则治其标,予桑菊饮加减化裁,加黄芩、金银花清热宣肺,方中枇杷叶甘平,入手太阴肺经,能清金下气,清凉泻肺,不但善于止嗽,兼能降逆止呕,结合桔梗、苦杏仁一宣一降,以复肺脏宣降功能而止咳。1周后鼻塞灼热,咳嗽,口渴等症状即全部消失,此次伤风虽是治疗中的小插曲,但由于之前3周的药证相符,患者体质已有改善,故症状消失彻底而迅速。伤风愈后又在辨证的基础上加诃子、五味子、桑叶补肺敛气止汗。调补1个月后终告痊愈。

(滕磊整理,忻耀杰校)

## 三、鼻渊

/////////// **张赞臣医案** ///////////

**病案18.** 陆某,男,23岁,化验员。1977年6月7日。

**现病史:** 3年前,因接触化学物质后而引起慢性鼻窦炎。近来,两鼻窍阻塞,常流浊涕,不闻香臭,呼吸不畅,且有头胀,眉棱作酸。咽部周围焮红,干燥觉痛,痰黏咯吐不出。曾服清肝保脑丸,鼻炎冲剂等不愈。脉滑,舌质红苔薄。

**检查:** 鼻中下甲充血肿大,中下道积脓。

**西医诊断:** 慢性鼻窦炎。

**中医诊断:** 鼻渊。

**辨证:** 痰热留肺。

**治法:** 化痰泄热,宣肺通窍。

**处方:** 前胡9g,蔓荆子6g,牛蒡子9g,白桔梗4.5g,甘草2.5g,辛夷4.5g,元参9g,射干4.5g,海蛤壳12g(打),桑白皮9g,瓜蒌皮9g。7剂,每日1剂,加水适量分 2 次煎服。

【二诊】　1977 年 6 月 14 日。鼻窍阻塞已减轻,呼吸较畅,鼻流浊涕有减少;惟咽喉四周焮红未退。脉滑,苔薄。再以原意进治。上方加橘络 3 g,10 剂。

【三诊】　1977 年 6 月 28 日。嗅觉渐复正常,但鼻窍流涕仍多,咽喉焮红未退,底壁有结节而不光滑。咯吐黏痰已少。脉苔如前。再予原意出入。处方:薄荷炭 3 g,前胡 9 g,蔓荆子 9 g,牛蒡子 9 g,辛夷 4.5 g,白桔梗 4.5 g,甘草 3 g,射干 4.5 g,黄芩 9 g,元参 9 g,橘络 9 g,海蛤壳 12 g(打)。10 剂。

【四诊】　1977 年 7 月 12 日。鼻窍呼吸虽已转佳,但余症依然,上方去牛蒡子、橘络、海蛤壳,加瓜蒌皮 9 g、瓜蒌根 9 g。

【五诊】　1977 年 7 月 26 日。鼻窍阻塞已通,惟患者素体质薄弱,近日又感风邪,鼻流清涕,喉头有黏液,左肋下疼痛。脉滑,苔薄腻。检查:鼻中下甲较大,肿胀已退,中下道无积脓,再予益肺宣化通窍。处方:防风 6 g,薄荷炭 3 g,黄芪 6 g,焦白术 9 g,前胡 9 g,白桔梗 4.5 g,甘草 2.4 g,辛夷 4.5 g,广郁金 9 g,橘络 4.5 g,南沙参 12 g。10 剂。

【按语】　鼻渊,即慢性鼻窦炎。本病案症见鼻塞常流浊涕、呼吸不畅、不闻香臭之外,并有咽部干痛、痰黏、难咯、脉滑、舌质红等,辨证为痰热恋肺,所以药用辛夷、前胡、桔梗等宣肺通窍;元参、射干、海蛤壳、瓜蒌皮清热化痰。鼻通之后,因感风邪而致旧恙复发,则在疏邪宣肺法的基础上,以玉屏风散(防风、黄芪、白术)加沙参等益气固本,邪正兼顾,以善其后。

(滕磊整理,张剑华提供)

## 何宗德医案

**病案 19.** 张某,男,29 岁。2001 年 11 月 12 日。

**主诉:** 鼻塞、流涕白浊 5 年。

**现病史:** 头痛、纳差、神疲欲眠。舌淡红,苔薄白腻,脉细缓。

**检查:** 双下鼻甲肿胀,黏膜淡红色,中鼻道及总鼻道积涕,各鼻窦区无压痛。

**西医诊断:** 慢性鼻窦炎。

**中医诊断:** 鼻渊。

**辨证:** 肺脾气虚,风寒湿邪停聚鼻窍。

**治法:** 健脾益肺,祛风散寒,利湿通窍。

**处方:** 黄芪 30 g,白术 9 g,防风 9 g,生姜皮 5 g,苍耳子 9 g,白芷 9 g,细辛 3 g,地龙 9 g,僵蚕 6 g,茜草 9 g,生甘草 5 g,秦艽 15 g,虎杖根 15 g,乌梢蛇 15 g。7 剂,每日 1 剂,水煎煮,分 2 次服用。

【二诊】　头痛、鼻塞明显减轻,鼻涕减少,药既合拍,原方进取。

【三诊】 头痛、鼻涕基本消除,鼻塞仍存,纳谷显增,精神振爽,仍宗原意。

【四诊】 症情基本稳定,惟觉鼻塞间歇,以玉屏风散加鼻渊舒内服巩固。

【按语】 鼻窦炎,中医学称之为鼻渊。其病因病理一般认为,实证鼻渊,包括肺经风热、胆腑郁热、脾胃湿热;虚证鼻渊,包括肺气虚寒、脾气虚弱。本医案病程5年,鼻涕白浊,黏膜淡红,纳差,均属肺脾气虚之象,按惯例多投温补肺脾,祛邪通窍之剂,何宗德老师认为,头痛并非全由肺脾气虚,机体失养所致,当考虑因风寒湿邪侵袭鼻窍,鼻部血脉不畅而致的痹痛。因此,在苍耳子散温经散寒通窍、玉屏风散健脾益气固表的基础上加用秦艽、虎杖舒筋活络;乌梢蛇祛风除痹;同时加用具有抗过敏作用的地龙、僵蚕和具有改善鼻腔微循环作用的茜草,体现了辨证施治与辨病施治相结合的法则。

(马胜民整理,刘福官校)

病案 20. 张某,女,46 岁。

现病史：右侧鼻塞,上午头脑胀痛,多脓涕已半月,鼻涕腥臭。因酒后受凉发生,伴胃纳欠佳,口苦咽干。舌尖红,舌体胖,苔黄腻,脉弦数。

检查：右鼻黏膜红肿色暗,中鼻道积脓,照片示右上颌窦黏膜增厚及液平面,穿刺抽出黄浊脓秽( +++ )。

西医诊断：右上颌窦炎。

中医诊断：鼻渊。

辨证：肝胆湿热。

处方：龙胆泻肝汤加减。生黄芪 18 g,龙胆草 9 g,焦栀子 9 g,车前子 9 g,木通 9 g,黄芩 9 g,当归 9 g,生地黄 9 g,泽泻 9 g,柴胡 9 g,穿山甲 9 g,藿胆丸 9 g,甘草 3 g。每日 1 剂,水煎煮,分 2 次服用。

并以上煎药煮沸后蒸汽吸入及麻黄素滴鼻。上方连服 10 剂而愈。

【按语】 本病案患者病机从肝胆湿热熏蒸鼻窍认识。方中龙胆草、焦栀子、车前子、木通、黄芩、泽泻清利肝胆湿热;柴胡疏肝;当归、生地黄养血柔肝;生黄芪益气,升提排脓以祛涕;穿山甲活血排脓以祛涕;藿胆丸清胆化浊以止涕;甘草解毒,调和诸药。内服药渣蒸汽吸入以起到局部治疗作用,并用麻黄素滴鼻,以利窍排涕,补内治之不及。

(马胜民整理,刘福官校)

病案 21. 陈某,男,34 岁。

现病史：鼻塞头痛,流黄脓涕半年,初起有感冒。脉浮数,苔薄黄。

检查：双侧鼻黏膜红肿充血,下鼻甲红肿,中下鼻道有脓涕,照片示双侧上颌窦、筛窦、右额窦黏膜增厚。

**西医诊断**：急性鼻窦炎。

**中医诊断**：鼻渊。

**辨证**：肺经风热。

**治法**：疏风清热，排脓通窍。

**处方**：金银花9g，连翘9g，荆芥9g，豆豉9g，黄芩9g，茯苓9g，苍耳子9g，辛夷9g，白芷9g，葱白5根，薄荷3g，甘草3g。

配合药液煎沸后蒸汽吸入鼻腔，滴麻黄素。上方7剂而愈。

**【按语】** 本病案患者当属慢性化脓性鼻窦炎因新近感冒后鼻部症状加重。治以疏风清热，排脓通窍。方中荆芥、豆豉、薄荷、葱白疏风散邪；金银花、连翘、黄芩、甘草清热解毒；茯苓利水化浊，以助苍耳子、白芷化浊排涕；辛夷通利鼻窍。

（马胜民整理，刘福官校）

############## 张重华医案 ##############

**病案22.** 林某，男，44岁。2018年11月21日。

**主诉**：鼻塞、流涕3～4年。

**现病史**：交替鼻塞，左甚，涕黏脓性；发作时左前额痛。人怕热，多汗，平素易感冒，口气重，有干苦感。舌暗胖，舌苔根黄厚，舌下脉张，脉弦细。

**检查**：鼻黏膜色灰暗，下甲轻肿，收敛可，中道、嗅裂（－）。咽后壁滤泡增生、充血，扁桃体Ⅰ°。外院鼻窦CT示双侧多发性鼻窦炎。

**西医诊断**：慢性化脓性鼻窦炎。

**中医诊断**：鼻渊。

**辨证**：脾虚湿热。

**治法**：健脾益气，清热化湿，托毒排脓。

**处方**：逐渊汤加减。藿香9g，陈皮9g，半夏釉9g，生黄芪30g，炒白术12g，皂角刺6g，白芷6g，薏苡仁20g，浙贝母9g，鱼腥草15g，金银花15g，黄芩9g，红藤15g，桔梗3g，生甘草3g。

**【二诊】** 断续服中药3周，鼻通气改善，脓涕减少，色转白，左额部轻头痛1次。外院2019年1月16日鼻CT示左额、上颌窦、蝶窦炎。检查见鼻甲转红，下甲肿胀好转，鼻通无脓。咽后壁滤泡增生，无分泌物附着。舌苔薄黄腻，舌下脉轻张，脉细弦。上方加天花粉10g，白花蛇舌草20g，鸡血藤20g，继服。

**【三诊】** 又服用中药32剂后来诊，头痛已消，时有间歇性鼻塞，偶有黄涕，出汗减少。检查见双下甲不肿，收敛可，鼻道无脓。苔薄黄腻，舌下脉轻张，脉细弦。上方去皂角刺，白花蛇舌草，加清半夏9g，路路通6g，金银花15g。14剂，巩固善后。

**【按语】** 鼻渊以大量脓涕常流为特征，病程久，缠绵难愈。张重华教授由此联想到鼻窦窦腔的脓涕聚积,实质上相当于一个个的脓肿,排脓不畅是本病久治不愈或发生并发症的重要原因,因此用中医托毒排脓的方药来扶正祛邪并举。经过多年经验积累,形成了治疗鼻渊的基本方"逐渊汤",该方由生黄芪、皂角刺、川芎、藿香、陈皮、薏苡仁、鱼腥草、浙贝母、牡丹皮、蚤休、天花粉、桔梗、生甘草等组成,其组方引用《外科正宗》"透脓散"和《医宗金鉴》"清肝保脑丸"之意,以大剂量黄芪益气扶正,托补排脓。黄芪味甘,气微温,气薄而味浓,可升可降,被历代医家誉为"外科家圣药",其"在表助气为先,又宜生用"(《药品化义》),可以"荣筋骨""生肌肉""使阳气和利,充满流行"(《本草便读》);张重华教授治疗鼻渊常用生黄芪30 g,如患者气虚严重可酌情加量至50 g。黄芪、皂角刺、川芎为"透脓散"之意,益气扶正,托毒排脓。此外,藿香辛微温,其气芳香,入肺、脾、胃经,能通利九窍,有醒脾快胃、振动清阳、利湿除风的作用,为治鼻渊之主药;陈皮理气调中,燥湿化痰,助藿香加强健脾化湿、升清降浊之功;薏苡仁甘淡,健脾渗湿、清肺排脓;鱼腥草、浙贝母味辛或苦,性寒凉,能清热解毒、散结消痈;牡丹皮性凉,味苦辛,清热凉血消瘀,善行血滞,清肝胆之火热,与"胆移热于脑"的病机相符;蚤休、天花粉清热解毒消痈肿;桔梗入肺,性微温,味苦辛,可行表达窍,开提气血,能载药上浮,引药入肺,以消郁结,并促进排脓;生甘草清热解毒,调和药性。诸药合用,共奏益气扶正,活血通窍,托毒排脓之功。

另外,张重华教授治疗本病的特点还包括:一是常常建议鼻炎、鼻窦炎患者长期坚持每日自行鼻旁按摩,副作用很少,若能长期坚持,有预防保健及治疗的作用;二是手术不得已而为之时,必须注意小心保护好正常组织;三是因为慢性病多需长期服药,除配伍护脾胃药外,还应尽量少用药性太偏或有毒之剂。

(李艳青整理,张重华提供)

**病案 23.** 左某,女,58 岁。2017 年 5 月 28 日。

**现病史:** 因嗅觉差、鼻脓涕,辗转就诊于全国各地,被诊为"慢性鼻窦炎",曾用过抗生素、鼻用激素等多种药物治疗,但疗效不佳。于 2016 年 8 月在外院行双侧功能性鼻内镜手术,4 个月后因症状缓解不明显再次手术,术后嗅觉无改善,仍有鼻涕。1 个月前(2017 年 4 月)就诊于五官科医院特需门诊,当时检查见双侧筛窦开放好,术腔少许痂皮附着。给予泼尼松片和甲唑胺片口服以治疗嗅觉障碍,用药后嗅觉、鼻涕均无明显改善。患者长期被此病折磨,四处奔波到处诊治,除经济负担外,精神也十分痛苦,后经介绍就治于上海市五官科医院耳鼻喉科。刻下:双鼻嗅觉丧失,双侧鼻腔多量脓涕,舌红苔薄白根厚,脉细。

**西医诊断:** 慢性鼻窦炎。

**中医诊断:** 鼻渊。

**辨证:** 正虚邪恋,湿浊困阻鼻窍。

治法：益气扶正，祛湿排脓，宣肺通窍。

处方：鱼腥草 30 g，浙贝母 15 g，生黄芪 30 g，皂角刺 9 g，辛夷 10 g，前胡 10 g，白芷 6 g，干荷叶 10 g，生白芍 12 g，路路通 6 g，红藤 12 g，薄荷 6 g，桔梗 6 g，生甘草 5 g。14 剂，每日 1 剂，水煎服，早晚分服。

配合外用磺麻滴鼻液，每日 3 次，每次 2 滴，连续使用不得超过 7 日。此外，嘱患者重拍鼻窦 CT 以明确诊断，判断病情严重程度。

【二诊】 2017 年 6 月 16 日。患者 2 日前嗅觉恢复，鼻脓涕减少。专科检查示双侧术腔黏膜水肿，鼻道见黏脓涕，较前有减；舌淡红苔薄白，脉细缓。在前方基础上，加葛根 10 g。14 剂继用。外用滴鼻药暂停 5 日后继续使用。上次鼻窦 CT 检查结果：双侧筛窦、上颌窦炎症。

【三诊】 2017 年 6 月 30 日。患者嗅觉完全恢复，鼻涕已无。检查示双鼻腔无明显黏脓涕，黏膜稍肿。给予上述中药 14 剂以巩固善后；糠酸莫米松鼻喷剂外用，每日 1 次，连用一个月。1 个月后随访，患者情况好，鼻无黏脓涕，嗅觉功能正常。

【按语】 分析其病情，乃为本虚标实证：患者乃久病，病久则正气亏虚，一方面脾肺功能失调，致湿浊困阻鼻窍；另一方面正虚则难以化湿排脓，脓液积聚鼻窍，故反复出现脓涕不止和"鼻聋"不闻香臭。遂拟定处方"逐渊汤"加减。

慢性鼻窦炎病情较轻者因症状不严重，多不注意；在病变加重时，常有轻重不等的鼻塞、黏脓涕，或嗅觉减退、头面部疼痛等，部分患者久病不愈还会有抑郁、焦虑等精神症状。本病案突出表现为嗅觉障碍，但根据病史及症状体征和鼻窦 CT，判断其病根仍在于慢性鼻-鼻窦炎。根据中医治病求本的原则，其治疗仍应着眼于慢性鼻窦炎为根本，采取扶正、祛邪并举方针，处方在张重华教授"逐渊汤"基础上进行加减：因病情较重，脓涕量多，故用红藤、辛夷、前胡、白芷等以加强清热解毒、宣肺通窍排脓之功；有嗅觉障碍，加用生白芍、葛根、薄荷、干荷叶等益气升清、祛湿化浊、宣肺通窍，促进嗅觉恢复。通过本病案的治疗，体会到张重华教授经常所说，"用中医治病，就要按中医思路辨证，针对病因，是取得疗效的关键所在。"

（李艳青整理，张重华提供）

/////////// **刘福官医案** ///////////

病案 24. 李某，男，11 岁。2014 年 1 月 24 日。

现病史：感冒后反复发热（体温 37～39 ℃）、咳嗽 20 多天，伴鼻塞流黄清涕、头重头胀感，舌淡红、苔白厚，脉细略数。在某医院曾用青霉素、庆大霉素肌内注射，并服清热止咳中药，效果欠佳。

检查：双下鼻甲明显红肿，用盐酸赛洛唑啉棉条收缩鼻甲后见双中鼻道有脓性分泌物，左鼻底部有黄清色黏涕，双上颌窦投影区压痛，口咽部无明显充血，双侧扁桃体无红肿。血常规：WBC $11.6 \times 10^9/L$。

**西医诊断**：急性化脓性上颌窦炎。

**中医诊断**：鼻渊。

**辨证**：肺失宣降，痰湿壅积，肺脾气虚。

**治法**：健脾祛湿，宣肺化痰。

**处方**：党参 15 g，天竺黄、茯苓、鸡内金各 10 g，青天葵、紫菀、枇杷叶、前胡、百部、白术各 8 g。3 剂，每日 1 剂，水煎服。配合盐酸赛洛唑啉滴鼻。

**【二诊】** 2 月 27 日。鼻塞减轻，仍流涕较多，咳嗽，偶有低热，舌脉同前。在前诊基础上加强宣肺散寒。处方：紫菀、法半夏、白芍各 8 g，苦杏仁、百部、前胡、五味子各 6 g，麻黄、桂枝各 4 g，天竺黄 10 g，党参 15 g。3 剂。

**【三诊】** 3 月 21 日。热退，咳嗽基本消失，仍鼻塞流黄清涕，舌尖红、苔白，脉细。风邪已散，肺脾之气初复，宜补益肺脾、化痰祛湿。处方：黄芪 15 g，党参、天竺黄、天花粉各 10 g，前胡、麦冬、白芍各 8 g，白术、苦杏仁各 6 g，苇茎 12 g。7 剂。

**【四诊】** 3 月 28 日。仍有少许鼻塞流涕，舌淡红、苔白，脉细。检查：双下鼻甲稍大及充血，未见明显脓性分泌物。正气充实，邪气渐退，续以托里排脓、化痰通窍法。处方：黄芪 15 g，党参 12 g，白术、鸡内金、辛夷、苍耳子、菊花各 6 g，五谷虫 10 g，天竺黄 8 g。7 剂。另以补中益气丸 2 瓶，每次 4 g，每日 3 次，口服。调理而愈。

**【按语】** 急性化脓性鼻窦炎多见肺经风热及胆腑郁热证。本病案患者病初曾用大量抗生素仍未退热，结合其面色、胃纳、舌脉及鼻涕色泽等全身与局部症状，已非肺经风热或胆腑郁热，正虚邪实之候显见。故初诊即用党参、黄芪以鼓舞正气，甘温除热；配合麻黄、桂枝、紫菀、法半夏、苦杏仁、百部、前胡宣肺清热、止咳化痰，以扶正祛邪；时值初春，加之病程较久、病势缠绵，舌苔色白质厚，此为湿浊为患，故以天竺黄、白术化痰祛湿；小儿为纯阳之体，脏腑娇嫩，治疗后期酌加白芍、麦冬柔肝养肝，助正气恢复。

（马胜民整理，刘福官提供）

/////////// **郭裕医案** ///////////

**病案 25.** 仇某，女，35 岁。

**主诉**：鼻塞脓涕 3 个月，伴头痛。

**现病史**：3 个月前感冒后出现鼻塞，黄绿脓涕。额部及后枕部头胀痛，偶有出血。外院诊断为"急性鼻窦炎"，予以抗生素治疗 2 周。用药后脓涕转为黄白色，量仍然较多，为求进一步治疗来寻中医药。平素脾胃好，性急，发病以来口苦，二便可。月经正常，来潮前双乳胀痛。舌苔薄黄，脉实有力。

**检查**：双侧鼻甲充血肿胀，鲜红色，总鼻道、中鼻道大量黄色分泌物。鼻窦 CT

示双侧额窦、上颌窦、筛窦、蝶窦慢性炎。

**西医诊断**：慢性鼻窦炎。

**中医诊断**：鼻渊。

**辨证**：肝胆湿热。

**处方**：龙胆草6 g，升麻6 g，陈皮6 g，苍耳子6 g，半夏6 g，茯苓12 g，藿香10 g，黄芩9 g，柴胡12 g，玉米须12 g，夏枯草9 g，辛夷6 g，白芷6 g，鱼腥草12 g，蒲公英12 g。7剂，每日1剂，水煎服，分2次服用。

【二诊】 黄脓涕少，白涕多，鼻塞症状改善，时有头晕头胀。胃部略有不适。鼻腔黏膜充血肿胀，双侧中、下鼻甲肿胀较前减轻。处方：龙胆草6 g，陈皮9 g，苍耳子6 g，茜草6 g，苍术6 g，半夏6 g，茯苓9 g，黄芩9 g，柴胡9 g，玉米须12 g，夏枯草9 g，白术12 g，辛夷6 g，白芷6 g，鱼腥草9 g，野菊花3 g。7剂，每日1剂，水煎服，分2次服用。

【三诊】 脓涕仍有，黏白色，鼻腔通气好转。检查：双侧鼻腔充血明显减轻，双侧中、下鼻甲仍有肿胀。处方：生黄芩9 g，陈皮9 g，法半夏6 g，苍术6 g，炒白术12 g，野菊花3 g，白茯苓9 g，仙鹤草9 g，玉米须12 g，辛夷6 g，白芷6 g，金银花9 g，甘草6 g，薏苡仁30 g。14剂，每日1剂，水煎服，分2次服用。

【按语】 慢性鼻窦炎肝胆火胜者，以龙胆泻肝汤加减治疗，龙胆草、苍耳子、黄芩、柴胡、夏枯草清肝泻火；鱼腥草、蒲公英、苍耳子、野菊花清热解毒，通窍排脓；藿香、辛夷、白芷芳香通鼻窍；升麻清热解毒，又做舟车之药，载药上行。诸药合用清肝泻火，使郁结在鼻窦的脓液得化。然三诊黄脓涕变白，并且量多质黏，说明脾经湿盛未除。故方中去除清肝泻火药，增益健脾化湿药彻底化除残留脓液。外用盐水洗鼻，去除鼻腔内脓性分泌物，改善局部炎症环境，加快鼻窦炎恢复进程。郭裕教授认为，掌握病情的变化，辨证施治是关键，人体内环境是时刻动态改变的，治疗也要动态化。病初以清肝泻火为主，后期以健脾利湿为主。

（刘佳整理，郭裕校）

/////////// **忻耀杰医案** ///////////

**病案26.** 沈某，女，70岁。2006年9月6日。

**主诉**：鼻流脓涕半年余。

**现病史**：自半余年前每日流脓涕，黄浊而量多，无明显鼻塞，无嗅觉减退。头昏胀，倦怠乏力，食少，腹胀，情绪焦虑，夜尿多，寐差易醒。舌苔白腻，脉寸关弦数，尺脉弱。

**检查**：鼻黏膜充血，双侧下鼻甲无肿大，双侧鼻腔中鼻道及鼻底可见脓性分泌物。

**西医诊断**：慢性鼻窦炎。

**中医诊断**：鼻渊。

**辨证**：肾精亏损，肝郁脾虚。

**治法**：补肾填精，疏肝悦脾。

**处方**：太子参 12 g，白术 9 g，陈皮 6 g，甘草 6 g，朱茯苓 12 g，灵芝 24 g，生薏苡仁 15 g，熟薏苡仁 15 g，锁阳 6 g，黄芩 9 g，女贞子 18 g，墨旱莲 18 g，制何首乌 15 g，炒栀子 9 g，黄柏 9 g，茵陈 12 g，皂角刺 9 g，芦根 24 g，白扁豆 15 g，败酱草 15 g，石菖蒲 9 g，辛夷 9 g。7 剂，每日 1 剂，加水适量分 2 次煎服。

**【二诊】** 2006 年 9 月 13 日。患者自觉脓涕量减少，无鼻塞，无嗅觉减退，检查鼻黏膜充血，双侧下鼻甲无肿大，双侧鼻腔鼻底部可见少量脓性分泌物。头昏胀、食少、腹胀等缓解，睡眠略有改善，仍然倦怠乏力。舌苔白腻，脉寸关弦，尺脉弱。患者脓涕量减少，脉弦，热象已减，因脾虚不宜过用苦寒，故减黄柏、茵陈、栀子，再服 7 剂。

**【三诊】** 2006 年 9 月 20 日。患者脓涕明显减少，无鼻塞，无嗅觉减退，检查鼻黏膜充血，双侧下鼻甲无肿大，双侧鼻腔鼻底部仅见极少量黏脓性分泌物。其余个症也均见缓解，仍然倦怠乏力。舌苔白滑，脉寸关弦，尺脉缓弱。补益药防滋腻败脾，去制何首乌，加仙鹤草 30 健脾益气。继服 7 剂。

再诊时患者鼻腔各项症状均已痊愈，因年老体弱，倦怠乏力、情绪焦虑、寐差易醒等虽有好转，仍无法图一时之快，慢慢调治 2 月，患者自觉明显好转。

**【按语】** 患者年老体弱，罹患鼻渊，每日脓涕量多而不能自愈，证属本虚标实。肾主水，肾气不固则夜尿多；腰为肾之府，肾虚则腰膝酸软；肾阴不足，虚火内扰心神，则寐差易醒；脾胃虚弱，健运失职，则食少、腹胀、四肢倦怠乏力；浊阴不降，则头昏胀，胆腑不舒，郁而为热，胆腑郁热，循经上犯鼻窍，故脓涕量多色而黄浊，舌苔白腻，脉寸关弦数，尺脉弱都是本虚标实之象。药用锁阳、制何首乌、灵芝、二至丸阴阳并补，滋肾填精；四君子汤、白扁豆、薏苡仁、陈皮健脾益气；黄芩、黄柏、茵陈、栀子、芦根清热；皂角刺、败酱草排脓；辛夷、石菖蒲通鼻窍。其中灵芝甘平，归心、肺、肝、肾经，有补气安神之效，配伍朱茯苓用于心神不宁，有安神助眠之效。四君子汤中人参易太子参，有补气之效而无燥烈之弊。败酱草苦寒，入足厥阴肝经，能清热散结，善破瘀血，破痈排脓。《本草汇言》认为其破多年宿血，能化脓为水，善催生，落胞衣。皂角刺锋锐，能直达患处，溃散痈疽。全方标本兼治，以滋肾填精和健脾益气为主，清热排脓通窍为辅，获得了满意的效果。

（滕磊整理，忻耀杰校）

**病案 27.** 顾某，男，33 岁。2020 年 3 月 31 日。

**主诉**：鼻流脓涕反复 1 年余。

现病史：1年余前感冒后鼻流黏脓涕，经治后症状略有好转，此后反复有鼻流脓涕的表现，疲劳、受凉后症状加重，流脓涕增多，伴有前额及巅顶痛，鼻塞。平素胃口不佳，脘腹胀满，倦怠乏力，面色萎黄，头昏重。舌淡胖，苔白腻，脉弦弱。

检查：鼻腔下鼻甲肿胀，鼻底部可见多量脓性分泌物潴留。

西医诊断：慢性鼻窦炎。

中医诊断：鼻渊。

辨证：脾虚湿困。

治法：健脾利湿，益气通窍。

处方：黄芩6g，辛夷（包）3g，白芷6g，细辛3g，苍耳子6g，败酱草15g，皂角刺9g，藁本9g，生薏苡仁15g，熟薏苡仁15g，黄芪15g，炒白术9g，党参15g，茯苓10g，制香附9g，砂仁（后下）3g。7剂，每日1剂，加水适量分2次煎服。

【二诊】 2020年4月7日。患者自诉鼻腔脓涕减少，鼻塞也有好转，尤其头痛痊愈，无明显头痛、头胀、头昏重感觉，胃口略好转，仍感腹胀、倦怠乏力，检查鼻腔下鼻甲肿胀，鼻底部少量脓性分泌物，舌淡胖，苔白滑，脉弦弱。患者脾虚略好转，头痛已出，故减去藁本，余方不变。继服7剂。

【三诊】 2020年4月14日。脓涕明显减少，鼻腔基本通畅，无头痛头昏等症，检查鼻腔少量黄脓涕，诉体重乏力，动则气喘，增黄芪30g，薏苡仁30g，加当归15g。继服7剂。

【四诊】 2020年4月21日。患者精神转振，面色红润，体倦明显改善，脓涕明显减少，有少量黏白涕，无鼻塞、头痛，检查鼻腔未见明显分泌物，舌淡，苔白，脉缓弱。减去黄芩。继服7剂。

【五诊】 2020年4月28日。患者各项症状基本痊愈，检查鼻腔通畅，未见分泌物。胃纳佳，无腹胀、倦怠等症，面色红润，减去香附、砂仁，加炙甘草健脾以收功。14剂。

【按语】 鼻渊是以鼻流浊涕、量多不止为主要临床特征的鼻病。该病案患者病程较长，久病致虚，体质素弱，故有胃纳差、腹胀、倦怠乏力、面色萎黄、头昏重等表现，脾胃虚弱，运化失健，不能升清降浊，湿浊内生，困聚鼻窍而为病。方以四君子汤合苍耳子散加减为主，辅以清热排脓通窍之品。四君子汤健脾益气，患者舌苔白腻，湿浊内生，故去甘草以防中满，加香附、砂仁行气，薏苡仁利湿。香附行气宣通专治气结、饮食积聚、痰饮痞满；砂仁和中调气，行郁消满，降胃阴而下食，达脾阳而化谷；薏苡仁健脾利湿还能排脓，恰合患者胃纳差、腹胀病症。因无明显风热之候，将苍耳子散的薄荷换成细辛。苍耳子散通利鼻窍，主治鼻渊鼻流浊涕不止，细辛芳香、温通郁滞，能上达巅顶，通利九窍。白芷、细辛合藁本辛温香燥，气味雄壮，上行升散，患者头痛甚宜。以黄芩、皂角刺、败酱草清热排脓。诸药相合，药证合拍，故二诊、三诊时各项症状已有缓解，故基本上守方不变，略为加减。二诊时头痛已除，故去藁本，三诊时患者仍感体重乏力,动则气喘,加重黄芪、薏苡仁剂量以益气除湿,同时当归合黄芪为当归补血汤,专治劳倦内伤,元气虚弱,服用后患者精神渐佳,倦怠乏力一扫而空,全方标本同治,虽表现为鼻流脓涕为主要症状,但组方上仍立足于脾气虚弱为基本点,切合病机,投治得当,因而收功甚效。

(滕磊整理,忻耀杰校)

////////// **臧朝平医案** //////////

**病案 28.** 金某,男,15 岁。2009 年 7 月 10 日。

**现病史:** 自幼鼻塞、多脓涕已 10 年余,诊为双侧慢性化脓性鼻窦炎伴鼻息肉,在国外由法国医师行鼻内镜下双侧鼻窦开放、鼻息肉切除手术,术后鼻通气改善,但脓涕仍多,并伴有头胀痛及左侧耳鸣,经多种治疗未效来诊。舌尖红,苔薄黄,根部薄腻,舌下脉轻度曲张,脉细弦。

**检查:** 双侧下鼻甲不大,右侧中鼻甲轻度息肉样变,右嗅裂少许黏脓涕,鼻通气引流尚可。

**西医诊断:** 慢性鼻窦炎。

**中医诊断:** 鼻渊。

**辨证:** 肺脾气虚、肝胆湿热。

**治法:** 益气活血,清热化湿,托毒排脓。

**处方:** 藿香 9 g,陈皮 6 g,蚤休 9 g,生黄芪 30 g,皂角刺 9 g,白芷 9 g,天花粉 10 g,鱼腥草 30 g,白花蛇舌草 30 g,牡丹皮 9 g,丹参 9 g,浙贝母 12 g,桔梗 4.5 g,生甘草 3 g。28 剂。

**【二诊】** 2009 年 8 月 12 日。服用前方后无明显不良反应,连服 4 周后诸症好转,脓涕明显减少,但人怕热、动辄易汗,苔根有化。守原方意,病久体虚,宜加强益气、固表、敛汗,并适当养阴,以防燥湿过度而化火。故原方去藿香、陈皮、皂角刺,白花蛇舌草改金银花 9 g,加仙鹤草 15 g,生薏苡仁 20 g,煅牡蛎 30 g,旱莲草 9 g。

**【三诊】** 2009 年 9 月 15 日。患儿回国外读书,由家长前来代诊。诉前方连续服用 4 周,鼻流脓涕基本止,通气可,全身无明显不适。嘱二诊方加皂角刺,再服 2 周,以资巩固善后。

2010 年 3 月,在其堂弟因患类似鼻病亦来就诊时询问得知:患者在国外连服三诊方 6 周,诸症消,近况良好,未再服药。因见中药疗效显著,法国手术医师托患者家属转告:希望能提供中药处方以做参考。

**【按语】** 为何鼻窦炎手术后仍有脓涕?鼻窦炎手术解决了鼻窦窦口开放的问题,使鼻窦中的脓涕得以排出,从而治疗鼻窦炎。但是不是每个患者都能通过手术解决全部问题。如本病案患者,由于身体虚弱,容易感冒,所以鼻窦炎迁延十多年不愈,对于这种患者,就要从根本着手,扶正和驱邪并重,达到满意的疗效。

(李艳青整理,臧朝平提供)

**病案 29.** 李某,男,17 岁。2010 年 12 月 5 日。

**主诉**:鼻塞、流黄稠涕 5 年,加重 2 年。

**现病史**:鼻塞、流多量黄稠鼻涕已 5 年,近 2 年症状加重。伴头胀痛、嗅觉减退、身体耐力差,经常感冒,又因学习压力重,每日要过半夜才睡,早上起不了床,纳呆、便秘,伴有胸闷、憋气、咽部干痛或堵塞感,常感觉有黏痰难以咯出,严重影响正常生活及学习,形成恶性循环,在天津及北京多方就医未愈,经人介绍要求中医药治疗。由网上传来病史资料,包括鼻窦 CT、舌象及舌下脉图像、脉象,鼻窦 CT 示双侧筛、上颌窦炎,右中、下鼻甲肿大,中鼻道堵塞;舌苔白腻,边见齿印,舌下脉明显青紫曲张。

**西医诊断**:慢性鼻窦炎。

**中医诊断**:鼻渊。

**辨证**:脾失健运,痰湿内蕴。

**治法**:固表健脾、化痰祛湿、活血化瘀兼以疏肝解郁。

**处方**:藿香 9 g,陈皮 9 g,炒白术 12 g,生薏苡仁 30 g,生黄芪 30 g,皂角刺 9 g,天花粉 10 g,鱼腥草 15 g,牡丹皮 9 g,浙贝母 10 g,广郁金 12 g,合欢皮 10 g,桔梗 5 g,生甘草 3 g。7 剂,每日 1 剂,加水适量分 2 次煎服。

**【二诊】** 2010 年 12 月 14 日。电话随访,服药 1 周后头昏胀感已消,鼻通气及睡眠改善,但脓涕量反有增加,胃纳仍差,传真图像示舌尖红,舌下脉稍变淡,舌根有少量薄黄苔,略腻。原方加鸡血藤 15 g,炒谷芽 30 g,炒麦芽 30 g。10 剂。

**【三诊】** 2010 年 12 月 23 日。药后脓涕量减,仍有间歇鼻塞,夜寐欠安,胃纳一般。初诊方加路路通 9 g,淮小麦 30 g,炒山药 30 g,10 剂。

**【四诊】** 2011 年 1 月 3 日。药后鼻通气好转,脓涕明显减少,但难擤出。生活仍不规律,喝水少,不喜欢吃蔬菜,爱吃洋快餐及冷饮,口唇常干裂。三诊方去藿香、陈皮、白芷,加白茅根 9 g,百合 12 g,天花粉改为 12 g,炒白术、炒山药均改生用。14 剂。

**【五诊】** 2011 年 1 月 25 日。患者曾在寒假由其母陪同来沪就诊,诉除鼻部间有通气不畅及少量白色黏涕,咽部时有发干、毛糙感外,已基本正常,自觉体质有所增强。局部检查:鼻黏膜慢性充血,鼻甲无明显肿大,各鼻道未见脓涕或干痂,咽后壁淋巴滤泡增生,咽侧索增厚,表面无分泌物附着,舌尖见红刺,舌质偏红,舌苔薄黄,前半部苔较少,舌下脉轻度扩张,颜色不深,脉细弦带滑。2011 年 1 月 26 日复查鼻窦 CT 片显示双侧鼻窦腔透光良好,鼻甲较前缩小,鼻道无堵塞。考虑到患者表现性格偏内向,神情较紧张,故向患者及家属说明病情已近痊愈,让其放心,鼓励其对彻底战胜疾病建立信心,并教其作鼻旁按摩的自我保健和摄生方法。建议继续服用一段时间中药,以巩固疗效。四诊方加川连 6 g,川芎 9 g,徐长

103

卿 10 g(后下),14 剂。

回家后又网上联系过 4 次,拟方:鱼腥草 20 g,浙贝母 12 g,天花粉 10 g,粉牡丹皮 9 g,生黄芪 30 g,生山药 30 g,仙鹤草 12 g,佛手片 9 g,广郁金 12 g,合欢皮 10 g,桔梗 5 g,生甘草 3 g,继服中药约 3 个月(其间因腹泻有停药)。2011 年 6 月 27 日电询其母,得回复:目前鼻部症状已不明显,身体调节能力有所增强,已停服中药近 1 个月,情况良好,想过了热天再服些中药调理。嘱其趁暑假充分放松精神,保持健康生活习惯,适当运动,坚持每日早晚自我保健按摩,以增强体质,避免复发。

治疗前(2010 年 11 月 2 日)鼻窦 CT 片示双侧筛、上颌窦炎,右侧中、下鼻甲肿大、中道引流差。

治疗后(2011 年 1 月 26 日)鼻窦 CT 片示双侧鼻窦透光良好,鼻甲缩小,鼻道引流通畅。

(李艳青整理,臧朝平提供)

# 四、鼻痔

############ **刘福官医案** ############

**病案 30.** 李某,男,74 岁。2010 年 5 月 4 日。

**现病史:**患鼻息肉已 10 余年,两侧鼻孔皆有,初起较细小,近年来渐长粗复长,现已长出鼻孔。左侧息肉略长于鼻孔边缘,右侧息肉长出鼻孔约 0.5 cm,粗如箸头,色暗红,触之不痛,时有黄水从鼻孔流出。不能用鼻呼吸,不闻香臭。医生和家属多次动员患者手术切除,患者均拒绝。今由女儿陪同前来求治中医保守治疗。脉弦滑且数,舌红苔黄根厚。

**诊断:**鼻痔。

**辨证:**热郁日久,络脉不通。

**治法:**清宣开窍。

**处方:**辛夷 10 g(后下)、苍耳子 10 g(后下)、白芷 6 g(后下)、石菖蒲 6 g,生地榆 10 g,黄芩 10 g,大黄 3 g,小蓟 10 g,水红花子 10 g,芦根 10 g,大青叶 10 g,沙参 10 g。7 剂,日 1 剂,水煎服。

**【二诊】** 上方 7 剂后,自觉心烦减轻,鼻部尚无变化,夜寐梦多,大便仍偏干燥,舌红且干,脉象弦滑且数,病已延久,热郁较深,仍用清宣郁热方法。处方:辛夷 10 g(后下)、苍耳子 10 g(后下)、白芷 6 g(后下)、防风 6 g,黄芩 6 g,川楝子 6 g,大黄 3 g,生地榆 10 g,炒槐花 10 g,焦山楂 10 g,焦神曲 10 g,焦麦芽 10 g,茅根 10 g,芦根 10 g,沙参 10 g,麦冬 10 g。7 剂,每日 1 剂,水煎服。

**【三诊】** 上方续服 3 周,鼻中黄水减少,触之鼻痔略软。脉仍弦滑,舌红苔黄,大便略干,仍用清化方法。处方:辛夷 10 g(后下),苍耳子 10 g(后下),防风 6 g,白芷 6 g(后下),黄芩 10 g,川楝子 6 g,生地榆 10 g,炒槐花 10 g,大黄 3 g。14 剂,每日 1 剂,水煎服。

【四诊】 湿热久郁,深入血分,久而成瘀,化生有形,占居清窍,非旦夕可以成功。继用清宣化瘀方法。处方:辛夷 10 g(后下),苍耳子 10 g(后下),白芷 6 g(后下),黄芩 10 g,赤芍 10 g,丹参 10 g,茜草 10 g,生地榆 10 g,焦山楂 10 g,焦神曲 10 g,焦麦芽 10 g,水红花子 10 g,大黄 3 g。14 剂,每日 1 剂,水煎服。

【五诊】 患者服上方后自觉疗效明显,息肉有回缩之迹象,遂将上方制成丸剂,坚持服用 1 年。现左侧息肉已完全消失,左鼻孔通畅,可自由呼吸。右侧息肉已缩入右鼻孔内,时有黄水流出。诊脉弦滑,仍带数意,舌红且干,仍用前法加减服用。

【按语】 鼻息肉生长 10 余年,已长出鼻孔之外数分,按一般常识推测,若不用手术摘除,仅靠内服中药恐难以消除。然而,事实证明,中医辨证论治能够解决疑难问题,成功的关键是要切中病机。鼻为肺之外窍,为清气出入之通道,鼻息肉乃有形之赘生物,浊邪之结聚所成。必是肺热壅塞日久,深入血分,脉络阻滞。故此病不独属肺,而且涉及血分,为血分瘀阻之病。刘福官教授治疗此病,治则十分明确:一是治肺,宣通肺气;二是治心,凉血化瘀。治肺用辛夷、苍耳子、白芷等辛香通气之品,既能宣肺开郁结,通清窍,又能辛香引入络中,透邪外出。治心用丹参、茜草、赤芍、生地榆等凉血化瘀。古人云:"鼻塞治心",心主血脉,今治在血分,即治心也。除此两者为主治疗外,还兼用了疏调三焦之品,如焦三仙、水红花子、大黄等,以三焦少阳,上连于肺,下通于肾,为气机之通道。古云:九窍不通,肠胃之所生也,概指此言。此外,川楝子、黄芩泄肝肺之热,茅根、芦根清肺胃之热,沙参、麦冬养阴清肺,各适时用之,体现了中医定法之中又灵活多变的特点。总之,刘福官教授此案为临床治疗鼻部疑难病提供了宝贵的思路和经验,值得我们细心揣摩。

(马胜民整理,刘福官提供)

////////// **郭裕医案** //////////

**病案 31.** 李某,男,48 岁。

**主诉:**双侧渐进性鼻塞 5 年,加重半年。

**现病史:**5 年来鼻塞渐重,伴有头昏,头胀,嗅觉减退,偶有耳闷,3 年前在当地医院行手术治疗,术后仍然会有鼻塞,头昏,近半年来症状加重,故来就诊。

**检查:**鼻内镜检查示双侧总鼻道、中鼻道见大量灰白色表面光滑新生物。后鼻孔未见新生物,鼻咽部光滑。鼻窦 CT 示双侧上颌窦、前组筛窦、双侧额窦密度增高影,鼻腔内新生物,密度符合鼻息肉,建议结合临床。

**西医诊断:**鼻息肉。

**中医诊断**：鼻痔、鼻渊。

**处方**：

（1）入院行鼻内镜手术治疗。

（2）术后中药调理。方药：党参 15 g，黄芪 30 g，白术 9 g，茯苓 12 g，当归 9 g，川芎 6 g，地龙 6 g，红花 6 g，辛夷 6 g，石菖蒲 6 g，甘草 3 g。7 剂，每日 1 剂，水煎煮，除分 2 次服用外，还留下 100 mL 中药，分 2 次行双侧鼻腔冲洗。

（3）术后鼻腔清创，生理盐水冲洗鼻腔。

患者自述术后服用汤药后体力恢复较快，身轻，术后随访 3 个月未见复发。

**【按语】** 鼻息肉是耳鼻咽喉科的常见病、多发病，对于此类疾病，郭裕教授主张中西医结合治疗。郭裕教授年轻时曾在上海市第一人民医院进修 2 年，主修耳鼻咽喉-头颈外科手术，郭裕教授认为最适合患者的治疗方法就是最好的，治疗不需要拘泥于中医治疗还是西医治疗，不需要刻板地要求中药内服还是中医外治。对于此类体积较大的鼻息肉手术治疗尤为合适。符合手术指征的就手术摘除，术后用中药调理，局部淡盐水洗鼻。郭裕教授认为鼻内镜手术近年来发展迅速，临床治疗的效果也比较确切，鼻息肉在直视下摘除彻底，窦口开发充分。鼻息肉术后治疗不需要再用清热解毒药物，而是予以补阳还五汤加减，因为手术已经去除病变组织，恢复患者气血才是术后的关键。气血充足，患者恢复快，愈后好，减少复发可能。

（刘佳整理，郭裕校）

# 五、鼻衄

/////////// **张赞臣医案** ///////////

**病案 32.** 赵某，女，75 岁。1970 年 3 月 8 日。

**现病史** 年高突然鼻衄，已有 5 日。先因感冒，后则出血。出血量颇多，经急救处理，出血已暂止。舌苔干焦无液，脉左细弦而劲，形似雀啄。证属外因诱动内因，肝热郁遏犯肺，迫血上行。出血多，津气已伤，按脉证而论，需防出血复作之变。

**西医诊断**：鼻出血。

**中医诊断**：鼻衄。

**处方**：鲜生地黄 40 g，粉牡丹皮 9 g，生白芍 9 g，白茅花 12 g，蚕豆花 12 g，仙鹤草 12 g，旱莲草 12 g，淡黄芩 9 g，焦栀子 9 g，侧柏叶 9 g，藕节炭 12 g。4 剂，每日 1 剂，加水适量分 2 次煎服。

**【二诊】** 服药当日晚间鼻衄果又作，继续服药而止。惟年高体质不易恢复，肝热尚未清泄。时有头晕、耳窍作胀鸣响，饮食量少而不香，苔干焦转润有液、略微腻，舌下青筋粗大而紫褐明显，脉已从弦劲带芤转为细弱。病后气血未充，瘀热尚未全化,治宜平肝清化,扶正调治。方取归芍六君子之意:粉牡丹皮9g,生白芍9g,仙鹤草12g,旱莲草9g,炒当归9g,鲁豆衣9g,太子参10g,炒白术9g,制黄精10g,广陈皮5g,白茯苓12g。继续服药1周,未再出血。

**【按语】** 鼻衄是整个机体内部脏腑经络失调的局部反应,治疗的立足点应是调整机体的内在功能。止血虽重要,但不应专重止血。纯用凉血止血的方法,只能收到暂时止血的效果,用之不当,易生弊端。应重在正确辨证的基础上,审因论治。一般血得热而妄行,故凉血法较为多用;又因气为血帅,血随气行。故尚可顺气补气、滋阴降火以摄血止血。治鼻衄常用清肺、平肝、益气、滋阴、化瘀等法。各法相互配合,灵活应用。

(滕磊整理,张剑华提供)

**病案33.** 栾某,女,13岁。

**现病史:** 5岁乳房增大,10岁初潮,后行经伴鼻衄、头痛、腹痛。屡发昏厥。衄则头眩晕,嗜睡,苔薄,舌质淡红,脉濡细。证属肝阳偏亢,肾阴不足,脾失统调,治以平肝育阴,养血和营。

**西医诊断:** 鼻出血。

**中医诊断:** 鼻衄。

**处方:** 生白芍9g,夏枯草12g,稽豆衣9g,牡丹皮9g,丹参9g,全当归9g,生地黄9g,熟地黄9g,桑寄生9g,制何首乌9g,淮山药12g,白茯苓9g,熟女贞子9g,旱莲草15g,生甘草2.5g。

连服20剂症减,前方加减共进100余剂,并常服女科八珍丸及二圣丸各3g,每日2次,诸症悉除。

**【按语】** 通过临床实践,张赞臣教授总结了一张治鼻衄的基本方,名曰"丹芍茅花汤",可结合症情加减使用。组成:粉牡丹皮、生白芍、黄芩、白茅花、蚕豆花、仙鹤草、旱莲草。方中牡丹皮善清血热而又活血,使血热清而不妄行,血畅而不留瘀,虚热、实热均能清。白芍苦酸微寒,善养血而敛阴,平抑肝阳,与牡丹皮配合,并调气血,对肝经郁热之出血尤为相宜。白茅花用于疗肺火上升、破血妄行而致的鼻衄疗效很高,配蚕豆花凉血收涩止血,有相互协同作用。且此两药虚实病证均能适应,久服无不良反应。黄芩善清肺热而止血,又能养阴益肾,两药配合,止血又能补虚,对鼻衄而致阴血丧失的症情是很适合的。

(滕磊整理,张剑华提供)

////////// **朱宗云医案** //////////

**病案34.** 贾某,男,78岁。1976年1月22日。

**现病史:** 鼻衄8日,每日3~4次,昨起咽干咽痛,头昏耳鸣,有十年高血压病史,目前血压140/90 mmHg,心率104次/分,急躁易怒,晚上要吃安眠药,夜寐梦多,便秘溲黄,已作前鼻腔填塞。脉弦数,舌质干红、苔中薄黄有裂纹。

**西医诊断:**鼻出血。

**中医诊断:**鼻衄。

**辨证:**肝阴不足,肝阳上亢。

**治法:**平肝潜阳,佐以滋阴润肠。

**处方:**羚羊粉 0.3 g(吞)、蒺藜 9 g,石斛 12 g,麦冬 12 g,玉竹 12 g,石决明 18 g,女贞子 9 g,旱莲草 9 g,生地黄 12 g,泽泻 9 g,生槐米 9 g,瓜蒌仁 9 g,火麻仁 9 g。4 剂。牛黄解毒片 2 片(吞)。

**【二诊】** 1976 年 1 月 26 日。昨日起衄血已止,今抽去填塞条,无出血,昨日大便 1 次。舌质红干,脉弦数。原方加生何首乌 12 g,去牛黄解毒片。服用 3 剂。

**【按语】** 本病案除肝阳上亢外,阴血不足证较为明显,所以在平肝潜阳同时,佐以滋阴养血之品。患者体内积热素盛,热盛灼津,故大便秘结。热移膀胱,则小便短赤,因此加入瓜蒌仁、泽泻、火麻仁、牛黄解毒片等润肠泻火利尿之药,大小便通则衄血随之而止,此为引火下行之法。

(陈婕整理,张守杰提供)

**病案 35.** 陈某,男,58 岁。1976 年 3 月 15 日。

**现病史:**鼻衄 2 周余,每日出血量多,夜寐不安且梦多,原有高血压史,舌质红脉弦,现在前鼻腔填塞中。

**西医诊断:**鼻出血。

**中医诊断:**鼻衄。

**辨证:**肝阳上亢,迫血妄行。

**治法:**平肝潜阳,凉血止血。

**处方:**蒺藜 9 g,远志 9 g,珍珠母 18 g,煅牡蛎 30 g,生槐米 12 g,茜草 12 g,山茶花 9 g,野菊花 4.5 g,旱莲草 12 g,玄参 9 g,生石决明 18 g。

**【二诊】** 1976 年 3 月 18 日。服药后无鼻衄,目前血压偏高,夜寐差。脉弦舌红。原方去山茶花、旱莲草,加桑寄生 12 g。

**【按语】** 鼻衄是指各种原因引起的鼻腔出血,其病因病理,除外伤者外,临床以肝肾阴虚、肝阳上亢的病例较为多见,其中相当一部分患者有高血压病史,好发于隆冬季节。其治疗根据“治病必求其本”的原则,抓住肝阳上亢的症状,重点使用羚羊角、生石决明、珍珠母、钩藤、蒺藜等平肝。兼有热证者可加用夏枯草、野菊花、黄芩之类清肝泻火药,肝肾阴虚证明显者,则佐以滋阴潜阳。患者大出血,可以适当配用旱莲草、槐米、茜草、山茶花、甜杏仁等凉血、止血、润肺药。

(陈婕整理,张守杰提供)

/////////// **张重华医案** ///////////

**病案 36.** 段某,男,13 岁。

**现病史:** 左侧上颌窦穿刺致反复大量鼻衄 3 日,发生休克而住院。行前后鼻孔填塞后,眼角及前鼻孔尚有渗血,输血 400 mL。血红蛋白仅 86 g/L。精神萎软,舌干红,脉细弱。

**西医诊断:** 鼻出血。

**中医诊断:** 鼻衄。

**辨证:** 外伤阳络,阴血过多丧失致血脱。

**处方:** 丹参 30 g,白芍 30 g,白茅根 30 g,生地黄 15 g,蒲黄 9 g(包),代赭石 30 g(先),另三七粉吞服。3 剂后改加炒当归 15 g。1 剂血止,面色日渐红润,1 周后复测血红蛋白 100.7 g/L。顺利抽去填塞,无复发。

(李艳青整理,张重华提供)

**病案 37.** 颜某,男,45 岁。

**现病史:** 反复左侧鼻出血 2 日入院,已行左前后鼻孔填塞,仍有间断出血。5 年前因左侧鼻出血外院已做左颈外动脉结扎,数月前又因鼻出血反复填塞不能控制行左筛前动脉和左颌内动脉结扎,有高血压病史。症见潮热升火,精神萎软,烦躁不安,鼻内时有跳动感,大便 2 日未行。舌暗红,苔薄,脉弦数,心律不齐。血压 180/120 mmHg。

**西医诊断:** 鼻出血。

**中医诊断:** 鼻衄。

**辨证:** 心血瘀阻,肝阳偏亢。

**治法:** 凉血平肝,祛瘀止血。

**处方:** 祛瘀止衄汤加减。生地黄 20 g,生蒲黄 9 g(包煎),丹参 9 g,血余炭 9 g,黄芩 9 g,牡丹皮 9 g,生白芍 9 g,茜草 9 g,川牛膝 9 g,仙鹤草 30 g,旱莲草 12 g,代赭石 30 g(先煎),钩藤 9 g(后下),生石决 30 g(先煎)。

连服 5 剂,1 日内血止,分次撤除填塞物,5 日去尽,未再出血。

**【按语】** 张重华教授坚持鼻衄临床研究 40 余年,取中西医之长,特别是较好地发挥了中医诊治鼻衄的特色与优势,不仅明显提高了鼻衄的疗效,而且在理论与方法上也有所创见。在先师经验基础上,通过临床与实验观察,论证了"活血可以止血""见血休止血,祛瘀当为先"治疗出血证的原则,通过实验研究,确立"活血止血"治鼻衄的思路和专病处方,创制了"祛瘀止衄汤"方,基本组成:生地黄 15～30 g,丹参 9 g,生蒲黄(包)9 g、血余炭 9 g、制大黄 6～9 g,生甘草 3 g。方中生地黄甘苦寒,入心、肝、肾经,能清热、凉血、祛瘀,善止鼻出血,对于气火有余而阴血不足的鼻衄者尤宜,但苔腻便溏者不宜用;丹参味苦性偏寒,入心、肝经,活血祛瘀、安神宁心,能破瘀血,生新血;生蒲黄、血余炭,既能止血,又能祛瘀,止血而不留瘀;大黄泻热毒,破积滞,下瘀血。

(李艳青整理,张重华提供)

## ///////////// 刘福官医案 /////////////

**病案38.** 赵某,女,30岁,2013年8月8日。

**主诉:**鼻出血1日。

**现病史:**右侧大量鼻衄1日,行前后鼻孔填塞,仍有出血,同侧颈外动脉已在1年前因大量鼻衄而结扎,证见鼻衄不止,色鲜量多,口干怕热,大便秘结,面赤唇红,舌质偏淡、尖起红刺,苔薄黄,脉实数。

**西医诊断:**鼻出血。

**中医诊断:**鼻衄。

**辨证:**实热内壅,血热妄行。

**治法:**清热泻火,凉血止血。

**处方:**牡丹皮15 g,生地黄15 g,白茅根15 g,栀子10 g生石膏15 g,荷叶10 g,藕节9 g,牛膝12 g。5剂,每日1剂,水煎服。

**【二诊】** 5日后。衄症已愈,精神好转,言语有力,行动轻健,纳食恢复。予一清胶囊善后,随访1个月未再发。

**【按语】** 鼻衄,证名,指鼻出血。《黄帝内经》对此有丰富的论述。《灵枢·百病始生》:"阳络伤则血外溢,血外溢则衄血。"但"鼻衄"之证名,则见于《千金要方·卷六》。《证治准绳·杂病》:"衄者,因伤风寒暑湿,流动经络,涌泄于清气道中而致者,皆外所因。积怒伤肝、积忧伤肺、烦思伤脾、失志伤肾、暴喜伤心,皆能动血,随气上溢所致者,属内所因。饮酒过多、啖炙煿辛热,或坠车马伤损致者,皆非内、非外因也。"刘福官教授发现,衄血一证,多由火致,故多用清降。本证属血热迫血妄行所致鼻衄,舌质红亦为热象,治宜清热凉血止血。方中白茅根、生地黄、牡丹皮凉血止血,可治血热所致衄血;栀子、生石膏泻肺胃实火,藕节、荷叶化瘀止血,防止方中凉药滞血成瘀,具有止血不留瘀的特点;牛膝降气止血,引血下行,可治气火上逆所致衄血。全方清降并用,凉血止血且止血不留瘀,再加上引血下行,降气止血之药,对症下药即可药到病除,故进药5剂,鼻衄即止。用药简洁,亦获良效。临床过程中,小儿鼻衄较多。填塞等治疗一般不配合。患儿和家长对静脉用止血类药物也很抵触。西药口服药能立竿见影达到止血效果的也不多。中药饮片因煎煮不方便,服药时口感不佳也受限。笔者根据清降原理采用上方中药颗粒剂(免煎)治疗,效果也很好,治愈多例小儿鼻衄患者。

(马胜民整理,刘福官提供)

///////// **郭裕医案** /////////

**病案 39.** 江某,男,57 岁。

**主诉:** 左侧鼻出血反复发作 2 周。

**现病史:** 2 周来患者左侧鼻出血反复发作。在外院检查治疗,行鼻腔填塞,拔出后又出血。血量不多,鲜红色,夜尿多,3～4 次,大便不干燥。血压:165/95 mmHg,心率:65 次/分,律齐。脉弦有力,舌红苔黄腻厚。

**检查:** 鼻中隔左侧利特尔区见黏膜糜烂面。双侧下鼻甲肥厚。面红目赤,声音高亢。心电图正常,血常规示各项指标正常范围内。

**既往史:** 高血压病史 15 年,长期服用阿司匹林片。

**西医诊断:** 鼻出血。

**中医诊断:** 鼻衄。

**辨证:** 肝火上炎。

**治法:** 疏肝泻火,清热止血。

**处方:** 黄芩炭 12 g,仙鹤草 10 g,白及 12 g,白茅根 6 g,芦根 15 g,生地黄 9 g,天花粉 15 g,野菊花 6 g,蒲黄 3 g,大蓟 9 g,小蓟 9 g,血余炭 9 g。7 剂,每日 1 剂,水煎服,分 2 次服用。

**外治:** 局部涂覆薄荷石蜡油,每日 1 次。

**嘱:** 停用阿司匹林。

【二诊】 用药后好转。检查:鼻中隔糜烂区缩小。鼻出血未再复发。处方:黄芩炭 12 g,白及 12 g,白茅根 6 g,生地黄 9 g,天花粉 15 g,当归 9 g,金银花 6 g,蒲黄 3 g,太子参 9 g,白芍 12 g。7 剂,每日 1 剂,水煎服,分 2 次服用。

【按语】 患者平素有高血压病,长期服用阿司匹林,又逢冬天,长期使用空调,空气寒冷干燥。以上都是鼻出血的诱发因素。治疗既要疏肝泻火,又要清热止血,可采用大量的凉血止血解毒的药物,如白茅根、淡竹叶、蒲黄、当归炭、仙鹤草、白及。还有金银花、菊花可平肝解毒。局部涂覆薄荷石蜡油保护鼻黏膜。

(刘佳整理,郭裕校)

///////// **臧朝平医案** /////////

**病案 40.** 史某,女,55 岁。2011 年 11 月 22 日。

**现病史:** 左侧反复鼻出血,4 个月中发作 3 次。多喷嚏、清涕屡发 10 余年。靠口服马来酸氯苯那敏控制,出汗不多,睡时易醒,有盗汗,潮热,升火。舌暗胖,苔薄黄,舌下脉曲张,脉细弦。

**检查:** 淡红,鼻中隔左上方点状血管扩张。

**西医诊断**：鼻出血。

**中医诊断**：鼻衄。

**辨证**：阴虚有热，邪热上行，灼伤鼻络，迫血妄行。

**治法**：养阴清热，活血祛瘀，凉血、收涩以止血。

**处方**：生地黄 15 g，麦冬 12 g，黄芩 9 g，生白芍 12 g，牡丹皮 9 g，丹参 9 g，白薇 9 g，炒白术 12 g，茯苓 12 g，煅牡蛎 15 g，旱莲草 12 g，广郁金 30 g，合欢花 10 g，代赭石（先煎）10 g，生甘草 3 g。14 剂，每日 1 剂，加水适量分 2 次煎服。

外治用铬酸血管封闭，点灼（左）局部扩张的血管。

**【二诊】** 服药 14 剂，除左鼻腔少量出血 1 次，余症改善。检查：左利氏区干痂覆盖，去之创面有渗血，扩张血管平，苔薄黄，舌下脉有退，脉细弦。上方去煅牡蛎、代赭石，加浮小麦 30 g，怀牛膝 12 g。

**【按语】** 内服与外治相结合，是张重华教授治疗顽固性鼻衄的一大特点，臧朝平教授跟师多年，深谙其道。在予患者内服中药的同时，较多使用中医外治法也是临床特色之一。臧朝平教授认为中医外治止衄法作用直接、见效快，与内治法配合可弥补内治法的不足，提高止血效率。较常用的外用止血方法为局部的血管封闭，如铬酸烧灼；对局部血管扩张明显、出血量多者，可采用鱼肝油酸钠进行血管封闭，收效显著。但是特别提醒专科医生在应用此种外治法时，一定要掌握一次单侧治疗及适度适量原则，以防过犹不及，出现诸如鼻腔中隔穿孔等并发症。此外，外治法还有中药剂敷、穴位针刺或按压等。

（李艳青整理，臧朝平提供）

# 六、失嗅

////////// **张重华医案** //////////

**病案 41.** 方某，女，38 岁。2015 年 3 月 21 日。

**主诉**：感冒后嗅觉逐渐减退 12 年。

**现病史**：患者于 12 年前一次感冒后，出现嗅觉逐渐减退，并未进行系统治疗。1 周前就诊于本院普通门诊，给予口服泼尼松片，20 mg，每日 1 次；布地奈德鼻喷剂喷鼻，每日 1 次；地塞米松麻黄素滴鼻液滴鼻，每日 1 次。用药 2 周后，嗅觉无明显改善。患者遂求治于五官科医院张重华教授。刻下：嗅觉完全丧失。患者平素体质虚，易感冒，常便秘。舌质淡红边见齿痕，舌下脉青紫、曲张，脉虚细。

**检查**：双鼻黏膜淡红，双下鼻甲不大，鼻道畅。鼻内镜及鼻窦 CT 检查均无明显异常，排除因阻塞性、颅内肿瘤原因所致。T&T 嗅觉检测：5 度（完全丧失）。

**西医诊断**：感觉神经性嗅觉障碍。

**中医诊断**：失嗅。

**辨证**：脾肺气虚。

**处方**：鼻腔局部外用药物同前,在此基础上,用双侧迎香穴穴位注射,药物选用甲钴胺注射液(1 mL/支)。注射方法:先选穴定位,后直刺进针,提插捻转待有酸麻沉胀得气感觉、抽吸无回血后,将药液缓慢注入穴位。每次每侧注入 0.5 mL,两侧共1 mL。穴位注射隔日 1 次,每周 3 次,10 次为 1 个疗程。同时配合双侧迎香鼻旁按摩,每日自行嗅觉训练(闻麻油、香水、酒精、臭豆腐,每次每种味道闻 3～5 s,休息1 min 再闻下一种味道,每日早、中、晚共训练 3 次,长期坚持)。

**【二诊】** 2015 年 3 月 28 日。患者在第 2 次穴位注射后,嗅觉开始有所恢复,能辨别酒精气味,但不灵敏。继续治疗,并辨证给予益气升清、宣肺通窍中药,用张重华教授自拟验方"促嗅汤"加减口服[黄芪 30 g,生白术 30 g,生白芍 12 g,川芎 10 g,葛根 12 g,干荷叶 9 g,山茱萸 12 g,香附 6 g,牛蒡子(打)9 g,桑白皮 10 g,桔梗 5 g,炙甘草 3 g]。

**【三诊】** 2015 年 4 月 21 日。治疗 1 个月后患者自诉嗅觉灵敏度明显提高,卫生间的臭气、香气均能闻到。T&T 嗅觉检测:3 度(中度损害)。继续采用上述中、西药物及穴位注射,巩固疗效。

**随访**：2 个月后患者嗅觉仍然保持,嗅功能检测为 3 度。患者对治疗效果非常满意,遂停止治疗。3 个月后对患者进行电话随访,嗅觉未见减退。

**【按语】** 嗅觉障碍是耳鼻咽喉科的常见症状,属于中医学"失嗅"范畴,又称"鼻聋""不闻香臭"。早在《黄帝内经》中已有记载,如"肺气通于鼻,肺和则鼻能知香臭矣"(《灵枢·脉度》),"十二经脉,三百六十五络……其宗气上出于鼻而为臭"(《灵枢·邪气脏腑病形》)。可见,鼻闻香臭有赖于宗气充沛、肺气和利;鼻不闻香臭则多由肺脾虚亏、气滞血瘀、湿浊上泛清窍所致,治疗以清肺通窍、升清降浊、益气活血、化痰通窍等为原则。迄今,嗅觉障碍缺乏满意的治疗手段。张重华名中医工作室自成立以来,一直把嗅觉丧失、减退和异嗅的中医治疗作为重点探索的课题之一,采用内服验方"促嗅汤",联合水针迎香穴、针刺鼻丘等方法治疗感觉神经性嗅觉障碍,取得了较好的临床疗效。"促嗅汤"是张重华教授根据多年临床经验总结而成,作为治疗嗅觉障碍的基本方,由黄芪、白术、生白芍、山茱萸、葛根、桑叶、路路通、干荷叶等药物组成,对气虚不能升清、清窍失养导致的鼻不闻香臭效果较好。

穴位注射是以中医基本理论为指导,以激发经络、穴位的治疗作用,结合近代医药学的药理作用和注射方法,形成的独特疗法,可起到穴位、针刺、药物结合的叠加作用。迎香是手、足阳明经交会穴,位于人体的面部,鼻翼外缘中点旁,当鼻唇沟中间。迎,迎受也;香,脾胃五谷之气也。该穴名意指本穴接受胃经供给的气血,与嗅觉关系密切,常用于治疗嗅觉障碍,可配穴印堂、合谷等。临床实践中,我们对服用小剂量泼尼松不能唤醒嗅觉者,常规采用维生素 $B_{12}$ 注射液,进行双侧迎香穴位注射(体质较虚弱者,可选用甲钴胺注射液;病程较久或外伤所致者,可用丹参注射液)。10 次为 1 个疗程,连续治疗 2~3 个疗程。实践证明,水针迎香穴用于治疗感觉神经性嗅觉障碍,作用直接,疗效确切,且无明显不良反应,是一种较有前途的嗅觉障碍治疗方法。

成人嗅觉障碍最常见的原因是上呼吸道感染,如感冒。上述病例的嗅觉障碍即在一次感冒后逐渐发生,在给予常规西药治疗后嗅觉无明显改善,我们遂采用水针双侧迎香穴联合"促嗅汤"进行综合治疗,最终使患者的嗅觉得到了明显恢复,疗效满意。

(李艳青整理,张重华提供)

############ 张守杰医案 ############

**病案 42.** 陈某,女。2020 年 5 月 8 日。

**现病史:** 晨起打嚏,流清涕,鼻痒,嗅觉差,味觉差。脉细,舌淡胖苔薄。

**西医诊断:** 嗅觉障碍。

**中医诊断:** 失嗅。

**处方:** 生黄芪 15 g,党参 9 g,焦白术 12 g,防风 6 g,炒苍耳子 15 g,辛夷 15 g,枸杞子 9 g,制何首乌 12 g,山茱萸 6 g,细辛 1.5 g,生麻黄 6 g,甘松 6 g,杜仲 12 g,煅牡蛎 30 g,大枣 18 g,焦山楂 15 g。14 剂,并嘱用药渣蒸汽熏鼻。

**【二诊】** 2020 年 5 月 22 日。晨起打嚏减少,嗅觉改善,脉苔同前。原方加柴胡 9 g,7 剂。

**【三诊】** 2020 年 5 月 29 日。味觉改善,嗅觉基本恢复正常,晨起打嚏仍有,脉细,舌淡胖苔薄。原方加玉竹 12 g,生晒参 5 g(另煎),14 剂。

**【四诊】** 2020 年 7 月 17 日。晨起打嚏流清涕改善,味觉和嗅觉都已恢复正常,唯食欲欠佳。脉细,舌淡红苔薄腻。原方加焦六曲 15 g,薏苡仁 15 g,14 剂。

**【按语】** 嗅觉障碍,中医有不同的名称,①《诸病源候论·卷之三》称之为"鼻不闻香臭"。②《诸病源候论·卷之四十八》称之为"鼻齆":"脓涕积聚,即鼻不闻香臭,谓之鼻齆"。齆的读音为翁,就是鼻孔阻塞而发音不清。③《华佗神方·卷十一》称之为"鼻聋":"鼻聋者,谓不闻香臭"。④《素问病机气宜保命集·中风论第十》,称之为"鼻中风":"中脏者,鼻不闻香臭矣"。

(陈婕整理,张守杰提供)

**病案 43.** 患者,男。2019 年 6 月 10 日。

**现病史:** 鼻痒打嚏流清涕,嗅觉减退。

**检查**：双鼻黏膜苍白水肿，嗅觉丧失，不辨香臭，脉细，舌淡红苔薄。

**西医诊断**：嗅觉障碍。

**中医诊断**：失嗅。

**处方**：生黄芪 30 g，焦白术 12 g，防风 6 g，炒苍耳子 15 g，辛夷 15 g，藿香 9 g，川芎 15 g，丹参 30 g，薄荷 4.5 g(后入)、公丁香 6 g，甘松 6 g，葛根 30 g，柴胡 9 g，升麻 9 g，路路通 30 g，白芷 9 g，焦山楂 15 g。14 剂。药渣蒸汽熏鼻。

经 21 剂用药，患者嗅觉恢复，鼻痒打嚏症状明显改善，鼻黏膜水肿消退。

【按语】《世医得效方·卷十》的辛夷散，方中细辛、白芷为辛香之品，《普济方·卷五十六》中治鼻息肉的二丁散，丁香、乳香、没药都是芳香之品。笔者临床上一直用芳香药内服加外熏，取得良效。最近，国际上把芳香疗法作为嗅觉训练的一种方法，有文献提出：人类的嗅觉神经可以重塑，嗅神经表面和嗅球中的嗅觉感觉神经元具有活跃的生物学功能，可以促进嗅神经再生。

(陈婕整理，张守杰提供)

////////// **臧朝平医案** //////////

**病案 44.** 周某，女，51 岁。2011 年 8 月 10 日。

**现病史**：感冒后失嗅 1 月余，无鼻塞、流涕症状，服用泼尼松 18 日，效果不明显。人怕冷，月经快绝，便秘。舌下脉曲张。

**检查**：鼻甲不大，鼻道(－)，嗅觉示香水可辨，酒精、麻油、醋不可辨。

**西医诊断**：嗅觉障碍。

**中医诊断**：失嗅。

**辨证**：气阴不足，瘀滞鼻窍。

**治法**：活血通络，通窍促嗅。

**处方**：①糠酸莫米松鼻喷雾剂，1 支，喷鼻，每日 1 次；地麻滴鼻液，滴鼻，每晚 1 次。②丹参片，每次 2 片，每日 3 次，口服；三七通舒胶囊，每次 1 粒，每日 3 次，口服。③维生素 $B_{12}$ 注射液，双侧迎香穴穴位注射，隔日 1 次，每周 3 次，10 次为 1 个疗程。④泼尼松(5 mg/片)前 5 日每日 3 片，后减为每日 2 片，5 日；最后 5 日每日 1 片，每日早饭后顿服。

【二诊】 2 周后。嗅觉有提高，通气可，喷嚏少，鼻涕少，鼻内干，便秘。检查：嗅觉示香水、酒精、醋、麻油均可辨别，但敏感性还差。舌暗胖，舌下脉曲张，脉弦。处方：桃仁 6 g，红花 6 g，当归 9 g，生地黄 15 g，川芎 6 g，生白芍 12 g，柴胡 6 g，生白术 30 g，路路通 9 g，怀牛膝 12 g，鸡血藤 30 g，炙黄芪 30 g，仙鹤草 30 g，化橘红 9 g，桔梗 5 g，炙甘草 3 g。7 剂，每日 1 剂，加水适量分 2 次煎服。

【三诊】 药后月经来2次,量不多,甲状腺功能减退,怕冷。检查:舌暗胖,苔薄黄,舌下脉曲张,脉迟弦。处方:炙黄芪30 g,炒白术10 g,熟地黄15 g,炒白芍12 g,葛根12 g,路路通9 g,山茱萸12 g,淫羊藿12 g,制香附6 g,补骨脂10 g,山药12 g,仙鹤草30 g,茜草9 g,桔梗5 g,炙甘草3 g。

【四诊】 除臭气外,其他气味均能辨别,但灵敏度及持久度欠佳。检查:舌齿印显,苔薄黄,舌下脉稍退。上方去熟地黄、茜草,加党参15 g,茯苓15 g。

【按语】 嗅觉障碍属于中医学"鼻聋"范畴,是指嗅觉功能减退或消失的病症,因涉及神经的损害,目前西医一般用皮质激素内服外治,加上血管扩张剂和神经营养剂,尚无满意疗效,被认为属难治或不治之症。臧朝平教授跟师门诊,总结并应用张重华教授临床所建立的治疗鼻聋的中西医结合方法,包括:①西药激发,中药替代:部分患者口服皮质激素能唤醒嗅觉(小剂量、逐步减量,一般予泼尼松片口服),一旦嗅觉恢复,激素剂量逐步递减,直至停用,并加服中药煎剂以期嗅觉功能得以保持。从病因病机考虑,处方以益气活血、升清降浊、宣肺通窍为原则。经临床不断摸索,总结出一张基本方"促嗅汤",取得一定成效,认识到治疗疗效与病因关系较大,而病程久暂无明显影响。②针刺:一是使用体针,选穴迎香、合谷、印堂、列缺,隔日1次,10次1个疗程,补泻并用;二是针刺双侧鼻丘部位,隔日1次,留针15分钟,每5分钟捻刺加强刺激,10次1个疗程。③穴位注射:一般用维生素B₁₂液,病程长或外伤所致者用丹参液,加入适量利多卡因双侧迎香穴各0.5 mL局部封闭,隔日1次,10次1个疗程。④辅助治疗:鼻旁按摩。上述方法丰富了嗅觉障碍的治疗手段,并且提高了该病的临床疗效和患者的满意度,值得进一步探索,加以推广应用。

(李艳青整理,臧朝平提供)

# 七、幻嗅

////////// **刘福官医案** //////////

**病案45.** 武某,男,18岁。

**现病史:**自述经常闻及自己的脚臭气味半年,虽每日用冷水洗脚数次,也不能减其臭味之感,经多方治疗无效。舌质红,苔白腻,脉滑。

**检查:**精神苦闷,忧愁少语。

**诊断:**幻嗅。

**辨证:**胆热痰惑,肺气失宣,痰壅心窍。

**治法:**祛痰宣肺,清心开窍。

处方：二陈汤加味。半夏 6 g，陈皮 9 g，茯苓 12 g，甘草 9 g，黄芩 9 g，石菖蒲 6 g，竹叶 6 g。6 剂后纳好，精神振作，再服 8 剂而愈。

【按语】 幻嗅是一种精神性疾病，是在外界现实并没有刺激气味的情况下产生的病理性知觉障碍。患者常嗅到一些不愉快的气味如腐臭味等。胆属木而主疏泄调达，胆病木郁，则精神闷愁，痰浊内生；鼻属肺窍而司嗅觉，心主臭，若痰浊内阻，肺气失宣，心窍受蒙，则嗅觉功能异常而致妄嗅。方中二陈汤祛痰，黄芩清肺宣肺，石菖蒲祛痰化浊开窍，竹叶清心泻火。全方合用，共奏清热化痰，开窍利鼻之功。

（马胜民整理，刘福官提供）

## 八、鼻蕈

////////// 张赞臣医案 //////////

**病案 46.** 尹某，女，45 岁。1976 年 2 月 12 日。

**现病史：** 左鼻腔乳头状瘤反复发作 8 年。患者于 1968 年 5 月因"左鼻息肉"予手术切除，病理活检证实为内翻性乳头状瘤。术后肿瘤多次复发，每隔年余即需施手术 1 次，前后共 6 次，曾用博来霉素、噻替派等抗肿瘤药物治疗，不良反应大而疗效不显。此次来诊时，自诉近日来左鼻塞加重，脓涕多，头及双目眦胀痛，右胁隐痛，月经超前伴腹痛腰酸，胸闷纳呆，大便干溏不一，夜寐不酣。脉细弱，舌淡苔薄。

**检查：** 神萎，左鼻顶部近鼻中隔面有两枚黄豆大小之乳头状肿块，色淡红，表面欠光滑。

**西医诊断：** 鼻内翻性乳头状瘤。

**中医诊断：** 鼻蕈。

**辨证：** 正气虚弱，肝脾不和，气血凝结。

**治法：** 平肝理气，和营扶正，软坚散结。

**处方：** 生白芍 9 g，蒺藜 9 g，沙苑子 9 g，夏枯草 9 g，炒牡丹皮 9 g，紫丹参 9 g，制香附 9 g，焦白术 9 g，炒荆芥 4.5 g，生黄芪 12 g，白茯苓 9 g，太子参 9 g。7 剂，同时，每日用山慈菇粉、川贝母粉各 3 g，混合均匀，分 2 次以蜂蜜调服。

【二诊】 1976 年 2 月 19 日。药后右胁隐痛已减，惟感冒后鼻塞加重，口苦，晨时鼻流黄涕，平时流白色黏液，头晕胀痛，胃呆纳少，睡眠不宁。脉细弱，苔淡薄。再予前方增损继治。炒白芍 9 g，蒺藜 9 g，沙苑子 9 g，白桔梗 4.5 g，生甘草 2.5 g，炒荆芥 4.5 g，焦白术 9 g，白茯苓 9 g，明党参 9 g，炙黄芪 9 g，制香附 4.5 g，焦建曲 9 g（包）。10 剂。

**【三诊】** 1976 年 3 月 2 日。最近月经来潮未见腹痛,经量亦减少。胃纳渐增,鼻窍呼吸较畅,黄涕减少;惟尚感头晕胀痛,视物模糊,晚间大便稀溏。脉细弱,苔薄,舌尖红。检查:左鼻腔顶部近中隔面仍有两粒黄豆大小之乳头状物,呈粉红色。此乃肝脾不和,正气未复之故。再予上方去炒荆芥,加甘枸杞子 9 g,10 剂。

**【四诊】** 1976 年 3 月 11 日。头晕作胀已减,胃纳转佳,余症同前。脉细弱,苔薄净。治宜调理肝脾,佐以扶正。炒白芍 9 g,蒺藜 9 g,沙苑子 9 g,白桔梗 4.5 g,甘草 2.5 g,炒荆芥 4.5 g,明党参 9 g,焦白术 9 g,白茯苓 9 g,炙黄芪 9 g,炒当归 9 g,制香附 4.5 g,焦建曲 9 g(包煎)。

**【五诊】** 1976 年 5 月 31 日。上方连服 10 剂后,症状日见好转,惟胃肠机能尚未恢复,大便有时稀溏,疲劳后小便次数较多。检查:左侧鼻腔微有充血。脉细滑,苔薄净。再予原意调治。炒白芍 9 g,怀山药 12 g,白桔梗 4.5 g,蒺藜 9 g,沙苑子 9 g,炒党参 9 g,炙黄芪 9 g,焦白术 9 g,甘草 2.5 g,制香附 4.5 g,炒当归 9 g,白茯苓 12 g,薄荷炭 3 g。10 剂。

1977 年 3 月 8 日门诊随访,服上方后,病情稳定,精神振作,鼻腔乳头状瘤全部消失。

1977 年 11 月 15 日门诊随访,鼻中下甲略大,用 1%麻黄素液收缩鼻腔后,鼻腔乳头状瘤未见复发。

门诊随访 6 年,未见复发。

**【按语】** 鼻蕈之证,多由肺经风湿热郁凝滞为患,或因肝脾失调气血不和凝结而成。初起如粟,渐则形成翻花榴子之状。本医案患者初起症见头晕耳鸣,后则经常头痛头胀,鼻塞流脓涕,继而出现息肉,经检查诊断为鼻腔乳头状瘤,曾经多次手术切除,并用抗癌药物治疗而未获效,后用清热散结软坚为主的中药治疗,病情明显好转,其病虽发于鼻窍,但从其临床症征来看,却与体质虚弱,正气不足有关。故治当扶助正气为主,以提高机体的抗病能力。始终坚持这一治则,服药 47 剂,竟能收到满意疗效。这体现了中医学整体观念,治病求本的优越可贵。

(滕磊整理,张剑华提供)

////////// **臧朝平医案** //////////

**病案 47.** 黄某,女,17 岁。2009 年 3 月 12 日。

**现病史:** 右筛窦内翻性乳头状瘤反复发作,共行 3 次手术,近次手术在上月底。鼻通气可,涕不多。人怕冷,月经周期长,轻痛经。舌暗胖,苔薄黄,脉细弦。

**检查:** 术腔光滑,未见明显新生物,面色偏黄,精神可。

**西医诊断:** 鼻内翻性乳头状瘤。

中医诊断：鼻蕈。

辨证：肝气不舒，木不疏土；肺脾气滞，血瘀痰凝，日久形成赘瘤。

治法：平肝解郁、益气健脾、理气化痰、软坚散结。

处方：鱼腥草15 g，浙贝母9 g，生黄芪30 g，皂角刺9 g，天花粉10 g，薏苡仁30 g，炒荆芥9 g，仙鹤草30 g，山茱萸12 g，制香附9 g，山慈菇6 g，白花蛇舌草12 g，桔梗4.5 g，生甘草3 g。

【二诊】 服药28剂，药后胃无明显不适，无血涕，仍有脓涕倒流。上方去山慈菇，加仙鹤草30 g，徐长卿9 g，生白芍9 g。

【三诊】 服药28剂，涕不多，仍有痛经，舌尖红，苔薄黄，脉细弦。上方去徐长卿、皂角刺、生白芍，加半枝莲15 g，刘寄奴9 g。

【四诊】 上方连续服药3个月，停药后半年（2010年3月）复诊，鼻内翻性乳头状瘤未复发。

【按语】 中医理论认为，人是一个统一的整体，鼻内翻性乳头状瘤的发生也是人体脏腑功能失调在局部的反映，所以在对它的治疗时一定要有整体概念。已故中医喉科老前辈张赞臣教授认为，本病属"鼻蕈"，它的形成主要责之于肺、肝、脾的功能失调，治疗当以平肝解郁、益气健脾、理气化痰、软坚散结为主要原则，扶正与祛邪并举，着力于调整脏腑内在功能，并根据不同的证型辨证施治，如肝郁者需疏肝解郁；脾虚者需予扶脾，肺脾气虚者以培土生金为宜，风邪郁结、肺失清肃当清热宣肺、祛痰散结。

（李艳青整理，臧朝平提供）

## 九、鼻槁

////////// **张赞臣医案** //////////

**病案48.** 章某，男，31岁。1976年1月24日。

**现病史：**间歇性鼻塞伴脓涕，时带血或痂皮8年，右侧头胀痛2年，咽干痛、失嗅。舌红苔薄，脉细弦。

**检查：**双侧下鼻甲萎缩，鼻腔及咽后壁黏膜干燥。

**西医诊断：**萎缩性鼻炎。

**中医诊断：**鼻槁。

**辨证：**痰热互阻、肺气失宣。

**治法：**清热和营宣肺。

**处方：**赤芍、牡丹皮、桑白皮、瓜蒌皮各9 g，黄芩、茜草、前胡各6 g，白桔梗、辛夷各4.5 g，旱莲草12 g，生甘草2.5 g。21剂。

【二诊】 服药后血涕消,原方去辛夷、茜草。选加牛蒡子、冬瓜子、玄参、知母、生白芍、蒺藜、海蛤壳等,随诊 7 次,共服药 62 剂。

随访:1976 年 3 月 30 日。诉自觉症状明显好转,脓涕已少鼻黏膜转红润,舌脉正常,遂停药。

【按语】 鼻槁多为风邪袭肺、肺气失宣、郁而化热、痰热互阻、气血不调、日久耗损气血、上犯鼻窍而成病。故治需清热和营宣肺、兼润燥养血为治。

(滕磊整理,张剑华提供)

# 十、鼻疖

////////// **张赞臣医案** //////////

**病案 49.** 李某,男,35 岁,工人。1976 年 2 月 17 日。

**现病史:** 左鼻肿痛,伴有发热已 8 天;交替性鼻阻塞,流脓血涕 3 日,头晕,大便干结。曾用多种抗生素治疗,症状未见好转。现在左鼻上部痒痛红肿散漫,兼有形寒发热(37.8 ℃),大便干结。脉滑数,苔薄腻。

**检查:** 左侧鼻翼明显肿胀延及鼻梁部,质地中等,并有灼热及压痛感。血常规检查:白细胞 $12 \times 10^9/L$,中性粒细胞 75%,淋巴细胞 25%。

**诊断:** 鼻疖。

**辨证:** 风热蕴肺,上扰清窍。

**治法:** 散风清热,佐以和营。

**处方:** 荆芥 9 g,防风 6 g,金银花 9 g,连翘壳 9 g,蒲公英 12 g,甘草 3 g,炙僵蚕 9 g,皂角刺 9 g,赤芍 9 g,粉牡丹皮 9 g,芙蓉花 9 g。7 剂,每日 1 剂,加水适量分 2 次煎服。

**外治:** 芙蓉叶粉 30 g,加入蜂蜜和红茶汁适量,调成糊状,敷于患处,用消毒纱布固定,每日更换 1 次。

【二诊】 1976 年 2 月 19 日。疖肿散漫渐消,痒痛亦减;惟尚感形寒。大便已解。脉滑,苔薄。再予原意进治,上方去皂角刺,继服 2 剂。

【三诊】 1976 年 2 月 21 日。左鼻疖漫肿已消失,痒痛亦瘥,再予清热解毒治之。赤芍 9 g,牡丹皮 9 g,连翘 9 g,芙蓉花 4.5 g,蒲公英 12 g,天花粉 9 g,甘草 3 g。4 剂。

【四诊】 1976 年 2 月 28 日。余热未清,左鼻翼尚有微肿作痒感,再宗原法,以冀清澈,巩固疗效。赤芍 9 g,牡丹皮 9 g,金银花 9 g,连翘 9 g,黄芩 9 g,蒲公英 12 g,芙蓉花 6 g。5 剂。并外用芙蓉软膏敷于患处。

【按语】 患者兼见形寒发热、鼻痒等表证,辨证为风热犯肺,熏灼鼻窍,故参用荆芥、防风、僵蚕以疏邪宣散,表证解除后,继用清热消肿法,竟收全功。

(滕磊整理,张剑华提供)

**病案 50.** 严某,女,16 岁。1975 年 11 月 20 日。

**现病史:** 左鼻翼处肿胀作痛侵及面颊部已有 4 天,曾用青霉素、链霉素肌内注射 2 日,症状未见改善。现见疔毒结于左鼻外侧迎香部,红肿胀痛及于面颧,按之略硬而觉痛。脉、舌正常。

**检查:** 两耳、咽未见异常。鼻中下甲不大。左鼻翼处肿胀突出,触痛明显,左面颊部亦然。

**西医诊断:** 面颊部蜂窝组织炎。

**中医诊断:** 鼻疔。

**辨证:** 热毒内蕴,上攻鼻窍。

**治法:** 清热解毒,佐以消散。

**处方:** 赤芍 9 g,粉牡丹皮 9 g,紫花地丁 12 g,杭菊花 9 g,金银花 12 g,甘草 3 g,黄芩 9 g,绿豆壳 18 g,芙蓉花 9 g。3 剂,每日 1 剂,加水适量分 2 次煎服。

**外用药:** 芙蓉软膏外敷患处周围,每日更换 1～2 次。1975 年 12 月 9 日随访。患者经用内服与外敷药同治后,鼻疔消失,余症亦愈。

**【按语】** 患者鼻窍红肿延及面颧,是属热毒炽盛,则始终采用清热和营、消肿解毒之剂治疗,奏效。这说明了中医辨证论治的重要性和可靠性。

(滕磊整理,张剑华提供)

# 十一、鼻疳

## 张赞臣医案

**病案 51.** 傅某,男,48 岁,钳工。1976 年 3 月 20 日。

**现病史:** 三天来发热(37.7～38.6 ℃),鼻流涕,右鼻翼红肿热痛作胀,并伴有头胀。脉滑数,舌质红苔淡。

**检查:** 右鼻翼、前庭红肿,多发性片状糜烂结痂。

**西医诊断:** 鼻前庭炎。

**中医诊断:** 鼻疳。

**辨证:** 外感风热上攻鼻窍。

**治法:** 疏邪清热解毒。

**处方:** 薄荷叶 3 g(后下),牛蒡子 9 g,赤芍 9 g,牡丹皮 9 g,金银花 9 g,连翘 9 g,甘草 3 g,杭菊花 9 g,黄芩 9 g。3 剂,每日 1 剂,加水适量分 2 次煎服。

**外治**:青灵软膏涂于患处,并以纱布覆盖。

上药连服 3 剂后,症状逐渐好转,其后来诊 2 次,按上方随证加减又服 6 剂,鼻部疼痛消失。检查右鼻翼、前庭糜烂肿胀全部消退而愈。

【按语】《医宗金鉴》:"此证生于鼻窍内,初觉干燥疼痛,状如粟粒,甚者鼻外色红微肿,痛似火炙。由肺经壅热,上攻鼻窍,聚而不散,致成此疮。"本病案除见鼻翼红肿热痛作胀外,尚有发热、流涕等表证,故辨证为风热郁于肺卫,上攻鼻窍,治用薄荷、牛蒡子辛散祛邪;金银花、连翘、黄芩、甘草之甘苦泄热解毒;同时,配用青灵软膏外敷,以加强局部清热消肿之作用。

(滕磊整理,张剑华提供)

# 十二、急性额窦炎合并眶骨膜下脓肿及波特瘤

////////// **臧朝平医案** //////////

**病案 52.** 患儿,女,10 岁。2004 年 3 月 18 日。

**主诉**:左侧头痛,左眼眶、额部肿胀、压痛伴发热 1 周。

**现病史**:1 周前突发高热达 39 ℃,头痛,无鼻塞、脓涕,于外院行静脉滴注抗炎治疗无效,左眼眶、额部肿胀逐渐加重,曾行左侧额部穿刺,抽出约 20 mL 咖啡色有臭味的脓液,后脓肿迅速复发。入院时查体:左上下眼睑、额部红肿明显,皮肤温度高,波及左侧颅顶部、颞部皮肤,皮下有波动感,左眼球活动好,视力正常。

**诊断**:左侧急性鼻窦炎伴眶蜂窝织炎;左侧额部及眶骨膜下脓肿。

**处方**:急行鼻外途径左额部骨膜下脓肿切开引流术,引流出约 50 mL 咖啡色黏稠有腥臭味的脓液,脓液细菌培养结果为化脓性链球菌。眶面部 CT 示左眼眶、颞顶部皮下、上下眼睑和前面皮下弥漫性软组织病灶,符合眶蜂窝织炎;左侧额窦、筛窦、上颌窦炎症。立即以大剂量青霉素、磷霉素和甲硝唑联合静脉滴注,第 2 日体温即降至正常,眼睑肿胀消退较慢,抗炎 2 周后左上眼睑仍充血、肿胀。遂行"内外联合进路,左额、筛窦开放引流术"。先于鼻内镜下开放左侧上颌窦、前筛,并在鼻内镜引导下从鼻外开放额窦,见额窦腔内积脓,在扩大额窦开口后放入硅胶引流扩张管,术中分离眶顶壁骨膜。术后患儿局部红肿减轻,抗生素亦逐渐减量。但术后第 6 日时再次出现高热,左眼睑充血、肿胀,估计可能为额窦扩张管堵塞,抽吸无脓,遂拔除扩张管,但仍无效。后行左上睑切开引流,引流出大量脓液,细菌培养结果为 B-链球菌。复用原抗生素,患儿体温仍波动在 37.5 ℃左右,上眼睑处每日仍可引流出少量稀薄脓液,左上眼睑红肿不消退,经 10 余天抗炎治疗后无明显改善。再行"鼻外进路左额窦探查术",术中见左侧额窦开口为瘢痕组织阻塞,额窦底壁额窦开口,重置扩张管,术后静脉滴注去甲万古霉素。1 周后左上眼睑局部红肿仍不退,脓液不止,每日体温

仍波动在 37.5 ℃左右。

考虑患儿持续使用大剂量抗生素 1 月余,经多次手术及切开引流,仍低热留恋,局部红肿不消、排脓不畅、脓液稀薄,虚弱多汗,舌质红,苔薄,脉细数,中医认为属正气不足,无力祛邪的表现,当在清热解毒基础上,扶正培本,托毒排脓为治。方以小柴胡汤＋透脓散＋甘桔汤加减,予金银花 9 g,当归 9 g,生黄芪 15 g,柴胡 6 g,制半夏 6 g,黄芩 9 g,仙鹤草 9 g,玄参 9 g,皂角刺 9 g,桔梗 6 g,生甘草 3 g。5 剂,每日 1 剂,加水适量分 2 次煎服。

药后体温逐渐降至正常,但眼睑引流口仍有少许脓液,额窦引流管有少许血性分泌物流出,舌苔、脉象同前,大便偏干,上方去制半夏,加川芎 9 g,赤芍 9 g,牡丹皮 9 g,生地黄 9 g,连服 7 剂后停用抗生素,拔除眼睑引流条后,切口愈合,观察数天体温正常,出院。出院时带回中药以善后:金银花、生黄芪、当归、赤芍、川芎、皂角刺、天花粉、薏苡仁、黄芩、茯苓、玄参、桔梗、生甘草,连服 28 剂。3 个月后随访,见其全身情况好,切口愈合好,左眼睑无充血、肿胀,左眼球活动及视力无碍,遂将其引流管拔除,随访半年无复发。

【按语】 鼻源性颅骨骨髓炎中最常见的是额骨骨髓炎,即“波特瘤”(Pott 源性颅骨骨髓炎中最常见的是额)。它是急性额窦炎的严重颅外并发症,常发生于 10～20 岁的患者,首先由 Pott 描述于 1760 年。患者常出现高热、头痛等症状,感染可波及额窦的前壁和后壁,并可向前扩散到前额部,形成骨膜下脓肿,在前额部出现典型的波动性肿胀;或向后扩散进入颅内,形成硬膜下脓肿。其主要致病菌是金黄色葡萄球菌、链球菌和厌氧菌。对它的治疗,应早期静脉应用足量广谱抗生素,并根据脓液的细菌培养结果调整抗生素;同时,外科手术充分引流及去除感染坏死骨质也是必要的。而在有些困难病例,如本医案患儿,经长期、足量、合适抗生素治疗和多次手术充分引流,仍热不退、肿不消、脓不净、全身状况虚弱时,可依据中医“扶正祛邪”机理,根据证情加中药全身调整、托补排脓等措施,以提高疗效。本医案用小柴胡汤＋透脓散＋甘桔汤加减组方,方中黄芪、当归补气益血,合皂角刺、天花粉等取“透脓散”之旨;赤芍、牡丹皮、川芎凉血活血、祛瘀排脓;柴胡、黄芩、制半夏配金银花、玄参、生地黄等清热解毒,退往来之寒热,同时养阴生津,祛邪而不致伤正;桔梗化痰排脓;生甘草解毒及调和诸药,用药后很快热退、脓净,促使病程缩短,早日痊愈,充分体现了中西医结合在治疗急、难、重症方面的优势。

(李艳青整理,臧朝平提供)

# 第三节　咽喉病医案

## 一、乳蛾

////////// **张赞臣医案** //////////

**病案 1.** 祝某。7 月 12 日。

**现病史**：3 日前咽饮作痛，寒热交作。脉象弦数，舌苔黄糙。

**检查**：乳蛾焮红肿胀，头起白点，痰多黏腻。

**西医诊断**：急性扁桃体炎。

**中医诊断**：乳蛾。

**辨证**：肝火上升，痰热内蕴。

**治法**：清化涤痰泄热。

**处方**：生赤芍 9 g，黄连 1.5 g，牛蒡子 6 g，炙僵蚕 9 g，浙贝母 9 g，白桔梗 3 g，嫩射干 4.5 g，山豆根 9 g，甘草 3 g，淡黄芩 6 g，生瓜蒌皮 9 g，生瓜蒌仁 9 g，连翘壳 9 g，地骷髅 9 g。水煎服，每日 2 次，口服。

【二诊】　乳蛾红肿不退，形突而头尖，寒热退而复起，痰热相搏，肝火郁遏，势将成脓，再予清化涤痰疏风泄热。处方：苏薄荷（后入）4.5 g，荆芥穗 4.5 g，牛蒡子 9 g，炙僵蚕 9 g，浙贝母 9 g，苦甘草 3 g，嫩射干 4.5 g，山豆根 9 g，生赤芍 9 g，生瓜蒌皮 9 g，生瓜蒌仁 9 g，淡黄芩 6 g，老月石 9 g，黑栀子 9 g。

【三诊】　乳蛾化脓，脓血并溢，痰多黏腻，寒热不清。痰热相搏所致，再予疏风涤痰排脓。处方：苏薄荷（后入）4.5 g，牛蒡子 9 g，浙贝母 9 g，白桔梗 3 g，金银花 9 g，连翘壳 9 g，淡黄芩 6 g，生甘草 2.4 g，生赤芍 9 g，生瓜蒌皮 9 g，生瓜蒌仁 9 g，黑栀子 9 g。

【四诊】　乳蛾刀圭脓泄已清，肿胀渐退，身热亦解，惟牙关尚觉拘紧不利，痰多黏腻，脉滑苔薄，再予清化涤痰。处方：牛蒡子 9 g，浙贝母 9 g，白桔梗 3 g，生赤芍 9 g，金银花 9 g，连翘壳 9 g，生甘草 2.4 g，黑栀子 9 g，淡黄芩 6 g，瓜蒌皮 9 g，地骷髅 9 g。

【按语】　咽喉为呼吸饮食之要道，十二经脉惟太阳行脑后从背，其余皆凑咽喉，故诸经病变皆可上及咽喉。风邪外侵，火热上炎，以为红为肿；阴虚火旺，津液内亏，则能作干作梗，惟实者多急性发作，虚者常长期缠绵。病因总在虚实之间，实中有风热、有痰热、有肝火、有胃火；虚中有肺阴不足，有肾阴素亏，大多属于水亏火旺。但实中有虚，虚中夹实，故喉证不论其为急性、慢性、风、火、痰、热、阴虚津亏，往往相互为因,故处方用药亦出入于疏风降火,化痰泄热,益阴生津之中,以证之孰多孰少而为进退。

(滕磊整理,张剑华提供)

**病案 2.** 祝某,男,35 岁,工人。

**主诉:** 咽痛 4 日。

**现病史:** 4 日前咽痛,吞咽时更甚,伴发热,体温 38.4 ℃。痰多而黏腻,咯吐不爽、小便短赤,曾用青霉素及退热药物治疗,效不佳。舌尖红,苔黏腻,脉滑带数。

**检查:** 精神萎靡,咽黏膜急性充血,双侧扁桃体Ⅱ°肿大,充血,表面有黄白色点状分泌物。

**西医诊断:** 急性扁桃体炎。

**中医诊断:** 乳蛾。

**辨证:** 心火上升,胃火炽盛,痰热内蕴。

**治法:** 清热涤痰。

**处方:** 炙僵蚕 9 g,牛蒡子 9 g,浙贝母 9 g,京元参 3 g,轻马勃 3 g,挂金灯 9 g,嫩射干 4.5 g,山豆根 9 g,桔梗 4.5 g,黑栀子 9 g,连翘壳 9 g,淡竹叶 9 g,肥知母 9 g。水煎服,每日 2 次,口服。

外用珠黄青吹口散吹咽,每日 3～4 次,银硼漱口液漱口,每日 4～5 次。2 剂而热退,咽痛显减,乳蛾红肿亦明显消退,继服 3 剂痊愈。

**【按语】** 本医案为实证乳蛾,发病急,舌尖红,苔黏腻,脉滑带数,辨证心火上升,胃火炽盛,痰热内蕴。对实证乳蛾的治疗,张赞臣教授均以自订的"金灯山根汤"为内服基础方。金灯山根汤由挂金灯、山豆根、白桔梗、牛蒡子、嫩射干、生甘草组成。方中以挂金灯、山豆根两味为主药。挂金灯性寒味苦,无毒,质轻能入上焦,故能清肺胃之热,消郁结,止喉痛,消喉肿及一切疮肿,为治喉症之专药;山豆根味苦性寒,入心、肺、胃经,能清心火,解热毒,利咽喉,消肿痛,此两味药配合应用,又加入连翘、知母、栀子、淡竹叶泻火解毒,功效显著。牛蒡子及射干有疏风散热,化痰利咽之效,对痰涎壅盛咽头堵塞者,有宣畅利咽作用,马勃、浙贝母消扁桃体表面脓腐。桔梗、甘草两味即为甘桔汤,桔梗味苦辛性平,有宣肺化痰利咽的功效,且能排脓消痈,甘草调和诸药,亦有甘缓利咽止痛的作用,符合《黄帝内经》"病生于咽喉,治之以甘药"的原则。但该患者舌苔黏腻,痰多中满,故不用甘草。药证相符,该患者 2 剂即热退,5 剂即获痊愈。

(滕磊整理,张剑华提供)

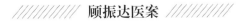

## 顾振达医案

**病案 3.** 乔某,女,4 岁。1981 年 2 月 29 日。

**主诉:** 发热伴咽痛 4 日。

**现病史**：4 日前出现体温升高，伴咽痛，至外院就诊，诊断为"支气管肺炎"，予口服头孢抗感染 4 日后热已退，而咽痛迁延未愈，遂来就诊。刻下：咽喉隐痛，伴咽干，进食干食时症状明显，无咳嗽，无鼻塞流涕，无发热，胃纳可，大便偏干。舌质红，苔薄，脉数。

**检查**：咽部略红，双侧扁桃体Ⅱ°肿大，有少许条纹状白色分泌物。辅助检查：①血常规示白细胞 $13.4×10^9/L$，中性粒细胞 72.8%。②胸部 X 线片示两肺纹理增粗，增多。

**西医诊断**：急性化脓性扁桃体炎。

**中医诊断**：乳蛾。

**辨证**：风热上扰。

**治法**：疏风散热，生津利咽。

**处方**：自拟口疳 2 方加减。金银花 10 g，生地黄 10 g，淡竹叶 10 g，连翘 10 g，北沙参 10 g，玄参 10 g，焦栀子 10 g，升麻 6 g，芦根 15 g，生甘草 6 g，射干 10 g，麦冬 10 g，赤芍 10 g。3 剂，水煎服，每日 2 次，口服。

喉吹药：以加味冰硼散 2 g，金锁匙 2 g，二味合成一包，每日吹患处 5 次。服药 2 日，电话诉咽痛已愈，剩余一剂弃之。

**【按语】** 根据顾氏观点，喉痛红肿者，属阳证、实热证、热毒之证。该患儿处于病程初期，以托散为主法，以消散为主，辅以活血解表散郁的透托药。方中金银花、连翘清热解表，生地黄、北沙参、玄参、芦根、麦冬养阴清热，焦栀子清三焦之热，淡竹叶淡渗利尿，引热从小便泻之，升麻清热生津，赤芍活血凉血，射干清热散结利咽。结合喉吹治法。方药相投，两剂则愈。

（谢峰整理，顾桂明提供）

**病案 4.** 张某，男，41 岁，工人。1980 年 9 月 21 日。

**主诉**：咽喉隐痛 7 日。

**现病史**：7 日前不慎受凉出现咽喉肿痛，进食疼痛，伴鼻塞流清涕，咽喉痰黏感，无发热，曾在于外院口服抗生素及中成药等治疗，症状较前有所缓解。刻下：咽干隐痛，痰黏感，进食及吞咽无碍，痰色白质黏量少，无明显鼻塞流涕，无发音嘶哑，二便正常。舌质淡红，苔薄白，脉细。

**检查**：T 36.5 ℃，形瘦，两侧扁桃体Ⅰ度肿大，淡红，表面附着白点。

**西医诊断**：急性扁桃体炎。

**中医诊断**：乳蛾。

**辨证**：溃脓期，正虚邪恋。

**治法**：益气健脾、排脓消肿、托邪外出。

**处方**：托里消毒散加减。生黄芪 30 g，党参 15 g，炒白术 15 g，陈皮 9 g，皂角刺

15 g,赤芍 15 g,当归 10 g,白芷 9 g,桔梗 6 g,生甘草 6 g,制半夏 9 g,浙贝母 9 g,升麻 9 g,川芎 15 g。7 剂,水煎服,每日 2 次,口服。

喉吹药:以生肌散 2 g,金锁匙 2 g,二味合成一包,每日吹患处 5 次。

【二诊】　1980 年 9 月 22 日。咽喉隐痛基本未见,痰黏感少见,饮食可,全身舒适,口咽略干。双侧扁桃体白点未见,轻度充血。舌质淡红,苔薄白,脉细。处方:①守上方去浙贝母、制半夏、白芷,加白茯苓 15 g,玄参 15 g,麦冬 15 g,再进 7 剂。②喉吹药:继用前药,每日吹喉患处 3 次。

【按语】　顾氏治疗喉痈,喉痈红肿者,属阳证、实热证、热毒证,治疗大法一般与外科痈疡相同。病程初期以托散为主(清托),即与消法密切配合托里散之,主要适用于毒热炽盛,面部掀肿,气滞血瘀,热盛腐肉,脓未形成,症在表。治疗时应针对病因,以消散为主,辅以活血解表散郁的透托药(如归尾、赤芍、川芎、乳香、没药、桔梗等)。中后期的治疗以托溃法为主,使脓早成速溃,而毒随脓泻,适用于热盛腐脓已成,消之不应,托散未效,就应当促其脓成速溃。治疗时针对病因,以托溃为主,辅以消法。常用的透托药,如皂角、白芷等。而对于病程后期,当以补托法为主,针对正虚邪恋,以扶正托毒为主。病情发展到此阶段患者气血亏虚,无力溃脓,必用内托,以扶正为前提,常用药为生黄芪、当归、白术、党参等。本病属于喉痈病溃脓期,脓成将溃,治疗以托补法为主。顾氏认为喉痈溃后,热毒大部分随脓外泄,但仍微肿微痛,乃余毒未清,正气受损,故治疗原则应以扶正养阴、清解余毒、生肌敛疮为主。同时顾氏还强调在治疗期间,应忌食荤腥油腻及生冷之物。本病多因内热熏蒸,浊痰血瘀上逆所致。如进食荤腥和油腻之品助火生痰,加重病势。至于生冷之物,因多食可损伤脾胃,使疮痈初起难消,中期难以成脓,后期难以生肌长肉,故宜忌食。最好服一些流质或半流质清淡之品。

(谢峰整理,顾桂明提供)

**病案 5.** 周某,男,57 岁,私营业主。1980 年 7 月 25 日。

**主诉:** 咽部干涩疼痛 2 月余。

**现病史:** 平素饮食偏于肥甘油腻,2 月前咽喉疼痛,初起有低热,T 38 ℃,抗感染治疗后热退,咽痛迁延不愈,晨起咽喉干涩疼痛尤甚,右侧明显,发音困难,进食吞咽疼痛,辗转外省市数家医院,仍予抗感染等治疗,未见改善。刻下:咽干隐痛,进食略有干痛,咽喉痰黏感,不易咳出,无咽痒,二便调畅,夜寐一般。舌质淡胖,苔厚腻中微黄,脉弦滑数。

**检查:** 咽部暗红,右侧扁桃体Ⅱ度肿大,脓腐溃破,疮面大小约 1 cm,暗红,边缘光整,无渗血。

**西医诊断:** 慢性扁桃体炎。

**中医诊断:** 乳蛾。

**辨证**：湿毒困阻。

**治法**：化湿消肿，解毒利咽。

**处方**：自拟清热化湿方加减。茵陈10 g，淡竹叶10 g，砂仁(后下)10 g，藿香6 g，泽泻10 g，干姜3 g，焦栀子10 g，炒黄芩10 g，生甘草6 g，射干10 g，柴胡6 g，炒天虫15 g，白芷10 g，川芎10 g，红枣10 g。7剂，水煎服，每日2次，口服。

**喉吹药**：以加味冰硼散2 g，金锁匙2 g，二味合成一包，每日吹患处5次。

**【二诊】** 1980年8月1日。患者咽部疼痛大减，可咽软食，惟咽干，晨起明显，自诉平素怕冷，易乏力腰酸。检查：咽喉淡红，右侧扁桃体Ⅱ度肿大，溃疡脓腐减轻，溃疡面约0.5 cm，疡脓腐减轻，舌质淡胖，苔薄白，脉细弦。湿浊基本化清，然其素体脾肾偏于阳虚，治拟补虚助阳为主。

**处方**：自拟参苓白术方加减。太子参10 g，党参10 g，炒白术10 g，怀山药10 g，陈皮10 g，制何首乌10 g，炒扁豆10 g，白茯苓10 g，当归10 g，菟丝子10 g，升麻10 g，炙黄芪20 g，鹿角片10 g，射干10 g，淡附片15 g，山茱萸10 g，红枣10 g。14剂，水煎服，每日2次，口服。

**喉吹药**：以生肌散2 g，金锁匙2 g，二味合成一包，每日吹患处5次。

**【按语】** 该患者为喉痛慢性迁延期，患者平素应酬繁多，饮食肥甘油腻，痰湿内生，复感外邪，湿热蕴结于咽喉，红肿腐溃，湿性缠绵，病情迁延，正气被耗，久治不愈，然顾桂明老师认为，虽有正虚，但湿热壅盛，先化湿浊为主，后扶正气。故方中先以茵陈、藿香、砂仁化湿浊，淡竹叶、泽泻清利小便，助邪外出，白芷、川芎消肿排脓，焦栀子、炒黄芩清热，射干清利咽喉，引药直达咽喉，柴胡入肝经，足厥阴肝经行经咽喉，故即可引药入经，又可解半表半里之邪，稍佐干姜温中以化湿邪，且反制寒凉太过，红枣、甘草缓和诸药，顾护胃气。结合喉吹药，治疗1周即见成效。二诊时湿热已除，当以扶正为主，故以参苓白术散健脾化湿，加巴戟天、菟丝子、山茱萸、鹿角片等补益肾之阴阳，加黄芪、制附片温阳益气。按此法治之，病当能愈。

（谢峰整理，顾桂明提供）

////////// **张剑华医案** //////////

**病案6.** 钱某，女，30岁。2006年6月13日。

**主诉**：反复咽痛10余年。

**现病史**：患者诉自幼体弱，反复扁桃体发炎，经常咽痛，时重时轻，伴有咽干痒不适，干咳少痰而黏稠，有10余年之久。每疲劳时咽痛即加重。近来时有咽痒咳嗽，神疲乏力。

**检查**：双侧扁桃体Ⅱ度，表面凹凸不平，隐窝口扩张，咽部淋巴滤泡色淡而肥厚，舌淡胖,苔薄白,脉细弱。

**西医诊断**:慢性扁桃体炎。

**中医诊断**:乳蛾。

**辨证**:气阴两虚。

**治法**:益气养阴利咽。

**处方**:赤芍 9 g,白芍 9 g,玉竹 9 g,南沙参 12 g,北沙参 12 g,太子参 15 g,天花粉 12 g,百合 12 g,茯苓 12 g,炙枇杷叶 10 g,百部 9 g,炒山药 15 g,生薏苡仁 15 g,桔梗 6 g,生甘草 3 g。14 剂,每日 1 剂,加水适量分 2 次煎服。

**【二诊】** 2006 年 6 月 27 日。咽痛有缓解,咳嗽基本消失,时有咽痒,检查扁桃体同前,舌脉同前,拟上方加蝉蜕 9 g。14 剂。

**【三诊】** 2006 年 7 月 11 日。咽痛明显减轻,咽痒咳嗽偶作,检查扁桃体同前,舌淡,苔薄白,脉细弱。上方继续服用 14 剂。

**【四诊】** 2006 年 7 月 25 日。咽痛基本消失,无咽痒咳嗽,检查双侧扁桃体Ⅱ度,表面凹凸不平,予炙僵蚕 9 g,浙贝母 9 g 化痰散结。后以此方加减调治,9 月 26 日复诊时患者已无明显不适,检查示双侧扁桃体Ⅱ度,表面光滑。

**【按语】** 乳蛾是以咽痛或咽部不适感、喉核红肿、表面有黄白脓点为主要特征的疾病。若病久体弱,脏腑失调,邪毒久滞喉核,易致病程迁延,反复发作。常见咽干痒不适,哽哽不利,或咽痛、发热反复发作;检查见喉关暗红,喉核肥大或干瘪、表面凹凸不平,色暗红,上有白星点,挤压喉核,有白色腐物自喉核溢出。该患者过劳即发作,咽痒咽干,脉细弱,是气阴两虚,故不用疏风之剂,用益气养阴药,如百合、制玉竹、沙参、天花粉、太子参,但不用黄芪、党参之类,以免益气升阳而火生。扁桃体表面凹凸不平,淋巴滤泡色淡而肥厚,加生薏苡仁、山药、茯苓等淡渗利湿之品以健脾利湿,患者近来咳嗽,予百部、枇杷叶清肺止咳。药证相符,患者主要症状很快缓解,后以此方随证加减调治 3 月余终获全效。

(滕磊整理,张剑华校)

# 刘福官医案

**病案 7.** 张某,42 岁。2012 年 3 月 17 日。

**主诉**:咽痛 3 日。

**现病史**:3 日前因家务劳累,晚上饮白酒半斤,次日早晨突然咽痛剧烈,咽口水进食时疼痛加剧,伴全身不适,发热恶寒,头痛身疼,四肢无力,无呼吸困难,速至医院内科就诊。内科予以头孢噻吩和痰热清静脉补液 2 日,咽痛无明显好转,转至耳鼻喉科就诊。发病以来,咽痛甚,吞咽时加剧,妨碍进食,痛连耳窍,发热面赤,口渴喜饮,口臭,尿黄便结,舌质红,苔黄厚,脉滑数。

**检查**：T 38.5 ℃，咽部黏膜鲜红，双侧扁桃体明显红肿，隐窝开口处或其邻近黏膜下有脓点，甚至融合成片状假膜，假膜易拭去，假膜下无渗血创面。双侧颌下淋巴结肿胀压痛。外周血白细胞总数 $12.6×10^9/L$，中性粒细胞 86%（↑）。

**西医诊断**：急性化脓性扁桃体炎。

**中医诊断**：乳蛾。

**辨证**：热毒壅肺。

**治法**：清热解毒利咽。

**处方**：五味消毒饮加味。金银花 10 g，野菊花 10 g，蒲公英 15 g，紫花地丁 10 g，生石膏 30 g，黄芩 6 g，黄连 6 g，桔梗 10 g，黄芪 10 g，甘草 10 g，杏仁 10 g，浙贝母 10 g。6 剂，每日 2 剂，共 4 煎，按每 3 小时服 1 煎。

**【二诊】** 3 日后，所有症状均消失，进食正常，无发热，舌质偏红，苔薄黄，脉浮数。再予前方 2 剂，每日 1 剂，分 2 次服用。

**【三诊】** 2 天后。诸症消失，随访 2 周未复发。

**【按语】** 五味消毒饮，方出《医宗金鉴》，其组成有紫花地丁、蒲公英、金银花、野菊花、天葵子，用于治疗疔疮初起，憎寒壮热证。热毒壅盛型乳蛾，因其来势急且病情凶险，为此刘福官教授在用五味消毒饮治疗时，在方中适当加入如黄芩、桔梗、黄芪、甘草等药，而更主要的是采用每日按时服用多煎的方法。一般每日 2 剂，共 4 煎，按每 3 小时服 1 煎。加减运用，如苔腻、纳差加薏苡仁、茯苓、神曲；舌尖痛、口苦加黄连；咳嗽加杏仁、浙贝母；便艰加生大黄、芒硝，体弱年高者改加桃仁、麻仁、瓜蒌仁等。用药时注意中病即止，不可过量。在门诊病房用本方法治疗此病，均获良效，刘福官教授戏称五味消毒饮为中药之中的"青霉素"。

（马胜民整理，刘福官校）

////////// **郭裕医案** //////////

**病案 8.** 李某，女，52 岁。

**主诉**：咽痛发热 1 周余。

**现病史**：1 周前无明显诱因咽痛发热在某三甲西医院就诊，诊断为"急性化脓性扁桃体炎"，予以抗生素静脉输液治疗 1 周，起初应用青霉素钠治疗 3 日，效果不显，咽痛剧烈，体温较高，T 38.8 ℃，改为头孢呋辛静滴，体温仍然较高，2 日后头孢噻肟钠治疗，可见抗生素级别逐渐升高，但效果仍然较差，咽痛剧烈，体温不降，扁桃体脓性分泌物仍有。为进一步治疗，遂寻郭裕教授就医。发病以来大便不通、小便短赤。舌质红，苔黄厚腻，脉滑数有力。

**检查**：T 38.8 ℃，无汗口臭，面色潮红，神情烦躁，腹部坚实。咽部黏膜充血肿胀，双侧扁桃体Ⅱ°肿大，表面见脓点，擦之易去，无出血。

**西医诊断**：急性化脓性扁桃体炎。

**中医诊断**：乳蛾。

**辨证**：肺胃热盛。

**治法**：清胃泻热。

**处方**：小承气汤加减。大黄 9 g，枳实 9 g，厚朴 9 g，生栀子 3 g。3 剂，水煎服，每日 2 次，每次取汁 50 mL。

2 剂后咽痛立减，热退。大便已通，腹胀、腹痛、发热症状消失。

**【按语】** 太阳之邪不解，邪传阳明。本方是治疗阳明腑实证的方子，以方中大黄泻热通便，厚朴行气散满，枳实破气消痞，诸药合用，可以轻下热结，除满消痞。切中病机，药到病除。教材《中医耳鼻喉科学》认为乳蛾邪热传里，肺胃热盛型，选择"清咽利膈汤"或"普济消毒饮"治疗。郭裕教授之所以选用"小承气汤"加减治疗本患，旨在"釜底抽薪"。《咽喉经验秘传·治法凡例》曰："凡患喉症……若至第三日，憎寒壮热，其势必重，须问其大便通利否……若二便不通，乃内有实火，非用降火解毒重剂与通二便之药，断难取效。"郭裕教授善用经方，灵活运用于临床，以大黄通腑泄热，清下焦热毒，枳实、厚朴行气除满；栀子清泻三焦之火，全方无咽喉引经药，也无清利咽喉药，但是通腑泻热，火去风灭，主要体现一"通"字。切中病机，药到病除。

（刘佳整理，郭裕校）

**病案 9.** 刘某，男，5 岁。

**主诉**：咽痛反复发作 3 个月。

**现病史**：3 个月来患童咽痛反复发作，于外院就诊，诊断为"慢性扁桃体炎"，每次发作应用抗生素及清热解毒中成药治疗 1 周可愈，每隔 2 周又发作。如此反复 3 个月，家长为进一步治疗，来寻中医中药。患童平素喜冷饮，多食饮料，5～7 日左右大便 1 次，每次大便坚实，排便困难，大汗出，或用开塞露方可。舌质黯红，苔腻，脉细。

**检查**：额部有汗，口臭。腹部坚实。咽部黏膜充血肿胀，双侧扁桃体 Ⅱ°肿大，暗红，鼻腔黏膜充血，腺样体肥大，充血，表面少许黏性分泌物。

**西医诊断**：慢性扁桃体炎。

**中医诊断**：虚火乳蛾。

**辨证**：阴虚火旺。

**治法**：滋阴利咽，润燥通便。

**处方**：生地黄 12 g，天冬 12 g，玄参 15 g。3 剂，水煎服，每日 2 次。嘱多饮用温开水。

**【二诊】** 3 日后复诊，患童用药后大便自解，咽痛明显缓解。处方：生地黄 6 g，天冬3 g,玄参6 g。7剂,再服。

1个月后复诊,患儿体健,咽部清爽。

【按语】 儿童扁桃体炎、腺样体炎都是临床的常见病、多发病,但是儿童的治疗法则是考虑儿童的体质和成人有所不同。小儿为纯阳之体,体阴而用阳。掌握儿童的体质是治疗儿童发病的关键。此患童根本问题是阴虚,阴虚生内热,热盛而化火。虚火灼伤津液,阴津不足大便困难;火为阳邪,其性炎上蒸腾,故咽痛、口臭、喜冷饮、舌红苔黄厚,脉数。治疗以增液汤。增液汤出自《温病条辨》。很多医生忽略儿童体质问题,一味使用抗生素或者清热解毒药物,看似解决了问题,但是过几天病情又发作,就是忽略了致病机理。

（刘佳整理,郭裕校）

////////// **臧朝平医案** //////////

**病案10.** 彭某,女,21岁。2008年6月19日。

**主诉**:高热、咽部肿痛2周。

**现病史**:2周前无诱因下出高热、咽痛。始用青霉素静脉滴注治疗3日,症状加剧,后改用注射用头孢曲松钠加甲硝唑静脉滴注3日,仍高烧未退,测T 39.4 ℃,口服退热镇痛药,因用之无效且咽痛不能进食用已停用3日。患者自发病以来口渴欲饮,大便欠畅。舌尖红,苔薄黄腻,脉细数有力。

**检查**:T 38.6 ℃,咽部急性充血,双侧扁桃体红肿,Ⅲ°肿大,表面布满白色厚膜。面赤气粗、口唇干裂、表情痛苦。

**西医诊断**:急性扁桃体炎。

**中医诊断**:乳蛾。

**辨证**:肺胃热盛,痰热互结。

**治法**:清热涤痰,消肿利咽。

**处方**:挂金灯9 g,山豆根6 g,牛蒡子(打)9 g,射干6 g,生山楂12 g,皂角刺9 g,天花粉10 g,牡丹皮9 g,浙贝母9 g,生山药15 g,蒲公英15 g,桔梗4.5 g,生甘草3 g。3剂,水煎频服。

【二诊】 2008年6月20日。患者之母来院诉:回家后即遵嘱煎服中药,服至3汁(1.5剂)后咽痛、发热等症状迅即消失,要求进食,未再用抗生素及外治药,患者因病脱课已久,即带剩下煎好的中药去上学,住校未能来诊。

【三诊】 2008年7月12日。门诊随访,全身及局部均无不适。检查:咽部无明显充血,咽后壁滤泡较增生,双侧扁桃体Ⅱ°,无充血,隐窝开口洁,无干酪样物积聚。

**随访**:2009年3月1日。电话联系:迄今烂乳蛾未再发,仅在去年11月份受凉后觉咽痛,无发热,即自持原方购得 2 剂中药煎服后咽痛消失。

【按语】　何为烂乳蛾?急性扁桃体炎中医称之"风热乳蛾",证见扁桃体红肿胀大、咽痛、吞咽困难、发热等;若见蛾体白腐碎烂者,则谓之"烂乳蛾"。病因多为风热外侵,肺经有热,邪热传里,肺胃实热蕴盛,上攻咽喉。祖国医学无"咽部急性感染"的名称,然按各自的临床表现,分别可归属于"风热喉痹""风热乳蛾""喉痈"等范畴,属咽喉实热病证。已故著名中医喉科专家张赞臣教授认为这些病证大都因风邪外袭,肺胃之火上升、风火相搏,挟痰瘀凝滞郁结所致,治疗应以清解肺胃热毒为法,其创立的经验名方"金灯山根汤"治疗急性扁桃体炎等 7 种咽部急性感染性疾病,疗效卓著。本医案治疗,即以金灯山根汤加减,方中挂金灯、山豆根两药均苦寒,挂金灯善清肺胃之热,能消郁结,止喉痛,消喉肿及一切疮肿,为治喉症的专药;山豆根有"解咽喉肿痛第一要药"(《本草求真》)之称,二药配合应用能增强清热解毒,消肿止痛的功效。牛蒡子既能疏风散热,化痰利咽,又因其性寒滑利,有清肠通便之效,对咽喉疾病生用,辛散苦泄,消肿化痰利咽效果佳,对痰涎壅盛咽头堵塞者更有宣畅利咽作用。桔梗味苦辛性平,除能宣肺化痰利咽外,还可排脓消痈,又为手太阴肺之引经药,借其提升之力,可引药直达病所而奏速效。诸药同用,共奏清热涤痰,消肿利咽之功,收效显著。

(李艳青整理,臧朝平校)

## 二、喉痈

////////// **张赞臣医案** //////////

**病案 11.** 施某。1940 年 11 月 23 日。

**现病史:** 肝胃之火上升,腭肿木痛,头巅胀痛,肝阳上扰,脉象弦滑,舌苔糙腻,大便艰解。

**西医诊断:** 扁桃体周围脓肿。

**中医诊断:** 喉痈。

**辨证:** 肝阳上扰。

**治法:** 平肝降火。

**处方:** 赤芍 6 g,白芍 6 g,牡丹皮 9 g,黑栀子 12 g,火麻仁 12 g,绿芦根 1 支,黄连 4.5 g,京玄参 9 g,连翘壳 9 g,杭菊花 9 g,淡黄芩 9 g,浙贝母 12 g,生瓜蒌皮 9 g,生瓜蒌仁 9 g,稽豆壳 9 g。

【按语】　喉痈较乳蛾肿胀的范围为大,热毒较盛。因其发生的部位不同,名称稍异。生于咽关外者名外喉痈,正咽关处名骑关痈,咽关内者名里喉痈,生于上颚者名上颚痈。一般里喉痈证情较严重,盖其所处地位狭窄,如肿胀过甚,痰涎壅盛时,可致气道阻塞,况其形色难见,吹药亦难到,故较为难治。

治疗喉痈的方法,以清热解毒为主,挟表邪者疏风泄热;大便秘结者通腑降火;但已成脓者,不可发表攻里,而宜托毒箍脓。在整个治疗过程中,清化痰热之法,必须终始运用,否则痰涎壅塞,证势更为严重。

喉痈初起,如能及时处理则可消退,若热毒炽盛,或处理失当,则大多化脓。身体壮实者,一周之内可以成脓。在用手术排脓时,必须掌握时机,过早开生刀,早泄气血,每易形成僵化,延误疗程;过迟则泄烂过甚,内腐亦深,较难痊愈。须俟肿胀处顶高中软有波动感时,为手术最好之候。身体虚弱者则化脓往往较慢,尚须结合内托之法。亦有个别病例,肿势延及颈侧与颌下,甚者亦可化脓,故于初起之时,须结合外敷消退之。

(滕磊整理,张剑华提供)

**病案 12.** 陈某,男,32 岁,干部。

**初诊:**1962 年 8 月 30 日。

**现病史:**素有喉痛史,每因劳累辄易发作。4 日前因工作关系,连续二夜不寐,以致咽喉疼痛,有低热。在乘车来沪途中,咽痛更甚,吞咽困难,即至某医院耳鼻喉科诊治,症情未见减轻。来诊时,形寒发热(38 ℃),头痛以前额为甚。咽喉干燥作痛,声音嘶哑,痰多黏腻,胸闷。大便五天未解,小便色赤。精神疲乏,面红目赤。脉滑数,舌苔根腻。

**检查:**右咽关红肿高突,延及颈部。

**西医诊断:**扁桃体周围脓肿。

**中医诊断:**右喉痈。

**辨证:**痰热内蕴,挟肝胃之火上升。

**治法:**苦降涤痰,通利泄热。

**处方:**黄连 2.5 g,赤芍 9 g,炙僵蚕 9 g,牛蒡子 9 g,挂金灯 9 g,山豆根 9 g,射干 4.5 g,桔梗 3 g,生甘草 1.5 g,黑栀子 9 g,知母 9 g,瓜蒌皮 9 g,元明粉 9 g(分冲)。

外治:①喉科牛黄散吹入喉部患处,每日 2~3 次。②银硼漱口液漱口,日 3~4 次。③芙蓉软膏外敷颈部,1 日 1 换。服药 2 剂后,大便通,发热退,咽喉红肿亦明显减退。

二诊时,上方去川黄连、元明粉,再服 2 剂而愈。

**【按语】** 该患者病发于劳累少睡之后,大便秘结,是心肝火旺,胃肠积热为主,其来势虽急,但及时治疗,投以苦降通幽之剂,即大便通,热退,咽关肿胀轻减,故治疗 7 日而愈。

(滕磊整理,张剑华提供)

**病案 13.** 徐某,男,54 岁。1961 年 12 月 14 日。

**现病史:** 1 周前觉咽痛,吞咽不利,继而颌下颈部肿胀逐渐加重,吞咽更加困难,头颈活动受碍,转动感疼痛。曾用抗生素等治疗无效而入院。大便 1 周未通,小便短赤。刻下:恶寒发热,痰多黏腻咯吐不爽,否认异物外伤史者。脉右弦滑左软弱。

**检查:** 颈部肿胀散漫及于颌颐,且有结块微红,按之觉痛,咽喉蒂丁会厌正常无红肿。

**西医诊断:** 颌下腺间隙蜂窝织炎。

**中医诊断:** 锁喉痈。

**辨证:** 风痰结滞。

**治法:** 疏风化痰,通幽托毒。

**处方:** 荆芥、防风、皂角刺各 4.5 g,牛蒡子、炙僵蚕、京赤芍、浙贝母、生瓜蒌皮、生瓜蒌仁、赤茯苓、杏仁各 9 g,薏苡仁 9 g,白桔梗、炙甲片各 3 g,生甘草 1.5 g,地骷髅 12 g。2 剂。

12 月 16 日在局部麻醉下作颌下切开引流,有较多黏稠之脓液流出。上方去皂角刺、炙甲片,加金银花、连翘、枇杷叶(包)各 9 g。1 剂。

**【二诊】** 1961 年 12 月 17 日。锁喉痈经切开脓泄颇多,肿痛减退,创口清洁,惟精神疲乏,正气衰弱,脉象软弱,舌苔干糙,咽喉部右关有白腐,大便干结。痰热尚未全化,治则清化排毒。生甘草 2.4 g,白桔梗 3 g,大白芍、京元参、天花粉、浙贝母、金银花、瓜蒌皮、瓜蒌仁、地骷髅各 9 g。5 剂。

**【三诊】** 1961 年 12 月 23 日。锁喉痈脓泄已清,创口将近愈合,惟面色㿠白,晨起面目浮肿,暮则两足跗肿,脉象右细左弱重按不应指,辨证脾失健运、肾气不足,且咽干声音不扬,肺金乏清肃之权,拟悦脾益肺、培本养营为法,焦白术 6 g,大白芍、稽豆衣、熟女贞子、北沙参、京元参、肥玉竹、怀山药各 9 g,紫丹参 4.5 g,黑料豆、冬瓜皮各 12 g。8 剂。

**【四诊】** 1962 年 1 月 2 日。面浮肿已退,咽干亦瘥,脉右手按之有力,左手亦能应指,两足跗肿依然。辨证气血两亏,水浊下注,脾肾气衰之故,再予扶正悦脾养营益气为法,连皮苓、冬瓜皮、南沙参各 12 g,焦白术 6 g,大白芍、扁豆衣、怀山药、熟女贞子、生薏苡仁、熟薏苡仁各 9 g,生黄芪、紫丹参各 4.5 g,赤豆 15 g,连服 11 剂后伤口愈合,肿胀全部消退,于 1 月 13 日痊愈出院。

**【按语】** 本病为现代医学中的"颌下腺间隙蜂窝织炎",发生于舌下间隙的蜂窝组织,并向下颌下间隙扩散,由于其感染时向下向后扩展的空间很少,故极易引起气道阻塞,并可累及腮腺、咽旁间隙和咽后间隙。病初起时,咽部及舌部疼痛,舌肿大,舌下水肿,舌体上抬,舌运动受限,说话不清楚,严重时可引起喉水肿,声音嘶哑及呼吸困难,危及生命。中医称之为锁喉痈,意即由喉痈致喉关要道闭锁,患者先以疏风化痰、通幽托毒之内服汤药予以治疗,并配合切开排脓之手术疗法,脓溃后气血受损,正气虚弱,在痰热尚未全化前,仍以清化排毒治之,待脓泄已清后,则予以益气和营消肿法治之,终使病症转危为安。临床上对气血亏虚,痈肿肿势散漫,根盘不易消者,或病久伤正者,用益气和营,扶助正气,使经脉流通,痈肿得以消散。

(滕磊整理,张剑华提供)

////////// **朱宗云医案** //////////

**病案 14.** 黄某,女,48 岁。

**主诉:** 咽痛 3～4 日,伴怕冷发热,体温 38 ℃以上,大便干燥,以往有相同病史,但程度较轻。脉细数,舌红苔薄黄。

**检查:** 咽部充血,右侧扁桃体红肿,隐窝有白点,后柱充血水肿,双声带充血水肿。

**西医诊断:** 扁桃体周围脓肿。

**中医诊断:** 喉关痈。

**治法:** 辛凉解表,清热退肿。

**处方:** 浙贝母 9 g,桑叶 9 g,金银花 9 g,黄芩 4.5 g,连翘 9 g,板蓝根 9 g,焦栀子 9 g,天花粉 9 g,绿豆衣 4.5 g,赤芍 9 g,芦根 30 g。

服药 3 剂后,咽痛显减,体温正常,扁桃体红肿渗出消失。

**【按语】** 扁桃体周围脓肿,相当于中医学文献中"喉关痈"的一种。其病多风热实证,病情严重,来势凶猛,治疗当以祛邪为要,家传"泻脓汤"(浙贝母 9 g,皂角刺 9 g,金银花 9 g,连翘 9 g,焦栀子 12 g,板蓝根 12 g,炒僵蚕 9 g,黄芩 12 g,天花粉 15 g,芦根 30 g)长于清热解毒,破瘀消肿及解表。

"泻脓汤"适用于急性扁桃体炎和扁桃体周围脓肿,无论脓肿形成与否,皆可应用。未形成者,可消肿自愈,已形成者可加速其自溃而愈。妇女经来加小蓟,孕妇应去活血药。本病初起,脓肿还不明显者,可减去皂角刺,如兼表邪,发热恶寒,骨节酸痛较者可加重浙贝母,并加薄荷、桑叶等疏风宣散药。如里热较重,症见扁桃体红肿较甚,吞咽困难,宜酌加清热之品,如挂金灯、甘中黄、绿豆衣、射干等。如脓肿已成熟,可重用皂角刺、炙穿山甲,使其脓溃出而愈。后期实热已减,阴液受劫,可酌减板蓝根、黄芩等苦寒之品,加玄参、麦冬等养阴药。多年来应用本方治愈患者甚多,只要辨证正确,都能收到显著疗效。

(陈婕整理,张守杰提供)

///////// **顾振达医案** /////////

**病案 15.** 张某,男,41 岁,工人。1985 年 4 月 8 日。

**主诉:** 咽喉肿痛 5 日。

**现病史:** 5 日前无诱因下出现咽喉肿痛,汤水难下,曾于外院注射"青霉素",疗效欠佳。刻下:患侧耳窍伴雀啄样刺痛,痰涎壅盛,自觉有时塞喉,影响呼吸,晚上咽疼增剧难受,不能入眠,壮热烦渴,大便秘结,3 日未行。舌质红,苔黄腻,脉洪数有力。

**检查:** T 39.3 ℃,急性病容痛苦貌,见咽部出血明显,右侧扁桃体红肿高凸,肿势牵引上颚,悬雍垂被迫向左侧倾斜。辅助检查:血常规(外院)白细胞 21.89×10⁹/L,中性粒细胞 86%(↑),淋巴细胞 12%,CRP 62 mg/L(↑)。

**西医诊断:** 急性化脓性扁桃体周围炎。

**中医诊断:** 喉痈。

**辨证:** 成脓期,热毒内蕴。

**治法:** 托毒排脓、清热解毒,辅以消法。

**处方:** 箍脓托溃汤加减。牛蒡子 15 g,炒天虫 15 g,薄荷 6 g,柴胡 15 g,金银花 15 g,蒲公英 30 g,当归 10 g,升麻 12 g,夏枯草 15 g,射干 12 g,生大黄 15 g,瓜蒌仁 15 g,皂角刺 15 g,白芷 9 g,芙蓉花 15 g,黄芩 15 g。7 剂,每日 1 剂,加水适量分 2 次煎服。每日 2 次。

**喉吹药:** 以加味冰硼散 2 g,上品冰麝散 2 g,二味合成一包,每隔 2 小时吹喉患处 1 次。

**【二诊】** 1985 年 4 月 10 日。药后腑气已通,得大便 2 次,身热已退,右侧扁桃体红肿,疼痛,已见缓解,悬雍垂恢复正常,患侧耳窍雀啄样刺痛已消失,痰涎少而咯吐通畅,呼吸自然。能服流质饮食,全身舒适,脉微数,苔微黄,症见好转。处方:守上方去生大黄、皂角刺、白芷、薄荷,加胆南星 12 g,山药 10 g,2 剂。再以喉吹药,以加味冰硼散 1 g,金锁匙 2 g。二味合成一包,每日吹喉患处 3 次。

**【按语】**《疡科纲要》有云:"治疡之要,未成者必求其消,治之于早,虽有大证,而可消散于无形",肿疡治疗总以消散为第一要义。本病案为喉痈成脓期,当属喉科急症,治疗当以托溃法为主,辅以消法,考虑其大便不通,热势较重,固用"釜底抽薪"之法,药证相应,收效明显。所谓"消法"就是用消散药物,使初起疡肿得到消散,此法应适用于喉痈的治疗。因此喉痈初期,未成脓时,治疗应以消散为贵。消法包括内消(即内服药)和外治(即外敷和喉吹药等)两个方面。内消法临床中常用的有解表(如防风、荆芥、薄荷、牛蒡子等)、清热(如金银花、连翘、蒲公英、紫花地丁、黄芩、牡丹皮、芙蓉花等)、通里(生大黄、玄明粉)、祛痰散结(半夏、浙贝母、瓜蒌仁、炒天虫、玄参)、活血(如川芎、赤芍、穿山甲、皂角、乳香、没药等)等药。喉吹药应用上品冰麝散清热解毒活血为主;加味冰硼散清热散结为主;金锁匙软坚消肿、引痰涎外出。三味结合,共奏清热解毒、祛痰散结、消肿散痈之功。

(谢峰整理,顾桂明提供)

**病案 16.** 胥某,女,34 岁,农民。1980 年 12 月 8 日。

**主诉:**咽喉肿痛 3 日。

**现病史:**3 日前出现咽喉肿痛,且逐日加重,吞咽时咽疼更剧,张口困难,痰涎稠多,言语不清,牙关紧,曾在当地公社卫生院就诊,予以抗生素治疗,未见明显改善。病初有畏寒感,刻下咽痛,言语不畅,发热,无汗,二便正常,遂来就诊。舌质红,苔薄黄腻,脉滑数。

**检查:**血压 120/84 mmHg,T 38.5 ℃,心肺正常。左侧扁桃体Ⅲ度肿大,隐窝上可及一针头样白点。

**辅助检查:**血常规示白细胞计数 $11.5 \times 10^9$/L,中性粒细胞 80%,淋巴细胞 20%。

**西医诊断:**急性化脓性扁桃体炎。

**中医诊断:**喉痈。

**辨证:**外邪侵袭,热毒搏结。

**治法:**疏风清热,化痰消肿。

**处方:**以家传消肿利咽汤加味。牛蒡子 20 g,炒天虫 20 g,金银花 30 g,蒲公英 15 g,薄荷 3 g,玉桔梗 5 g,炒赤芍 10 g,当归尾 10 g,浙贝母 10 g,甘草 5 g,瓜蒌仁 10 g,炙穿山甲片 10 g。2 剂,水煎服,每日 2 次,口服。

**喉吹药:**以加味冰硼散 2 g,上品冰麝散 2 g,二味合成一包,每隔 2 小时吹喉患处 1 次。

**【二诊】** 1980 年 12 月 10 日。经治疗后,咽喉肿痛已消失,饮食无碍,张口、语言均不受影响,身热已尽,痰涎减少,二便调,睡眠舒适。查体:T 37.2 ℃,扁桃体轻度肿大,微充血。舌淡红,苔薄,脉滑。处方:牛蒡子 15 g,炒天虫 15 g,薄荷 3 g,玉桔梗 3 g,金银花 30 g,连翘 10 g,炒赤芍 10 g,生甘草 3 g,射干片 10 g,浙贝母 10 g,5 剂。并用喉吹药,以加味冰硼散 1 g,加味珠黄散 1 g,红雪散 1 g,三味合成一包,每日吹喉患处 3 次。

1980 年 12 月 16 日患者来信,上药服实,病即告愈。

**【按语】** 发生于咽喉部周围的脓肿,中医均称为喉痈,可参考现代医学的扁桃体周围脓肿,为喉科常见的急性病,咽部出现肿胀、充血、疼痛灼热、发病急,来势凶,如不及时消散,即蒸腐成脓。疾病初起,有畏寒发热,脉浮数等,乃外感风热邪毒,局部症状肿胀、充血、疼痛,为热毒蕴结壅聚于咽喉所致。方中金银花、蒲公英、牛蒡子、炒天虫、薄荷清热解毒、疏风散热；瓜蒌仁、浙贝母散结消痰；炙穿山甲片、赤芍、归尾散瘀止痛；甘草利咽解毒，和中止痛；桔梗宣肺祛痰利咽，并借其升之功，可引其他药物上浮而加速奏效。穿山甲性善走窜，穿透力强，直达病所，能攻坚排脓，散瘀消肿。喉吹药先予冰麝散、冰硼散以清热解毒、消肿止痛为主，待热毒渐退，改予加味冰硼散、珠黄散、红雪散消肿散坚，祛痰利咽。顾振达先生强调，喉痛初起有表证者，宣解不宜遏，不能峻用和过服寒凉之药，否则寒遏于外而邪热郁于内，毒即内陷。在治疗时重视化痰，痰去则邪无以附，咽喉得愈。

（谢峰整理，顾桂明提供）

## 三、急喉风

/////////// **张赞臣医案** ///////////

**病案 17.** 蒋某，男，45 岁。1976 年 2 月 24 日。

**主诉**：咽痛、吞咽痛 1 日。

**现病史**：咽部常有梗阻感 3 月余，但进食无妨碍。近 1 日吞咽时疼痛，不能进食。舌质红，苔薄，脉弦滑。

**检查**：咽后壁淋巴滤泡增生，间接喉镜检查见会厌舌面红肿充血，偏左侧有乳白色黄豆大小囊肿，表面充血。

**西医诊断**：急性会厌炎。

**中医诊断**：急喉风。

**辨证**：痰热阻肺，气火上升咽喉。

**治法**：清化痰热、消肿。

**处方**：薄荷叶（后下）3 g，挂金灯 12 g，赤芍 9 g，牡丹皮 9 g，僵蚕 9 g，山豆根 9 g，黄芩 9 g，牛蒡子 9 g，白桔梗 4.5 g，人中黄 3 g，连翘 9 g，鲜芦根 30。3 剂。另用银硼漱口液含漱，每日 3～4 次。

【二诊】 1976 年 2 月 26 日。咽痛明显好转，检查见会厌舌面仍有充血水肿，偏左见一囊肿，舌根黄腻，脉弦滑，继以清化痰热利咽法治之。处方：挂金灯 9 g，赤芍 6 g，牡丹皮 9 g，山豆根 4.5 g，牛蒡子 9 g，白桔梗 4.5 g，人中黄 3 g。3 剂。

【三诊】 1976 年 2 月 28 日。咽痛已止，进食如常，会厌充血红肿全部消退。为求根治，在表面麻醉下摘除囊肿，术后患者仍觉咽部梗阻感，口燥作干，苔薄黄，脉滑，余热未尽，再予清化调治。处方：金银花 9 g，赤芍 9 g，牡丹皮 9 g，山豆根 9 g，牛蒡子 9 g，陈皮 4.5 g，玄参 9 g，川石斛 9 g，甘草 3 g。服 3 剂后痊愈。

【按语】 本病治宜内服清热解毒、化痰利咽消肿为法，外用清热祛痰消肿药配合。张剑华教授常以"金灯山根汤"加减内服治疗之,并根据症状之不同,方中配以金银花、连翘、赤芍、牡丹皮、前胡、浙贝母等药物;外用"银硼漱口液"含漱,加强祛痰之效果,曾治愈数十例急性会厌炎患者。该患者乃痰热阻肺,气火上升所致,治疗以清化痰热消肿为法,在"金灯山根汤"方中加连翘,不仅加强清热解毒的作用,且连翘为"疮家圣药",可加速消散。

(滕磊整理,张剑华提供)

## 四、喉痹 ━━━━━━━━━━━━━━━━━━━━━━━━━━●

/////////// **张赞臣医案** ///////////

**病案 18.** 苏某,男,48 岁。1991 年 8 月 23 日。

**主诉:**咽痛反复发作 6 年。

**现病史:**6 年来右侧咽部刺痛反复发作,每由劳累后诱发,进食无妨碍,因双目已老花,看书阅读戴眼镜即感咽部不适,为求咽部症状略减,常服食薄荷糖。时有鼻塞及涕向后流至咽部之症状。性情易暴躁,常会双颧升火,时觉头昏眼花,眼睛发糊。曾多处求治,服中西药物均未见效。大便欠实,每日 1 次。肝炎已治愈。舌质稍红,边微黄,苔干、中少苔,舌底脉轻显,色紫褐,脉弦细。

**检查:**鼻黏膜慢性充血,鼻中隔右偏,咽后壁黏膜色嫩红,小瘰色隐红。X 线片示鼻窦及茎突均正常。

**西医诊断:**慢性咽炎。

**中医诊断:**喉痹。

**辨证:**肝火旺盛,肺气不足。

**治法:**平肝益阴,宣肺化痰,佐以利咽。

**处方:**大白芍 6 g,稆豆衣 9 g,嫩前胡 4.5 g,白桔梗 4.5 g,生甘草 3 g,南沙参 12 g,北沙参 12 g,茯苓 9 g,茯神 9 g,生薏苡仁 12 g,浙贝母 6 g,建神曲(包)9 g,沙苑子 9 g,野百合 12 g。

**【二诊】** 1991 年 9 月 2 日。患者服药 10 剂后觉咽刺痛稍有轻减,余症虽仍在,但说明药尚对症,既见效益,守方以图缓治,共服药 4 月。服药至 2 个月后,咽刺痛已瘥,戴眼镜后亦无咽痛不适,头晕减轻,但双目仍感模糊,觉两侧腰部酸痛,余无不适。检查见咽后壁黏膜色泽已经正常,小瘰基本消净,舌质转淡,苔净,舌下脉紫褐已退,脉缓和平,再予平肝养心调治。处方:大白芍 9 g,沙苑子 9 g,青葙子 9 g,茯苓 9 g,茯神 9 g,白桔梗 3 g,生甘草 3 g,制黄精 9 g,生薏苡仁 12 g,蒺藜 9 g,甘枸杞子 12 g。30 剂,1 个月后随访痊愈。

**【按语】** 患者病症已 6 年,发作每与劳累有关,性情急躁,易升火,时觉头昏眼花目糊,斗底黏膜色嫩红,小瘰色隐红,舌偏干、中少苔。边微黄,舌下经脉轻显紫褐,脉细弦,均为肝火旺盛之候;鼻涕倒流乃肺气不畅;过食薄荷糖以至气走散故目糊。五官相互有关,综观脉证,病在肝、肺,属肝阳上亢、肺气失宣之阴虚喉痹,治以平肝益阴、宣肺化痰,方用"养阴利咽汤"(由大白芍、川百合、南沙参、北沙参、天花粉、白桔梗、嫩射干、生甘草组成)去天花粉、射干,加平肝药稽豆衣、沙苑子,虽肝旺,然不用散风疏泄之白蒺藜;宣肺化痰用前胡配浙贝母,湿阻中焦,大便不实,薏苡仁、茯苓、建曲健脾渗湿。至二诊时,患者气色精神均转佳,舌苔清净,故去除痰之南沙参、北沙参、百合、浙贝母,以青葙子、蒺藜相配平肝养心;喉症仍用"甘桔";为调整机体功能加用黄精、枸杞子、薏苡仁。本病若单治咽喉,难以起效,治从脾、肺、肝,调整五脏之气则病自愈。

(滕磊整理,张剑华提供)

## 朱宗云医案

**病案 19.** 杨某,女,52 岁。

**现病史:** 咽痛声哑 1 周余,伴发热。脉细,舌质红苔薄。

**检查:** 声带充血闭合差,杓状软骨红肿明显。

**西医诊断:** 急性喉炎。

**中医诊断:** 急喉瘖。

**辨证:** 外感风热,热邪犯肺。

**治法:** 祛风清热。

**处方:** 金银花 12 g,连翘 9 g,桑叶 9 g,薄荷 3 g(后下)、杏仁 4.5 g,川贝母 1.5 g,蚕蛹 9 g,木蝴蝶 1.5 g,蝉蜕 4.5 g,马勃 3 g,白前 4.5 g。5 剂。

7 日后复诊,发音嘶哑好转,咽微痛,舌偏红脉细,间接喉镜示声带水肿明显改善,闭合稍差,杓状软骨未见充血。

**【按语】** 本病多为外感时邪,风热袭肺,或大声喊叫,损伤声带。治法:祛风、清热、消肿。常用药物:僵蚕、桑叶、薄荷、荆芥、蒲公英、金银花、连翘、泽泻、车前子。"温邪上受,首先犯肺"。一般是在感冒后,突然出现音哑,局部常见声带急性充血水肿。这是由于风热之邪侵袭入肺,咽喉首当其冲,先受侵袭。全身症状常有发热恶风,脉浮数等症。风邪在体表,肺主皮毛,所以先宜祛风。祛风药如僵蚕、薄荷等,本身还有消肿作用。声带充血用金银花、连翘清热,声带水肿用泽泻、车前子消肿。本病的治则是全身辨证与局部辨证相结合,同时应根据声带充血与水肿的程度,以决定祛风与清热的主次关系。

(陈婕整理,张守杰提供)

**病案 20.** 赵某,女,30 岁。

**现病史:** 声带息肉术后 1 月半,咽部干痛欲饮,发音嘶哑。脉细,舌红苔薄。

**检查**：左声带充血肿胀,色暗紫。

**西医诊断**：慢性喉炎。

**中医诊断**：慢喉瘖。

**辨证**：血热瘀结。

**治法**：清热、凉血、活血。

**处方**：木蝴蝶 1.5 g,蝉蜕 4.5 g,麦冬 9 g,玄参 9 g,赤芍 9 g,牡丹皮 9 g,金银花 9 g,蒲公英 9 g,丹参片 4 片(吞)。14 剂,每日 1 剂,加水适量分 2 次煎服。

服药 14 剂后,近两天来,自觉发音较好转,但咽部仍有疼痛不舒。间接喉镜,左侧声带边缘轻度充血呈粉红色,脉细带弦舌偏红,原方加生地黄 12 g,沙参 9 g,续服 14 剂。

药后,发音明显好转,但讲话多后易嘶哑,咽干欲饮。间接喉镜示左声带仅见轻度充血。舌偏红脉滑。原方加川石斛 12 g,珍珠母 12 g。

**【按语】** 患者常有咽腔充血,口干欲饮,小便黄等全身症状,局部检查可见声带充血色鲜红,均是热证的表现。血热则可煎熬成瘀,所以在清热凉血中佐以活血。方中木蝴蝶、胖大海、蝉蜕能宣扬透达,开肺气,清肺热;赤芍、牡丹皮凉血活血;金银花、蒲公英清热;热邪易伤阴,易出现阴虚症状,所以用沙参、麦冬以养阴生津。常用药物:木蝴蝶、胖大海、蝉蜕、沙参、麦冬、赤芍、牡丹皮、鲜生地黄、金银花、蒲公英、丹参、玄参。

(陈婕整理,张守杰提供)

## 马鸿声医案

**病案 21.** 秦某,男,41 岁。1994 年 10 月 17 日。

**主诉**：咽部干痛 10 余年,加重 1 周。

**现病史**：咽干痛,哽哽不利,长达 10 余年之久。曾服用西药消炎,中成药清热解毒,均未见效果。近 1 周咽部烧热,疼痛加重,以频频饮用凉水而得以缓解,咽部烧灼干痛,经人介绍来上海中医药大学附属龙华医院喉科就诊。舌红少苔,脉细小弦。

**检查**：咽部色泽略暗红,干燥少津,咽后壁黏膜慢性充血。间接喉镜检查示会厌未见红肿,双侧声带重度充血,边缘光滑,活动正常。室带正常。梨状窝未见积液等。

**西医诊断**：慢性咽喉炎。

**中医诊断**：慢喉瘖。

**辨证**：阴虚津亏,咽喉失润。

**治法**：清热养阴,生津润喉。

**处方**：玄参 12 g,麦冬 12 g,生地黄 15 g,南沙参 12 g,板蓝根 12 g,金银花 15 g,

赤芍 12 g,牡丹皮 12 g,连翘 12 g,黄芩 12,甘草 6 g。7 剂,水煎服,每日 1 剂,分早晚温服。

**【二诊】** 10 月 2 日。咽哽痛,灼热均已渐消,口干未减。检查:咽后壁滤泡少许,舌干苔薄白,脉细。处方:原方去连翘、黄芩加太子参 12 g,玉竹 12 g。14 剂,水煎服,每日 1 剂,分早晚温服

**【按语】** 慢性咽炎是耳鼻咽喉科常见病之一。由脏腑虚损、虚火上炎,或脏腑失调、气阴两虚所致。临床以咽干、灼热疼痛、异物感为主要表现。此病相当于中医学的"阴虚喉痹"。就诊于中医治疗者甚多。马鸿声老师善用增液汤加味治之,或用养阴清热汤加减治之,屡获良效。常用药:玄参、麦冬、生地黄、南沙参、太子参、赤芍、牡丹皮、浙贝母、板蓝根、金银花随证加减。咽痛甚者加连翘、黄芩、射干;口渴甚者加天花粉、玉竹、芦根;声嘶者加胖大海、木蝴蝶等;气虚者加黄芪、白术等。增液汤有神奇的功效与作用,重用玄参苦咸寒,清热养阴生津;麦冬养胃滋阴润燥;生地黄凉血清热养阴,三药合用加强养阴作用,既能生津解渴又能润肠通便。本方乃为增水而行舟之法。另用南沙参、太子参加强益气养阴,补而不滞之功。用赤芍、牡丹皮加强凉血清热。用板蓝根、金银花清热解毒。另外,板蓝根现代医学研究有广泛抗炎作用,对病毒有抑制作用。金银花对多种革兰阳性菌和革兰阴性菌均有一定的抑制作用。有痰时加浙贝母化痰润肺。马鸿声老师善用增液汤加味治疗慢性咽炎。马鸿声老师认为,咽部充血然其病源,多为肺肾阴虚,虚火上炎,故不宜用黄连等苦寒之品直折其火,而应滋水之源,以制阳光。而苦寒之品,多用易燥而化火,更伤其阴津。临床常用生地黄、麦冬、玄参增其阴液而清肺润喉。复加太子参、南沙参、玉竹补其正气而养阴液使之补而不滞;牡丹皮、赤芍清热凉血而泻其虚火等。临床运用,常有殊效。

(王丽华整理,张龙英提供)

////////// **何宗德医案** //////////

**病案 22.** 张某,男,33 岁。1987 年 11 月 8 日。

**主诉:** 咽喉干涩不适 3 年。

**现病史:** 3 年前无诱因下出现咽喉干涩不适。常有刺痛,多黏痰,时有干呕恶心,张口刷牙时明显,脘腹胀闷,纳可眠欠,二便正常。脉软,苔黄腻。

**检查:** 痰湿质,体态肥胖,咽色红少津,后壁滤泡增生,咽反射增强,张口则呕恶。

**西医诊断:** 慢性咽炎。

**中医诊断:** 喉痹。

**辨证:** 痰热互结,胃气不顺。

**治法:** 清热化痰,和胃降逆。

**处方:** 柿蒂 9 g,竹茹 9 g,半夏 9 g,玄参 9 g,莱菔子 9 g,生地黄 9 g,陈皮 9 g,茯

苓 9 g,天花粉 9 g,土牛膝根 12 g,甘草 3 g。7 剂。

【二诊】 痰咳腹胀消失,干呕恶心大减,滤泡未减,但色转淡黄。处方:上方加夏枯草 12 g,7 剂。

【三诊】 干呕恶心已解,咽觉干涩,滤泡如前。改用益气固表,化痰散结法:生黄芪 30 g,夏枯草 15 g,白术 9 g,防风 9 g,杏仁 9 g,浙贝母 9 g,玄参 9 g,生地黄 9 g,沙参 9 g,生姜皮 3 g,生甘草 3 g。

每周复诊 1 次,基本守三诊方,前后共六诊,症状全平,滤泡消退。

【按语】 咽后壁淋巴滤泡增生、咽喉干涩刺痛异物感、痰黏不爽,称颗粒性咽炎,属于中医学"阴虚喉痹"范畴,是慢性咽炎的一种,常以虚火痰结为患。色红者属痰热互阻,色淡者为痰湿结滞。"知标本者,万举万当"。本医案患者病机从痰热互结、胃气不顺认识。治则清热化痰,和胃降逆。方中陈皮、茯苓、半夏、甘草为二陈汤,燥湿化痰;柿蒂、竹茹、莱菔子理气和胃降逆;玄参、生地黄、天花粉养阴生津;土牛膝根利咽止痛;夏枯草化痰散结以消滤泡之增生。三诊方中,生黄芪、白术、防风为玉屏风散,益气固表;夏枯草除痰散结;杏仁、浙贝母化痰;玄参、生地黄、沙参养阴润肺利咽喉;生姜皮利湿化痰;生甘草利咽,调和诸药。

（马胜民整理,刘福官校）

////////// **顾振达医案** //////////

**病案 23.** 刘某,男,45 岁,银行职员。1984 年 6 月 10 日。

**主诉:** 反复咽干咽痛 5 年。

**现病史:** 咽干咽痛 5 年,未进行系统治疗,加重时自行服用一些"清热解毒"中成药来缓解症状,效果不尽满意。近 1 月自觉咽部干痛症状加重,自服头孢类抗生素可暂获短期疗效。咽干痛晨起及夜间明显,咽口水隐痛,进食无影响,偶有喉间异物感,无痰,平素喜食寒凉之品,冬天怕冷,乏力,大便略稀,日行 1 次,小便正常,纳寐可。舌淡红,质胖边齿痕,苔薄白,脉细。

**检查:** 神清,咽部轻度充血,咽后壁淋巴滤泡增生。实验室检查示血常规(外院)(－)。

**西医诊断:** 慢性咽炎。

**中医诊断:** 慢喉痹。

**辨证:** 气虚痰结。

**治法:** 补中益气,理气化痰。

**处方:** 参苓白术散加味。炙黄芪 20 g,太子参 10 g,党参 10 g,炒白术 10 g,升麻 6 g,茯苓 10 g,陈皮 10 g,白扁豆 10 g,山药 10 g,制何首乌 10 g,当归 10 g,菟丝子 10 g,肉桂(后下)3 g,制半夏 9 g,厚朴 12 g,绿萼梅 9 g,玄参 12 g。7 剂,每日 1 剂,加水适量分 2 次煎服。

【二诊】 1984 年 6 月 17 日。药后咽部干痛较前明显好转,晨起稍有咽部微干,乏力改善,咽喉异物感仍有,改善不明显,二便调,纳寐可。舌淡红,苔薄,脉细。守上方去太子参、党参,加香附 15 g,川芎 15 g。7 剂。

【三诊】 1984 年 6 月 24 日。更药后咽部干痛基本已除,稍感乏力,咽喉异物感改善,二便调,纳寐可。舌淡红,苔薄,脉细。宗上法续进 21 剂后,病患痊愈,嘱其少食寒凉、油腻、辣之品。

【按语】 患者中气亏虚,咽喉失养,故见干燥隐痛;过食寒凉之品,伤及脾阳,津液不化,阻滞气机,故怕冷,喉间异物感。《素问·阴阳类论》有云:"喉咽干燥,病在脾土"。脾主运化,若脾气亏虚,则运化失职,水谷无以化生精微,升降失常,精微津液无以上荣头面咽喉,咽失濡润,咽干咽燥,日久加重,发为慢喉痹。方中黄芪、太子参、党参、炒白术、升麻、茯苓、陈皮、白扁豆、山药、当归益气健脾;玄参养阴利咽;制何首乌、菟丝子、肉桂温阳补肾;制半夏、厚朴、绿萼梅理气化痰,寓"半夏厚朴汤"之意,诸药标本兼治,症除病愈。

(谢峰整理,顾桂明提供)

**病案 24.** 张某,女,49 岁,服务员。1982 年 8 月 15 日。

**主诉:** 咽干隐痛半年。

**现病史:** 咽干隐痛半年,曾于多方治疗,鲜有疗效。刻下:咽喉干痛,晨起及夜间明显,不耐久言,严重时咽喉灼热感明显,需数饮凉水,进食和吞咽无碍,喉间异物感不显,平时怕冷,四肢不温,大便日行 2~3 次,不成形,易心烦,动则汗出,小便正常,胃纳可,夜寐多醒多梦。舌淡红,质胖边齿痕,苔薄白微腻,脉细弦。

**检查:** 神清,咽部淡红,黏膜轻度萎缩,咽后壁淋巴滤泡增生。喉镜(外院)示慢性咽喉炎。

**西医诊断:** 慢性咽炎。

**中医诊断:** 慢喉痹。

**辨证:** 脾肾阳虚,肝失濡润。

**治法:** 健脾益肾,滋阴疏肝。

**处方:** 生黄芪 30 g,太子参 10 g,党参 10 g,炒白术 15 g,肉桂(后下)3 g,茯苓 15 g,陈皮 10 g,白扁豆 10 g,山药 10 g,巴戟天 10 g,当归 10 g,生地黄 15 g,淫羊藿 15 g,酸枣仁 15 g,茯神 15 g,北沙参 15 g,玄参 15 g。7 剂,每日 1 剂,加水适量分 2 次煎服。

【二诊】 1982 年 8 月 22 日。药后咽喉干痛未见明显改善,夜寐好转,易心烦出汗,大便进步,较前成形,日行 1~2 次,矢气增多,小便调,胃纳可。舌淡胖,边齿痕,苔薄白,脉细弦。上方去党参、白扁豆,加香附 15 g,炒白芍 15 g。7 剂。

【三诊】 1982 年 8 月 29 日。更药后咽干偶有好转,灼痛感未出现,心情较前愉悦,夜寐稳定,出汗略减,矢气不显,二便调,胃纳可。舌淡胖,边齿痕,苔薄白,脉细弦。宗上法续治,更加五味子 9 g,山茱萸 15 g。14 剂。

【四诊】 1982 年 9 月 12 日。咽干较前明显好转,不担心久言而出现不适,出汗亦明显改善,二便调,纳寐可。宗上法随证加减续进 28 剂后,虽期间偶有小发,然多可自行恢复,起居无碍,特送锦旗以表感谢。

【按语】 患者脾气不足,肝肾亏虚,精微生化失常,咽喉失养,故见咽干隐痛;素体虚寒,肾阳不足,则怕冷便溏,四肢不温;肝木失养,故见易心烦,夜寐多醒。《景岳全书·卷二十八》说:"格阳喉痹,由火不归原则无根之火客于咽喉而然。其证则上热下寒,全非火证……或泄泻伤肾,或本无实火,而过服寒凉,以伤阳气者,皆有此证。"肾阳虚弱,气化无能,下焦虚寒,则见四肢不温;肾水无以气化滋润咽喉,故见咽干,甚则灼痛;肝肾同源,水不涵木,肝失濡养,故见易心烦出汗,夜寐多醒多梦。全方以健脾益肾为主,气阳转复,顽疾得以去除。再酌加滋阴柔肝之品,既能养阴利咽,又能育阴涵阳,令肝调达,气机畅通,促进阴平阳秘,恢复机体的平和状态。

(谢峰整理,顾桂明提供)

////////// **郑昌雄医案** //////////

**病案 25.** 张某,男,47 岁。1993 年 4 月 7 日。

**主诉:** 咽部异物感 3 年余。

**现病史:** 患者自觉咽部如有异物感 3 年余,如冰似水,自觉寒凉,吐之不出,咽之不下,经治数医,屡投姜附桂辛之品无效,痛苦不堪,只能饮热水以取快一时,伴有心悸、畏寒,时发热汗出,心烦不寐,多梦纷纭,口干。舌嫩红,苔薄白,脉细数。

**检查:** 咽部黏膜慢性充血,间接喉镜下未见异常。

**西医诊断:** 慢性咽炎。

**中医诊断:** 喉痹。

**辨证:** 气阴两虚。

**治法:** 益气养阴。

**处方:** 人参 6 g,麦冬、五味子、桂枝各 10 g,生龙骨 15 g,白芍 12 g,桔梗、法半夏、厚朴花各 4.5 g,生姜 3 g,红枣 5 枚。7 剂,每日 1 剂,加水适量分 2 次煎服。

【二诊】 1993 年 4 月 14 日。咽部异物感见减,心悸、畏寒已除,但仍多梦,拟原方加制远志 10 g 以交通心肾,继服 7 剂后,咽部异物感已除,诸症愈。

【按语】 此症患者症状典型,间接喉镜检查未见异常,咽部异物感如冰哽喉、自觉寒凉,同时畏寒、饮热水则舒,证似属阳虚无疑;然口干、失眠、多梦、心烦、舌嫩红、脉细数则明显为心阴不足,则阳虚为假象,前医不知,屡投生姜、附子、桂枝、细辛之品致心阴难复,症状不解,致使阴阳失调加重。故用生脉饮合桂枝加龙骨牡蛎汤调和阴阳,辨证得当,气阴得复,2周内即收效益彰。

(滕磊整理)

**病案 26.** 李某,女,32 岁。1993 年 10 月 10 日。

**主诉:** 咽喉干痛 2 月余。

**现病史:** 患者自诉咽喉干痛 2 月余,曾服中药 20 余剂及西药先锋霉素等治疗,效果欠佳。来诊时咽喉疼痛、干燥,伴口苦不渴,心中烦闷,嘈杂似辣,形寒肢冷,纳食不佳,大便溏薄。舌淡、苔腻微黄,脉缓。

**检查:** 双侧扁桃体 I 度肿大,咽后壁慢性充血,有滤泡增生。

**西医诊断:** 慢性咽炎。

**中医诊断:** 喉痹。

**辨证:** 寒热互结,气机升降失司。

**治法:** 寒热并调,佐以利咽。

**处方:** 法半夏 6 g,枳壳、黄芩各 9 g,蒲公英 30 g,桔梗 4.5 g,黄连、干姜、甘草各 3 g,金银花 15 g。5 剂,每日 1 剂,加水适量分 2 次煎服。

**【二诊】** 1993 年 10 月 15 日。上药服 5 剂后,患者来诊,诉咽喉干燥疼痛明显减轻,双侧扁桃体 I 度肿大,咽后壁充血减轻,有滤泡增生。舌淡、苔白微腻,脉缓。继服 5 剂,诸症悉除。

**【按语】** 本医案咽痛、嘈杂似辣、苔腻微黄,属胃中有热;而口干不渴、大便溏薄、形寒肢冷、舌淡、脉缓则属肠中有寒。纯用清热则胃热未除而中寒更甚;纯用温补则寒邪不散而胃火更炽。咽喉乃脾胃之门户,寒热互结于咽喉,气机阻滞、通畅不利,故咽痛乃作。方中黄连、黄芩、金银花清解郁热,干姜、半夏辛以散结,苦以降逆;枳壳、桔梗载药上行以宽胸利咽,蒲公英清热解毒。本方寒热并举,通畅气机,故咽痛顽疴乃愈。

(滕磊整理)

######### 张剑华医案 #########

**病案 27.** 应某,男,39 岁。2007 年 4 月 10 日。

**主诉:** 咽部异物感 10 余年。

**现病史:** 患者自诉咽部异物感 10 余年,吞吐不尽,时有清嗓,咯痰不爽,咽喉自觉干燥。时有呃逆反酸,若受凉、疲倦、多言则症状加重。平素倦怠乏力,少气懒言,大便溏薄。舌淡胖、苔薄、边有齿痕。

**检查:** 咽部黏膜充血明显,咽后壁淋巴滤泡较多,双侧扁桃体 II 度,表面光滑,隐窝口无明显扩张,咽喉部无明显分泌物附着。间接喉镜下未见明显异常。

**西医诊断:**慢性咽炎。

**中医诊断:**喉痹。

**辨证:**脾气虚弱。

**治法:**益气健脾,清利咽喉。

**处方:**党参 15 g,焦白术 9 g,茯苓 12 g,天花粉 12 g,百合 12 g,生地黄 12 g,玉竹 9 g,苦杏仁 9 g,浙贝母 9 g,赤芍 9 g,白芍 9 g,牡丹皮 9 g,桔梗 6 g,射干 6 g,生甘草 3 g。14 剂,每日 1 剂,加水适量分 2 次煎服。

**【二诊】** 2007 年 4 月 24 日。咽部异物感减轻,清嗓频率减少,咽喉仍觉干燥,检查咽部黏膜充血缓解,咽后壁淋巴滤泡增生,双侧扁桃体Ⅱ度,表面光滑,隐窝口无明显扩张,咽喉部无明显分泌物附着。间接喉镜下未见明显异常。时有呃逆反酸,倦怠乏力,少气懒言,大便溏薄。舌淡胖、苔薄,边有齿痕。则患者症状减轻,咽部黏膜充血缓解,上方减去牡丹皮。继服 14 剂。

**【三诊】** 2007 年 5 月 8 日。患者咽部异物感减轻,咽干缓解,咽部黏膜淡红,咽后壁淋巴滤泡较多,有分泌物附着,呃逆反酸,倦怠乏力,少气懒言,大便溏薄的症状未见明显改善,舌淡胖,苔厚,仍有齿痕,予上方加生黄芪 15 g,减去天花粉、生地黄。继服 7 剂。

**【四诊】** 2007 年 5 月 15 日。咽部异物感基本消失,无明显咽干,检查咽部黏膜淡红,咽后壁淋巴滤泡有减少,咽后部未见分泌物。呃逆反酸,倦怠乏力,少气懒言,均有改善,唯大便仍不成形,上方加怀山药 12 g。继服 7 剂。

**【五诊】** 2007 年 5 月 22 日。咽部偶有轻微哽哽不利感,无咽干等其他不适,咽部未见分泌物,检查咽部黏膜淡红,咽后壁淋巴滤泡有减少,无反酸、倦怠、乏力等,大便成形,舌苔略厚,加陈皮 10 g,合欢花 12 g,佛手片 6 g 行气化滞。14 剂。

后又以上方随证加减,前后服药半年,咽部异物感彻底消失。

**【按语】** 喉痹主要表现为咽部痹阻不通,以咽部异物感、哽哽不利为主,或出现咽干、咽痒、咽部微痛及灼热感等各种不适,尤其是久病患者,可反复发作,病程一般较长,检查见咽黏膜肥厚增生,咽后壁颗粒状突起。喉痹是目前临床治疗的一个难题,立足于中医的整体观念进行治疗,是可行的方法。该患者反复发作 10 余年,符合上述疾病表现,并有咯痰不爽、呃逆反酸、倦怠乏力、少气懒言、大便溏薄等表现,结合舌脉,辨证脾气虚弱无疑。故以四君子汤健脾益气,甘桔汤清肺化痰利咽,其中桔梗味苦辛性平,有宣肺化痰利咽的功效,且能排脓消痈,因其性属升浮,有些医家虑其会致内火上升,但咽喉系肺胃之上口,桔梗为手太阴肺之引经药,借其提升之力,可引药力致病所而奏速效;甘草调和诸药,亦有甘缓利咽止痛的作用,符合《黄帝内经》"病生于咽喉,治之以甘药"的原则。天花粉、浙贝母、桔梗化痰散结,结合赤芍、白芍、牡丹皮消咽喉充血及后壁淋巴滤泡,天花粉、百合、玉竹、生地黄等甘寒清润,清肺润燥,缓解咽喉干燥。服药后症状很快缓解,咽部充血减退,故减去活血祛瘀清热的牡丹皮,但呃逆反酸,倦怠乏力,少气懒言,大便溏薄等症状并未见明显改善,随着咽干、咽部充血的缓解,清热润燥的药物在复诊时又减去了滋腻厚重的生地黄和天花粉,增加了生黄芪,继而咽部异物感基本消失,后又随证加减,增加理气之品,咽部异物感最终彻底消失。

（滕磊整理,张剑华校）

**病案 28.** 邱某,女,50 岁。2006 年 4 月 11 日。

**主诉**:咽干、异物感 6 年。

**现病史**:6 年前无明显诱因下出现咽部干燥、异物感。时有潮热盗汗,失眠,舌红少苔,脉细数。

**检查**:咽黏膜暗红,咽后壁淋巴滤泡增多,部分融合成片,咽侧索肥厚。

**西医诊断**:慢性咽炎。

**中医诊断**:喉痹。

**辨证**:肺阴虚。

**治法**:滋养阴液,降火利咽。

**处方**:炒白芍 9 g,莲心 6 g,厚朴花 9 g,茯苓 12 g,陈皮 6 g,合欢花 12 g,佛手片 6 g,百合 12 g,天花粉 12 g,首乌藤 15 g,南沙参 12 g,北沙参 12 g,玉竹 9 g,桔梗 6 g,生甘草 3 g,炒山药 12 g。14 剂,每日 1 剂,加水适量分 2 次煎服。

【二诊】 2006 年 4 月 25 日。咽喉干燥缓解,喉头梗阻感依然明显,余证变化不大,予上方加太子参 20 g。太子参配玉竹补益肺气,增加益气化痰之效。继服 14 剂。

【三诊】 2006 年 5 月 9 日。咽干、异物感均缓解,咽部黏膜慢性充血依然明显,咽后壁淋巴滤泡增多,部分融合成片,咽侧索肥厚,失眠好转,舌红少苔,边暗红,脉细数。上方减首乌藤,加赤芍 9 g,茜草 6 g,牡丹皮 9 g。清热凉血活血,减轻咽部黏膜充血。继服 14 剂。

【四诊】 2006 年 5 月 23 日。咽干、异物感基本消失,咽部黏膜充血也消退,咽后壁淋巴滤泡色泽变淡仍然肥大较多,舌红苔薄,脉细缓,再加生薏苡仁 30 g 淡渗利湿以消淋巴滤泡。

【按语】 喉痹多为阴虚有关,故治疗以益阴清热为主,但临床尚需结合症情参用健脾和胃、清热滋肾、平肝清火等品。本医案以大剂滋阴清热药为主,方中白芍、玉竹滋养肺肾,沙参、百合、天花粉均入肺经,甘寒清润,清肺润燥,沙参尚能补益肺气,与天花粉同用养胃生津;百合还入心经与莲心、首乌藤配伍,能宁心安神。辅以健脾和胃的茯苓、山药,养阴而不至于过于滋腻,兼顾平肝降火,药用厚朴花、合欢花、佛手片、陈皮等,则主次分明,不离甘寒清润,酸甘敛阴,养胃生津的范围,以缓缓图治。该患者随证加减 3 月余,终获全效。

(滕磊整理,张剑华校)

////////// **刘福官医案** //////////

**病案 29.** 屠某,男,40 岁。2012 年 10 月 12 日。

**主诉:** 反复咽痛不适 2 年。

**现病史:** 2～3 年前因工作需要,宴酒频繁。每饮酒后次日即畏寒乏力,咳嗽,咽痛,大便溏薄,伴胸闷、气紧,咳痰而不爽,口舌生疮,偶尔项强肢软乏力,自用抗病毒、祛痰、止咳药物治疗 10 日,以大量咳痰后渐愈。然数周后必有宴酒,酒后必病,周而复始,苦不堪言。平素使用丙种球蛋白、干扰素等调节免疫力制剂,仍频繁感冒,遂求中药调治。2 年内患肺炎 2 次。饮酒史 25 年。舌质淡、苔白厚腻,舌边尖嫩红,脉濡滑。

**检查:** 体型偏胖,面色枯槁,发色不荣,舌体偏胖,咽部黏膜暗红,双侧咽侧索红肿。喉部未见明显异常。

**西医诊断:** 慢性咽炎。

**中医诊断:** 慢喉痹。

**辨证:** 肺肾亏虚,脾虚湿盛,虚实夹杂。

**治法:** 培土生金。

**处方:** 参苓白术散。莲子肉、薏苡仁、砂仁、桔梗各 100 g,白扁豆 150 g,茯苓、白术、山药各 200 g,人参 200 g,炙甘草 200 g,陈皮 100 g。

原方按比例将药物打磨成粉,制成散剂,每日以 30～50 g 混入鸡蛋 1～2 枚蒸蛋羹食用。限制饮酒,过饱,禁冰冻饮品,适当体育锻炼。

连服 1 月后,患者复诊,未再感冒,诉夜间多汗,晨起偶尔咳痰,但较爽利,大便为条状软便,舌质淡红,苔白微腻,舌尖红,脉细滑数,继续予参苓白术散为主方,加入沙参 200 g,麦冬 100 g,按照上法,服用 1 个月。再次复诊,患者诸症悉除。嘱慎起居,勿久处湿地,节饮食,限酒,随访 1 年,仅因不摄寒温感冒 2 次,且症状轻微,自服感冒药在 3～5 日内痊愈。

**【按语】** 培土生金法,即补脾益肺法。按照五行配五脏理论,土者脾也,金为肺;五行相生,土生金,通过培补脾土,使脾运正常,从而使肺得到补益以治疗肺脏亏虚。培土生金法临床多用于治疗咳嗽日久,痰多清稀,兼见食欲减退、大便稀溏、四肢无力,舌质淡,脉濡细弱等肺虚脾弱之证。培土生金法由来已久,有独特的生理和病理基础。《素问·经脉别论》云:"饮入于胃,游溢精气,上输于脾,脾气散精,上归于肺,通调水道,下输膀胱,水精四布,五经并行。"若脾病不能散精归肺,则肺失所养而病;而脾失健运,湿聚成痰则上贮于肺,故而有"脾为生痰之源,肺为贮痰之器"之说,表现于临床可见咳喘、痰多清稀等肺系病证,同时因肺虚脾弱,又可见脾虚之食欲减退、大便稀溏、四肢无力,甚至浮肿及舌质淡苔白,脉濡细弱等症。根据五行学说相生规律,当土病不能生金,即补脾土以调补中州、充实后天,使气血旺从而益于肺脏,此为培土生金法,即肺病不愈,求治于脾。病案中患者常年饮酒助湿,脾虚而肺弱,观其临床表现,是较典型的"土不生金",不调脾胃以补中州则肺不能复也。《太平惠民和剂局方》之参苓白术散,是为脾胃虚弱,湿邪内阻所致之证而设,以人参、白术、茯苓、山药、莲子肉、甘草等益气健脾以保肺,合桔梗宣肺且载药上行以益肺气,陈皮既能化痰又理肺脾气机,全方重点不在治肺,而重在补脾以保肺,很好地体现了"培土生金"法,故而该患用之颇有效验。

(马胜民整理,刘福官校)

## 郭裕医案

**病案 30.** 张某,女,45 岁,教师。

**主诉:** 反复咽痛,咽干痒,异物感 2 年。

**现病史:** 2 年来反复咽痛,咽干痒,咽部异物感。无吞咽障碍,平素不爱饮水,无明显反酸。无咳嗽,痰少,黏白。平时自服"清喉利咽颗粒",疗效不显。为进一步治疗,来寻郭裕教授治疗。发病以来睡眠质量较差,多梦,易醒,醒后入睡困难。偶有潮热盗汗,偶尔烦躁易怒。大便略干燥,夜尿较频,3～4 次。月经前感到五心烦热。月经日期提前,或错后,多瘀血和血块。既往体健。舌暗红少苔,脉细数。

**检查:** 咽部黏膜充血,暗红色,略干燥;双侧咽腭弓慢性肥厚,咽后壁淋巴滤泡增生;扁桃体(-)。舌根淋巴组织增生明显,会厌无红肿,抬举正常。双侧梨状窝未见异常。颈部无肿大淋巴结。

**西医诊断:** 慢性咽炎。

**中医诊断:** 喉痹。

**辨证:** 阴虚火旺。

**治法:** 滋阴润燥,清利咽喉。

**处方:** 生地黄 20 g,熟地黄 15 g,石斛 10 g,玄参 9 g,麦冬 12 g,甘草 3 g,远志 9 g,白芍 15 g,女贞子 15 g,山楂炭 6 g,路路通 9 g,桔梗 6 g,知母 3 g,黄柏 9 g。7 剂,每日 1 剂,加水适量分 2 次煎服。

外治:以地塞米松 0.2 mL、利多卡因 0.2 mL、炎琥宁 0.6 mL 行天突穴穴位注射,并行局部微波理疗。每周 2 次。

**【二诊】** 1 周后,大便自利,咽部干燥感略减轻,夜尿频率明显减少,每晚 1 次。睡眠质量仍不佳。处方:生地黄 15 g,熟地黄 9 g,玄参 9 g,麦冬(去心)12 g,甘草

3 g,远志 9 g,白芍 15 g,赤芍 9 g,女贞子 15 g,山楂炭 9 g,桔梗 6 g,茯神 12 g,酸枣仁 12 g,北沙参 6 g,郁金 9 g,黄柏 9 g。14 剂。外治同前。

2 周后复诊,症状明显减轻。

**【按语】** 患者阴虚内热,津液无法上达咽喉,所以咽痛、咽干痒、咽部异物感;睡眠差,多梦,易醒,醒后入睡困难。偶有潮热盗汗,偶尔烦躁易怒。大便略干燥,夜尿较频,3~4 次。月经前感到五心烦热,月经不调,多血块,以上一派阴虚火旺的症状。郭裕教授予以知柏地黄汤合甘桔汤加减。方中生地黄、熟地黄、石斛、玄参、麦冬、女贞子、知母、黄柏滋阴养血,清热泻火。桔梗舟车之药,上达咽喉;路路通利水活络通经;甘草清热解毒,调和诸药。防滋阴药物黏滞,加山楂炭活血化瘀,理气消食;远志、白芍、赤芍疏肝解郁,舒畅情志,调节患者的焦虑情绪。加以穴位注射,药物未及,针石达之。临床上很多更年期患者咽喉症状明显,这个方子在临床上应用的频率也是极高的。善于灵活运用经典方剂也是郭裕教授临床治病的特色。

(刘佳整理,郭裕校)

**病案 31.** 陈某,女,45 岁。2013 年 11 月 24 日。

**主诉:** 咽干,咽部异物感 2 个月。

**现病史:** 2 个月来口燥咽干,咽部异物感。偶有反酸,嗳气。平素喜欢生气,性格内向,闷闷不喜言笑,喜哭,善悲伤。患者述病史时无法抑制激动情绪,大哭。发病以来胃口差,二便可,双乳胀痛,月经错后,血块较多,小腹痛。舌淡红,苔略黄,脉弦有力。

**检查:** 咽部黏膜充血,暗红色,咽后壁淋巴滤泡增生,串珠状。会厌正常。喉镜下未见明显异常。

**西医诊断:** 慢性咽炎。

**中医诊断:** 喉痹。

**辨证:** 肝郁气滞。

**处方:**

(1) 精神安慰,开导。

(2) 中药:柴胡疏肝汤合甘麦大枣汤加减。柴胡 12 g,黄芩 9 g,当归 9 g,焦栀子 3 g,佛手 12 g,香附 9 g,陈皮 12 g,炙甘草 12 g,红枣 9 g,薄荷(后)6 g,白术 12 g,茯苓 12 g,浮小麦 30 g,郁金 9 g。14 剂,每日 1 剂,加水适量分 2 次煎服。

**【二诊】** 1 周后复诊,患者精神状态良好,咽部不适略有减轻。原方改麦芽 15 g,再进 7 剂。嘱:锻炼身体,增加户外运动。

**【三诊】** 患者心情愉悦,咽部症状明显好转。原方 7 剂,巩固治疗。

**【按语】** 咽部异物感但检查咽部无殊者称之为"梅核气",痰郁互结为其病因。

本案患者情志因素明显,但是咽部还是有炎症存在,所以诊断还是"喉痹",诊断为"梅核气"是不合适的。尤其是这个患者叙述病史时无法抑制激动情绪,十分典型。治疗以"疏肝解郁安神"为主。郭裕教授认为,治病先治人:七分治人,三分治病。当前生活节奏加快,压力增大,妇女多郁。七情致病属内因,立即予以精神安慰,开导。方药疏肝解郁为治疗大法,代表方为柴胡疏肝汤,方中黄芩、柴胡、郁金疏肝理气,解毒;焦栀子清热除烦;陈皮理气化痰;白术、佛手理气和胃;加甘麦大枣汤共同缓和焦虑。

（刘佳整理,郭裕校）

////////// **忻耀杰医案** //////////

**病案 32.** 张某,男,67 岁。2006 年 9 月 7 日。

**主诉:** 咽部有痰黏着感 2 月余。

**现病史:** 咽部有痰黏着感,哽哽不利。喉间多痰,咳吐不爽,时轻时重。喜热饮,受凉饮冷时症状加重。倦怠乏力,稍微进食则腹胀,纳呆,大便不成形,少气懒言。舌质淡红,苔白腻,边有齿印,脉弦滑。

**检查:** 咽黏膜微肿,咽后壁淋巴滤泡较多,有分泌物附着在咽后壁。

**西医诊断:** 慢性咽炎。

**中医诊断:** 喉痹。

**辨证:** 痰湿内阻,脾胃不和。

**治法:** 燥湿化痰,理气和中。

**处方:** 藿香 12 g,佩兰 12 g,半夏 6 g,陈皮 6 g,茯苓 12 g,炙甘草 6 g,苍术 9 g,白术 9 g,厚朴花 9 g,泽泻 9 g,玉米须 15 g,生薏苡仁 15 g,熟薏苡仁 15 g,砂仁（后）3 g,广木香 9 g,代代花 9 g,葛根 15 g,桂枝 3 g,郁金 9 g。7 剂,每日 1 剂,加水适量分 2 次煎服。

**【二诊】** 2006 年 9 月 14 日。患者自诉服药期间,咯吐出多量白黏痰,后痰液渐渐减少。来诊时患者咽部痰黏着感明显减轻,检查发现咽黏膜微肿,咽后壁可见淋巴滤泡,无分泌物附着在咽后壁。仍感乏力,但纳呆、腹胀明显好转,大便已成形。舌质淡红,苔白滑,边有齿印,脉滑。患者痰湿渐开,加党参 10 g,黄芪 10 g 益气健脾。再服 14 剂。

**【三诊】** 2006 年 9 月 28 日。咽部无不适感,检查咽部黏膜淡红色,淋巴滤泡有增生,无分泌物附着,倦怠乏力感明显减轻,无腹胀不适,胃口佳,大便成形,舌淡,苔薄白,无齿印,脉缓。上方继服 2 周巩固疗效,嘱患者避免情绪波动,规律饮食生活。后未再来诊。

**【按语】** 患者咽部痰黏着、咽喉壁淋巴滤泡较多,有分泌物附着、受凉饮冷时症状加重、倦怠乏力、稍微进食则腹胀、纳呆、大便不成形、少气懒言、苔白腻、边有齿印无一不是脾虚湿困的表现,饮食不节、忧思过度、疲劳过度均可伤脾,脾失健运,聚湿生痰,故咽喉痰多,有黏着感,咳吐不爽;痰湿困脾则倦怠乏力;脾胃虚弱,运化失职,则稍进食即腹胀,纳呆,大便不成形,少气懒言;舌质淡红,苔白腻,边有齿印,脉弦滑均为内有痰湿之象。治则二陈汤加味,二陈汤、苍术、白术、厚朴花燥湿化痰;藿香、佩兰芳香化湿;泽泻、玉米须、薏苡仁利湿化痰;桂枝、葛根升提清阳之气;砂仁、木香芳香醒脾,和中调气,行郁消满;木香和代代花还可理气疏肝。全方用大量燥湿、化湿、利湿之品开痰祛湿,少佐理气之品斡旋气机,正中病因,很快痰湿皆化,继以补气健脾扶正,症状很快消退。

(滕磊整理,忻耀杰校)

**病案 33.** 唐某,男,57 岁。2020 年 3 月 10 日。

**主诉**:咽部异物感 2 周。

**现病史**:有声带白斑病史,2018 年 10 月 4 日病理示右声带鳞状上皮高级别上皮内瘤变。一直间断服用中药调治。此前因症情稳定,声带白斑未见复发而停药半年有余。近 2 周来咽部异物感不适,询问病史,患者有胃嘈杂吞酸、嗳气、胃胀的表现,咽部黏膜慢性充血,声带慢性充血,表面光滑。寐差,舌苔白,脉弦。

**西医诊断**:慢性咽炎。

**中医诊断**:喉痹。

**辨证**:肝胃不和,痰瘀互结。

**治法**:疏肝和胃,化痰行瘀。

**处方**:党参 15 g,薏苡仁 15 g,佛手 9 g,锁阳 9 g,白花蛇舌草 15 g,龟甲 30 g,鲜石斛 15 g,红花 9 g,黄精 18 g,芦根 30 g,杜仲 18 g,茯苓 20 g,吴茱萸 3 g,黄连 3 g,煅瓦楞子 30 g,灵芝 30 g,炒酸枣仁 9 g。14 剂,每日 1 剂,加水适量分 2 次煎服。

**【二诊】** 2020 年 3 月 24 日。咽部异物感减轻,睡眠改善,胃嘈杂吞酸、嗳气、胃胀感减轻不明显,舌苔白厚腻,上方去酸枣仁,加竹茹 9 g,厚朴 9 g。继服 14 剂。

**【三诊】** 2020 年 4 月 7 日。咽部异物感消失,无胃嘈杂吞酸、嗳气,仍感胃胀。舌苔白滑,上方去吴茱萸、黄连、煅瓦楞子,加桔梗 6 g,藿香 6 g,乳香 6 g 芳香行气化湿。继服 14 剂。

**【按语】** 本医案喉痹患者有声带白斑病史,但表现却不是声带白斑复发,近期有咽部异物感不适感。检查:声带表面光滑,患者胃嘈杂吞酸、嗳气、胃胀,结合舌脉考虑肝胃不和所致,正常情况下,肝的疏泄功能可以促进脾胃的运化,脾胃的运化功能又有助于肝的疏泄,两者相互依赖,相互协调。疾病情况下,两者亦相互影响,如抑郁伤肝,肝失疏泄,横逆犯胃,胃失和降,引起肝气犯胃证;若胃气先虚,肝气相对偏盛,乘之于脾胃,也可引起肝气犯胃证。故处方以左金丸泻肝火,行湿,开痞结;党参、薏苡仁、茯苓、吴茱萸、锁阳、石斛、黄精、杜仲、灵芝健脾扶正，考虑患者有声带白斑的病史，兼顾活血化痰解毒治疗。

（滕磊整理，忻耀杰校）

## 五、喉瘖

////////// 张赞臣医案 //////////

**病案 34.** 方某，女，18 岁，上海戏剧学校学生。1965 年 6 月 19 日。

**主诉：**咽痒咳嗽音哑 7 日。

**现病史：**7 日前，因感冒新邪，旋即引起发热、畏寒、头痛、咳嗽、痰多，继则音哑，经服磺胺类等药，发热头痛已除。刻下：形寒，胸闷，喉痒咳嗽，音哑，痰黄稠黏，咯吐不爽，咽喉干痛。脉濡弦，舌苔淡薄、舌体胖、边尖红。

**检查：**喉核（扁桃体）隐红。

**西医诊断：**急性喉炎。

**中医诊断：**喉瘖。

**辨证：**风热外袭，与痰相搏、郁闭肺卫。

**治法：**疏邪宣肺，清热化痰。

**处方：**荆芥 4.5 g，防风 4.5 g，杏仁 9 g，薏苡仁 9 g，牛蒡子 9 g，桔梗 4.5 g，生甘草 2.5 g，射干 4.5 g，知母 6 g，川贝母粉 4.5 g（分 2 次吞服）、黄芩 4.5 g，天花粉 12 g。

**【二诊】** 前方服 2 剂后，寒撤、咳嗽减、痰少、声音略扬。照原方再服 2 剂，诸症消失，声音随之恢复正常。

**【按语】** 外感致音哑，其治则总不离解表宣肺，表邪去肺气和，则音哑口瘥。临床以前胡、桔梗、生甘草、牛蒡子、杏仁、射干等为基本方，并从邪气的属性和兼夹证候进行辨证施治。若风寒客肺，喉痒，咳嗽不爽者，加蜜炙麻黄、冬瓜子；风热郁闭肺卫、咽干喉痛者，加知母、黄芩、天花粉；若痰多口腻者，加生薏苡仁、浙贝母或川贝母；舌苔白厚而口腻者，加仙半夏；若发热头昏者，加荆芥、防风、杭菊花等，随证加减。

本医案属风热挟痰所致之音哑，辨证要点在于痰黄咯吐不爽，且喉痛、音哑，脉濡弦，舌体胖、边尖红。因此用疏邪达表、清金化痰之品，乃使邪解痰消，肺气得以清肃，则声音自扬。

（滕磊整理，张剑华提供）

**病案 35.** 黄某，女，33 岁。1963 年 1 月 29 日。

**主诉：**反复声音嘶哑 10 年余。

**现病史：**十年多来，常感咽喉干痛作梗，声音嘶哑，甚则完全失音。经某医院检查,诊断慢性喉炎。近二个月来,咽喉干痛,并有紧缩感,左侧尤甚,胸膺右侧气滞闷塞不舒,呼吸急促,讲话时需努力提气,方能发出低微嘶哑之音,午后则完全无声。常易感冒咳嗽,睡眠不安,头晕,全身筋骨酸痛,背脊板滞不适。大便经常不实,肠鸣辘辘,稍食油腻之物则溏泄。舌苔淡薄,脉象弦细。

**检查:** 咽喉底壁及两关色淡不明润,并有结节。

**西医诊断:** 慢性喉炎。

**中医诊断:** 喉瘖。

**辨证:** 肝旺肺弱,宗气不足,气血两虚。

**治法:** 柔肝、益肺、利咽。

**处方:** 北沙参9 g,川百合9 g,元米炒麦冬4.5 g,炙甘草2.5 g,淮小麦9 g,嫩射干3 g,白桔梗3 g,川石斛6 g,珠儿参9 g,生白芍4.5 g,制何首乌9 g,肥玉竹6 g,野蔷薇花2.5 g。15 剂。

**【二诊】** 1963 年2 月13 日。呼吸急促及筋骨酸痛均减轻,而动则心悸,大便溏薄。于原方中加五味子1 g,焦白术4.5 g,再服5 剂。

**【三诊】** 1963 年2 月18 日。声音午前较扬,咽头尚有梗阻之感,右侧胸膺气滞未畅。精神虽较好转,惟暮后尚觉神疲头晕,并有烦热。脉弦细较前有力,舌苔淡薄。体质柔弱,非一蹴而就。仍宗原意,更进一筹。南、北沙参各9 g,太子参6 g,珠儿参12 g,川百合9 g,元米炒麦冬4.5 g,淮小麦9 g,五味子1.5 g,炒白术4.5 g,生白芍4.5 g,嫩射干3 g,白桔梗3 g,炙甘草2.5 g,野蔷薇花2.5 g。7 剂。

**【四诊】** 1963 年2 月25 日。服上药3 剂后,声音已恢复正常,烦热亦除,神色转佳。惟仍觉夜眠不稳,喉头干燥,胃纳欠佳。上方去射干、桔梗、五味子,加首乌藤9 g,霍山石斛3 g,制何首乌9 g,肥玉竹6 g。7 剂。

**【五诊】** 1963 年3 月5 日。患者声音清朗,精神体力均转佳。惟喉头仍觉干燥,再予前方加怀山药9 g,熟女贞子9 g,以巩固疗效。嘱其忌酸辣,禁高声,勿过度疲劳,庶可恢复正常。

**【随访】** 1963 年6 月10 日。患者语声清朗,精神亦佳。每日除8 小时工作之外,晚上尚能阅读书报至10 时或11 时入寝。睡眠与大便均已正常,感到身心愉快。

**【按语】** 中医学对人发音的生理,认为其主在肺,如《医宗金鉴·四诊心法要诀》:"凡万物中空有窍者,皆能鸣焉,故肺象之而主声也。凡发声必由喉出,故为声音之路也。"因此除了咽喉患某些疾病而致发音有阻的证候之外,其他声音变化的疾病,都与肺有密切关系。临床上声音嘶哑之症状,大体上分为"金实不鸣""金破不鸣"两大类。金实者是指体实新病之证,大都为痰热内蕴,风寒遏肺,故用祛风、豁痰、开肺法治之;金破者是指久病体虚,虚损之证,必须用滋阴、养肺之法。但临床上所见,并不如此易于辨别。如本医案患者声音嘶哑已有十余年,每发于感冒咳嗽与劳累之后,初看似一般之音哑,但从病史来看,则知其非暴感风寒之证。综观其症状,除声音嘶哑、失音之外,尚见胸膺气滞,语言时必用力提气等症,乃肺气不足;动则心悸,头晕目眩,夜寐不安,是心气不和,肝阳失潜;大便不实,食油腻则溏泄,是脾虚失运;咽头干燥作痛,口渴引饮,痛似在咽喉,但实际上是津液不足;形体柔弱,面色不华,脉细无力,乃气血两虚之象。《仁斋直指方·卷之八·声音》:"心为声音之主,肺为声音之门,肾为声音之根……"声音之来,与肺、心、肾三脏有关,故在治疗中,即不用木蝴蝶、胖大海、蝉蜕之开肺药,亦不纯用生地黄、元参等滋阴药,而以局部之证与整体相结合,所用方药中除桔梗、射干是利咽喉的常用药品外,并以沙参、麦冬、石斛、百合、珠儿参、玉竹、五味子等养阴生津、益肺气;甘草、淮小麦、白芍、女贞子、何首乌等养心、敛阴、补肾以平肝;用白术、怀山药等以健脾助运,再以一味野蔷薇花斡旋气机,以收全功。本医案患者失音十余年,辨证于虚者,服药13剂后,即见恢复,洵非偶然。故不可见症治症,执定方以治活病。方中麦冬性寒,用于阴虚脾弱而见食欲差、大便稀溏者,应与元米同炒,既可减少其寒性,更能养胃悦脾,而无呆胃伤中之弊,尤为独见。

(滕磊整理,张剑华提供)

**病案36.** 唐某,女,53岁,营业员。1975年11月22日。

**主诉:** 发声乏力5个月,多语则声嘶。

**现病史:** 患者自诉发声乏力5个月,多语则声斯。既往有扁桃体炎及关节痛发作史。平时头面及颈项、肩胛、手指时有发麻、疼痛。苔淡薄,脉滑,咽喉右关有结节。

**检查:** 喉镜发现左侧声带固定于旁正中位。神经系统检查无其他异常。

**西医诊断:** 声带麻痹(左侧)。

**中医诊断:** 喉瘖。

**辨证:** 风湿夹痰,痹阻气道。

**治法:** 祛风化痰,渗湿通络。

**处方:** 防风6 g,防己6 g,秦艽6 g,牛蒡子9 g,射干3 g,白桔梗4.5 g,生甘草2.4 g,生薏苡仁12 g,白僵蚕9 g,蒺藜9 g,赤芍9 g,白芍9 g,络石藤9 g。5剂。

**【二诊】** 1975年12月13日。右肩手指尚有酸麻感,声音午前较清,午后则低。脉缓,按之力不足,苔淡薄。再予化痰通络利咽。防风9 g,防己9 g,秦艽6 g,桑寄生9 g,牛蒡子9 g,白桔梗4.5 g,甘草3 g,生白芍9 g,白茯苓9 g,北沙参12 g,川百合12 g,制黄精9 g,7剂。

**【三诊】** 1975年12月20日。声音清响,感觉舒适,但右肩尚有酸痛感。脉缓,苔淡薄。检查:会厌无异常,杓状软骨活动佳,左声带较前稍可活动,右声带活动佳,声带闭合良好。再从原意出入,予以调治。防风6 g,防己6 g,秦艽6 g,桑寄生9 g,白桔梗4.5 g,甘草3 g,射干3 g,南沙参12 g,北沙参12 g,川百合12 g,制黄精9 g。

**【六诊】** 1976年1月20日。按上方随证加减连服20剂,症情基本稳定,惟肺气不充,胸膺闷寒,胃纳欠佳。检查:左声带稍可活动,外展仍欠佳。脉缓,苔薄净。治则顺气宽胸,和胃悦脾。白桔梗4.5 g,甘草2.5 g,广郁金9 g,炒枳壳4.5 g,焦白术9 g,白茯苓9 g,南沙参9 g,北沙参9 g,络石藤9 g。7剂。

**随访**:1976年7月。发音基本正常,左声带活动基本正常。5个月后随访,旧病未见复发。

【按语】 本医案患者素常有颜面及关节酸痛,嗣后又出现声音嘶哑。经检查,确诊为断声带麻痹,曾用中西医两法治疗,只以音哑一个方面用药,虽在局限性的治疗上有它的依据,但是由于缺乏对各个症状之间的联系做深入的分析,反把局部病变孤立起来进行治疗,因而没有从根本上解决问题。至张赞臣教授诊治时,详细询问了病变情况,进一步了解到声音嘶哑每与关节酸痛之轻重及讲话时间之长短有关,从而得出了这个病的关键是在于风湿挟痰,痹阻气道所致。因此治疗注重祛风除湿。方中防风、络石藤、蒺藜祛风通络,配秦艽、防己、薏苡仁胜湿除痹,佐以射干、桔梗化痰利咽,并引诸药上行,达于病所。复诊时,肩胛尚有酸痛,再加桑寄生祛风湿,加强通利经络的作用。服药后关节酸痛逐渐好转,声音也随之恢复了正常。由此体会到,对喉痹(声带麻痹)一症,如果仅抓住音哑这一症状来判断,而不对疾病的整体做具体的调查分析,就想解决矛盾,临床效果往往不能如此满意。

(滕磊整理,张剑华提供)

//////////// **朱宗云医案** ////////////

**病案37.** 高某,男,45岁。

**现病史**:4年前开始发音嘶哑,现不能高声发音,喉中痰黏,睡眠不佳,便秘。脉细,苔薄黄腻舌质偏红。

**检查**:咽后壁淋巴滤泡增生,左侧声带后端息肉,杓状软骨充血。

**西医诊断**:声带息肉(左侧)。

**中医诊断**:慢喉瘖。

**辨证**:阴虚,兼湿滞。

**治法**:养阴渗湿。

**处方**:木蝴蝶1.5 g,蝉蜕4.5 g,玄参9 g,沙参9 g,薏苡仁9 g,山药12 g,生山楂15 g,麦冬9 g。桑麻丸9 g(吞)。7剂,每日1剂,加水适量分2次煎服。

服7剂后发音稍有好转,大便较通畅。再以前方服21剂,发音显著好转,局部检查声带未见明显息肉。

【按语】 本病病因多为脾虚湿阻,水湿挟热停滞。治法:清热健脾渗湿。常用药物:木蝴蝶、胖大海、蝉蜕、沙参、麦冬、怀山药、茯苓、泽泻、蛤壳、石莲肉、车前子。《素问·至真要大论》说:"诸湿肿满,皆属于脾"。脾失健运,不能升清降浊,从而导致湿浊不化,而湿为黏腻之邪,容易积滞,局部检查可见声带息肉、小结质地柔软透亮,不充血者,可以辨证为水湿瘀积于声带,宜重用健脾利湿之品。这一类患者,以局部辨证为主。如见声带息肉或小结质地坚硬者,其病因是由于水湿停滞发展到痰湿阻滞。治则应是甘淡渗湿,软坚散结。于上方加珍珠母、蛤壳等。无明显充血者可加收敛药诃子肉。水湿阻滞,时间过长,可以郁而化热,煎熬成痰,积滞在声带,此时应在健脾渗湿的同时,加软坚药,软坚散结往往对消除息肉有帮助。

(陈婕整理,张守杰提供)

**病案38.** 赵某,女,28岁。

**现病史:** 3月前因甲状腺手术后,发音嘶哑,神疲乏力,面色不华。喉镜下见左侧声带麻痹。脉细,舌淡红苔薄。

**西医诊断:** 声带麻痹(左侧)。

**中医诊断:** 慢喉喑。

**辨证:** 经络受损,气血不足。

**治法:** 补气血,通经络。

**处方:** 太子参30 g,白芍15 g,桑枝12 g,赤芍9 g,地龙12 g,茯苓12 g,怀山药12 g,淮小麦15 g,甘草3 g,制何首乌12 g。14剂,每日1剂,加水适量分2次煎服。

**【二诊】** 用药14日后,左侧声带麻痹,闭合差,口干。脉细,舌偏红。原方加玉竹12 g,玄参12 g,丹参9 g。14剂。

**【三诊】** 右侧声带代偿初步形成,闭合较前改善,口干便燥,脉细,舌偏红。原方去山药、茯苓加络石藤12 g,麦冬9 g。

共服中药3个月,右侧声带代偿功能良好,发音正常,惟不能讲话时间过长。

**【按语】** 本病病因:左侧声带麻痹,考虑甲状腺手术损伤喉返神经引起,中医认为是风邪内侵杓状软骨。常用药物:黄芪、白术、防风、桑枝、僵蚕、党参、豨莶草、丹参、鸡血藤、络石藤。声带麻痹,一是外伤损及经络,以致气血瘀滞。这在治疗上较难取效,服药后仅能帮助疏通经络,加快代偿功能产生。二是由于风邪入侵经络关节,使经络阻塞不通,关节活动不利,产生声带麻痹,这实际上是中医"痹证"的一种特殊形式。《素问·痹论》有"风寒湿三气杂至,合而为痹"的记载。在治疗上以祛风通络为主,在具体治疗方法上,中医学有"治风先治血,血行风自灭"的传统方法,所以酌加活血药。而气为血之帅,正气强盛又能推动血液运行,起到疏通经络,达邪于外的作用。因此在治疗时,补气活血是很必要的。

(陈婕整理,张守杰提供)

**病案39.** 陆某,女,37岁,京剧演员。1984年12月11日。

**主诉:** 练唱过度,发音突然嘶哑3日。

**现病史**：素体虚弱，近日因排练紧张，练唱过度，发音突然嘶哑口干咽燥，神疲乏力。脉细，舌偏红苔净。

**检查**：右侧声带黏膜下出血。

**西医诊断**：急性喉炎。

**中医诊断**：急喉瘖。

**处方**：太子参30 g，仙鹤草15 g，牡丹皮9 g，山茶花9 g，茜草12 g，金银花9 g，鸡血藤15 g，僵蚕9 g，地龙12 g，煅牡蛎30 g，生甘草6 g。7剂，每日1剂，加水适量分2次煎服。

**【二诊】** 1984年12月18日。右声带黏膜下出血基本吸收，精神转佳。脉细，舌偏红苔薄。续服原方。

**【三诊】** 1984年12月25日。右声带黏膜下出血全部吸收。

**【按语】** 声带黏膜下出血，症状是突然发音嘶哑，甚至失音，患者有咽喉部疼痛感，检查可见声带有不规则的鲜红色斑块，多为一侧声带，常伴有口干咽燥，气短乏力等全身症状。其病因：一是大声喊叫或唱歌，也有用力扛重物引起，中医对此类音瘖，可称之为讴歌失音；二是恣食辛辣，或饮酒后声带充血，骤饮冰块或吹冷风所致。治疗上大体可用益气、消肿、凉血止血的方法。在止血药中，常喜用鸡血藤与仙鹤草相伴而用，鸡血藤活血，仙鹤草止血，相反相成，止血而不留瘀。本病虽来势凶猛，但只要治疗正确，痊愈也迅速。

（陈婕整理，张守杰提供）

////////// **何宗德医案** //////////

**病案40.** 赵某，男，63岁。

**现病史**：讲话不能持久，久则声音嘶哑，伴咽喉干燥，夜尿频，寐不安。舌红少苔，脉细弦偏数。

**检查**：见声带苍白无泽，收展迟缓无力，发声时声门后端有三角缝，假声带活跃，喉黏膜红少津。

**西医诊断**：喉肌无力。

**中医诊断**：慢喉瘖。

**辨证**：心肾不交，肾阴亏虚，心火偏亢。

**治法**：宁心安神，益肾开音。

**处方**：定志丸合大补元煎加减。党参18 g，茯神9 g，远志9 g，菖蒲9 g，山茱萸9 g，杜仲9 g，怀山药15 g，熟地黄12 g，枸杞子12 g，当归12 g，甘草3 g。

**【二诊】** 上方服7剂后症情未变，加牛膝12 g，再服7剂。

**【三诊】** 精神好转，眠深纳佳。但咽喉干涩，多语仍哑。处方：原方加川芎、赤芍各 9 g。上方服 10 剂而愈，声带检查正常，再续上方 3 剂以巩固疗效。

**【按语】**　本医案患者病机从阴虚火旺，心肾不交认识，治则宁心安神，益肾开音，用定志丸合大补元煎加减。方中山茱萸、怀山药、熟地黄、枸杞子、当归、杜仲、牛膝养血补肾；党参健脾益气，助当归、熟地黄养血生血；助茯神、远志养心安神；菖蒲通九窍而开音；甘草调和诸药。

（马胜民整理，刘福官校）

**病案 41.** 患者，女，65 岁。1979 年 2 月。

**主诉：**声嘶，间歇性气急 2 个月。

**现病史：**患者自诉声音嘶哑，间歇性气急 2 个月。觉痰枯于喉，痒咳无痰，呼吸喘促伴喉鸣。病体瘦削，纳呆不思食，口渴喜热饮，畏寒肢冷，大便干少，小便短黄。脉沉迟有力，舌淡少津，苔薄黄。喉镜见双侧声带淡红，声门前 2/3 近前联合处，皮膜包水，状如水疱，色灰白，随呼吸或发声而飘浮，声门变狭，呼吸喘息，几近窒息。当即入院用泼尼松、氨茶碱等稳定病情，1 周后采用温阳散寒、利水消饮、益肺开音治法。脉沉迟有力，舌淡少津，苔薄黄。

**检查：**病体瘦削，喉镜见双侧声带淡红，声门前 2/3 近前联合处，皮膜包水，状如水疱，色灰白，随呼吸或发声而飘浮，声门变狭，呼吸喘息，几近窒息。

**西医诊断：**声带弥漫性水肿。

**中医诊断：**喉瘖。

**辨证：**阳虚水泛失音。

**处方：**淫羊藿 9 g，胡芦巴 9 g，熟地黄 9 g，吴茱萸 9 g，山茱萸 12 g，白术 12 g，怀山药 12 g，白果 6 g，胡桃肉 6 g，茯苓 9 g，浙贝母 6 g，薏苡仁 9 g，泽泻 9 g，当归 9 g，川芎 9 g，地龙 6 g，蝉蜕 3 g，凤凰衣 3 g。

半月后肿退疱小，呼吸无碍，出院。半年后，水肿尽退，声音恢复。

**【按语】**　声带寒性弥漫性水肿是"肾阳亏损，寒水上泛"的喉部见症。在阳虚基础上，长期声嘶，痰黏不爽，干咳作喘，严重时则喉鸣，呼吸困难。患者多为老年妇女，瘦削乏力，畏寒，四肢不温，纳食不馨，喜热饮等。喉镜见双侧声带水肿，基底广，色灰白，皮膜留饮，状如水疱，声门下及前联合处最明显；多见两侧相等，也可一大一小，消长起伏，随呼吸而上下，如卡塞声门，则声哑加重，气息受阻，甚至呼吸困难。病理检查为间质性水肿。此证类似水湿留饮，客于喉间。柯韵伯说："阴阳不和，清浊相干，胃气乱于中，脾气难于升，肺气滞于降，而痰饮作矣。"《临证指南医案·痰饮》说："阴盛阳虚，则水气溢而为饮。"与此相似。现代医学列入多发性广基息肉。其病因病机：年老肾衰，肾阳虚弱，脾阳不振，水湿运化失司，肺气虚寒，水液输布不利，寒水上泛于喉，留饮声带，皮膜包水，演变为广基水肿。

《伤寒论注》："涤饮者，降气燥湿治其标，温肾利水治其本。"《怡堂散记》："善补者,当于脾胃求之。"留饮于喉,水泛声带,更应温肺利水,故临诊时用淫羊藿、熟地黄、胡芦巴、吴茱萸、山茱萸等以温肾助阳,山药实脾健运、升阳利水,再用白果、胡桃肉等温肺利气。配以茯苓、浙贝母、薏苡仁、泽泻等渗湿消肿,再以川芎、当归、地龙、蝉蜕、凤凰衣等调气和血,祛风除湿,宣肺开音,冀臻全效。本症之根在于肾、脾肺元气不足,脏腑功能衰退,无以输精供藏,肾精无以输泻;脾、肺虚寒,肾气挫败,故治疗不易取效。黄嘉裳氏提出在水疱表面横切二三条浅口,再辨证施治,取开沟排水之义,可加速疗效。

(马胜民整理,刘福官校)

////////// **顾振达医案** //////////

**病案 42.** 沈某,女,35 岁,教师。1980 年 9 月 3 日。

**主诉:** 声音嘶哑半年余。

**现病史:** 近半年反复出现发音嘶哑,不耐多言、久言,症状严重时可伴有吞咽痛,饮食无碍,休息一段时间后可自行恢复,未进行系统治疗,今来就诊。刻下:声音嘶哑,伴发音疲劳,无咽痛,进食无影响,吞咽无碍,咽喉稍有痰,量少色白,不易咳出,大便费力,纳寐可。舌质淡胖,边齿痕,苔白腻,脉细。

**检查:** 神清,咽部暗红,轻度充血,咽后壁淋巴滤泡增生。电子喉镜(外院)示声带增生。

**西医诊断:** 慢性喉炎。

**中医诊断:** 喉喑。

**辨证:** 气虚痰结。

**治法:** 补中益气,化痰利咽。

**处方:** 自拟爽声方加味。蝉蜕 6 g,木蝴蝶 3 g,凤凰衣 6 g,制何首乌 10 g,胖大海 6 g,桔梗 3 g,浙贝母 10 g,茯苓 10 g,诃子 10 g,薏苡仁 30 g,石菖蒲 10 g,川朴花 6 g,制半夏 10 g,绿萼梅 9 g,泽泻 30 g。7 剂,每日 1 剂,加水适量分 2 次煎服。

医嘱:少说话,轻声说话。

**【二诊】** 1980 年 9 月 10 日。药后咽喉痰黏感减轻,疲劳时及午后发音仍有嘶哑,发音吃力,二便正常,胃纳可。舌质淡胖,边齿痕,苔白微腻,脉细。守上方去薏苡仁,加生黄芪 30 g 再进 7 剂,考虑湿邪渐趋,气机疏通,可直补肺气。

**【三诊】** 1980 年 9 月 17 日。药后发音嘶哑较前明显好转,乏力改善,咽喉舒畅,二便调。舌质淡胖,边齿痕,苔薄白,脉细。本法得效,故宗上法,适当调整,连续服用中药 28 剂。改补中益气汤加减要求其再服 4 周以健脾补肺。

**【按语】** 本病案虽患者年纪不大,然素体虚弱,肺脾不足,乏力,舌质淡胖,边齿痕,脉细,所谓"久病必虚,邪留伤正",属"金破不鸣"。患者发音嘶哑,不耐久言,乃久病伤及脏腑,肺脾气虚,无力鼓动声门,声带无力振动发生所致。加之痰饮内阻,声带振动受累,更影响发音。蝉蜕、木蝴蝶、凤凰衣、石菖蒲、胖大海、诃子、桔梗开音利咽,薏苡仁、泽泻化湿开音,浙贝母、茯苓、制半夏化痰开音,川朴花、绿萼梅理气化痰,生黄芪、制何首乌补益气血,诸药共奏补肺开音,健脾化湿之功。

(谢峰整理,顾桂明提供)

////////// **郑昌雄医案** //////////

**病案 43.** 贾某,男,61 岁。2012 年 1 月 18 日。

**主诉:** 声嘶 3 个月,加重 10 日。

**现病史:** 3 个月前开始无明显诱因下出现声音嘶哑,未引起重视,近 10 日声音嘶哑加重,自觉喉干,痰黏难咯,时有异物感,进食及吞咽均无碍。大便正常。舌苔薄腻,舌尖红。有吸烟史 40 年,1 包/天。

**检查:** 喉镜见双侧声带慢性充血,双侧声带肿胀呈鱼腹样,边缘光滑,右侧声带表面覆有白色斑样物,双侧声带运动对称,闭合不全(图 1)。

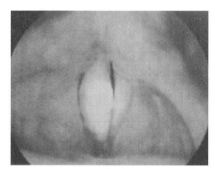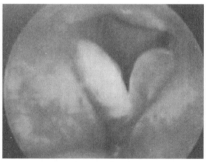

**图 1** 贾某,治疗前(双侧声带鱼腹样水肿,右侧声带表面覆有白色斑样物)

**西医诊断:** 左侧声带息肉 右侧声带白斑。

**中医诊断:** 喉瘤。

**辨证:** 痰瘀交阻,挟有阴虚。

**治法:** 化痰祛瘀,养阴利咽。

**处方:** 夏枯草 25 g,白花蛇舌草 30 g,白桔梗 6 g,生甘草 6 g,半枝莲 10 g,杜红花 9 g,炙僵蚕 6 g,元参 9 g,沙参 9 g,生薏苡仁 30 g,天花粉 9 g,天冬 9 g,麦冬 9 g。14 剂,每日 1 剂,加水适量分 2 次煎服。

**【二诊】** 2012 年 2 月 1 日。服药后喉干痰黏好转,发声有好转,讲话不若以前费力。喉镜检见双侧声带仍见慢性充血,但其肿胀程度不若前甚。治按前法,上方加蝉蜕 4.5 g。28 剂。

**【三诊】** 2012 年 2 月 29 日。上方连服 4 周后复诊，发声基本恢复正常，喉部痰黏及喉干与多言有关。喉镜检查见双侧声带慢性充血，右侧声带鱼腹样息肉及表面白色斑样物均消退，左侧息肉也见明显消退。苔薄尖红。上方去蝉蜕加炙龟板 15 g 以滋阴潜阳。14 剂。

**随访：**5 月 12 日。喉镜检查见双侧声带未见新生物，活动佳(图 2)。

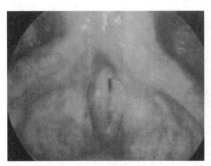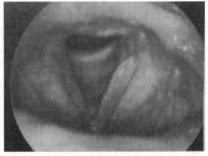

图 2 贾某，治疗后(双侧声带鱼腹样水肿消退，右侧声带表面白色斑样物消失)

**【按语】** 喉白斑是喉部的良性肿瘤，但是有恶变的危险，也被称为癌前病变。喉瘖虽有虚实之分，实证者多由风寒、风热、痰热犯肺，肺气不宣，邪滞喉窍，声户开合不利而致，即所谓"金实不鸣""窍闭而瘖"。虚证者多因脏腑虚损，喉窍失养，声户开合不利而致，即所谓"金破不鸣"。而喉白斑和喉乳头状瘤往往虚实夹杂。郑昌雄教授总结喉白斑的病机是痰瘀互结为主，根据辨证还有兼夹阴虚者，热毒偏重者等。痰瘀互结在局部是其局部的病理表现。肺胃素有蕴热，若过食辛辣，或外感邪毒，或用声过度，则内外邪热相搏，肺胃火热循经上蒸咽喉，痰热交蒸，久滞咽喉而成肿块。该患者素有吸烟病史 40 年，1 包/天。故而烟毒刺激声带造成局部的痰瘀互结，而舌苔薄腻，舌尖红则有阴虚之象。治法化痰祛瘀，养阴利喉，故而应手取效。

(滕磊整理)

**病案 44.** 金某，女，41 岁。2012 年 5 月 23 日。

**主诉：**声音嘶哑 1 年余。

**现病史：**平素喜言，1 年多来时有声音嘶哑，讲话过多后声嘶加重，伴有讲话费力，休息后声嘶好转，多言后声嘶又加重，渐渐声音嘶哑呈持续性。舌淡苔白腻，边有齿印。

**检查：**纤维喉镜检查见双侧声带色红充血，声带略肥厚，少量痰液附着，左侧声带前中 1/3 淡红色新生物突起，约绿豆大小，表明光滑，声带闭合不完全。

**西医诊断：**左声带息肉。

**中医诊断**：喉瘖。

**辨证**：肺脾气虚，痰瘀互结。

**治法**：益气健脾，化痰散瘀。

**处方**：夏枯草 15 g，薏苡仁 30 g，生黄芪 15 g，天花粉 9 g，茯苓 10 g，桔梗 6 g，甘草 6 g，红花 9 g，僵蚕 6 g，鸡血藤 10 g。7 剂，每日 1 剂，加水适量分 2 次煎服。

**【二诊】** 2012 年 5 月 30 日。声嘶明显减轻，讲话仍感费力，舌边齿印仍然明显，加党参 15 g，14 剂。

**【三诊】** 2012 年 6 月 13 日。声音嘶哑基本恢复正常，多言后亦不感费力。纤维喉镜检查发现声带充血完全减退，左侧声带息肉缩小成粟粒样突起，声带闭合时仅见约 1 mm 间隙。舌薄，舌边齿印不显著。再随证加减，共服药 2 月，纤维喉镜随访声带恢复正常。

**【按语】** 声带息肉的主要特征是声音不扬，甚至嘶哑失音，喉镜检查可在声带的前中 1/3 交界处见有形之结。本病小儿及成人均可罹患，成人患者往往与职业用声及性格有一定的关联，属于中医学"喉瘖"的范畴。《景岳全书》以"金实不鸣""金破不鸣"的理论提出喉瘖有虚实之分。该患者有虚实夹杂之候。该患者平素喜多言，多言则耗气，休息后气复则健，所以早期表现为声嘶反复发作，休息后好转的情况，反复过度发声，则耗气不能恢复，是肺脾气虚的表现，舌淡边有齿印，故多言费力不能持续是气虚的表现。气虚一则肺气不利，气虚水停，津液代谢障碍，以致水津停滞，痰饮孳生，留聚于声门即形成息肉；二则患者反复多言，勉力发声，以致气虚无力运血，气机阻滞，使喉窍脉络、经气郁滞不畅，患者声带肥厚充血、痰液黏着也是痰瘀互结的佐证。治疗上，郑昌雄教授以黄芪益气，僵蚕、桔梗、夏枯草、薏苡仁、茯苓、天花粉化痰散结，红花、鸡血藤活血化瘀，1 周后，患者声嘶即有明显改善，但讲话费力、齿印明显，说明气虚的证候没有明显改善，故复诊时增加党参补中益气，声带息肉很快即有明显缩小，最终声带恢复正常。

（滕磊整理）

////////// **张剑华医案** //////////

**病案 45.** 高某，女，56 岁。2006 年 2 月 21 日。

**主诉**：反复声音嘶哑 3 年余。

**现病史**：平素多言，经常声音嘶哑。多言后加重，休息后声音嘶哑好转，凡此多次，讲话易疲劳，夜寐不安，梦多。舌尖红，苔薄裂，脉细数。

**检查**：声带慢性充血，闭合有裂隙。

**西医诊断**：慢性喉炎。

**中医诊断**：喉瘖。

辨证：肺肾阴亏，心火旺盛。

治法：滋肾养肺，兼清心火。

处方：赤芍9g，白芍9g，炙僵蚕9g，浙贝母9g，连翘心6g，南沙参12g，北沙参12g，天花粉12g，玄参9g，牡丹皮9g，百合12g，蝉蜕9g，陈皮9g，桔梗6g，生甘草3g。14剂，每日1剂，加水适量分2次煎服。

【二诊】 2006年3月7日。声音嘶哑有改善，夜寐不安，做梦有减少，舌尖红，苔无裂纹，脉细数。上方加合欢花12g，首乌藤15g，制远志9g以滋养安神。14剂。

【三诊】 2006年3月21日。声嘶明显改善，睡眠也明显改善，但讲话易疲，故而不愿发声，动则气短，舌淡红，苔无裂纹，脉细，则兼有肺气虚弱，加太子参15g。14剂。

【按语】 慢性喉炎属于中医学"喉瘖"的范畴。根据喉瘖发病时间的久暂，临床上有暴瘖与久瘖之区分。喉瘖的发病机制主要与咽喉部肌肉劳损，声带病变所致，如风热袭肺能引起声带红肿充血；如津液输布不利而水湿滞留可造成声带水肿；气虚可致声门闭合不良；风湿阻滞经络可引起声带运动障碍；气郁血瘀日久则使声带息肉形成，或发生喉部乳头状瘤等，都会影响正常发声，导致声音嘶哑。上述各种因素也可交叉综合存在，因此对喉瘖的治疗，不能仅仅着眼于局部病变，必须通过仔细辨证，区别情况，将局部病变与整体功能联系起来考虑。而久瘖虚证，往往由于新哑失治迁延而致，较难根治。本医案主要病机源于肺肾阴亏，"缓则治其本"，缓缓图治，选用平和药物，着重于滋肾养肺，佐以开音之品为治。方中沙参、百合、天花粉甘寒，同入肺经，甘能养阴，寒能清热，三药同用，清肺润燥，补气祛痰，且天花粉能清泄胃热，滋养胃阴，生津力强，又能消肿排脓；百合能宁心安神，桔梗味苦辛性平，既升且降，善开肺气，不燥不滞，既能清肺化痰，又能宽胸利咽。生甘草泻火解毒，调和诸药，与桔梗相配即为"甘桔汤"，仲景以治少阴咽痛症。射干解毒利咽，入肺经，尤善消咽喉中痰，是治疗咽喉肿痛常用要药。白芍苦酸微寒，入肺、脾经，和血敛阴，与甘味之品相配应用，增加敛阴养津之力，且白芍能作为太阴脾、肺经病的引经药，药有向导，其力可专。连翘清心，僵蚕、浙贝母、牡丹皮、陈皮化痰行瘀，消声带充血，蝉蜕开音，如此将局部病变与整体功能联系起来考虑，据证立法，有针对性地用药，才能发挥中医治病的特长。

（滕磊整理，张剑华校）

/////////// **刘福官医案** ///////////

病案46. 陆某，男，62岁，退休工程师。2011年12月30日。

主诉：咽痛，声嘶哑3月余。

现病史：3个月前无诱因下出现咽痛、声嘶。到上海中医药大学附属曙光医院行喉镜检查,双侧声带可见红色高低不平肉芽状增生组织。怀疑其为恶性病变,随作喉部组织病理切片,报告其为"重度异形增生"。请市内多家医院中西医专家会诊,建议加强随访并用中药治疗。刻下:声音嘶哑,咽干,纳可,二便如常。追问病史,有吸烟史 40 余年,无痰中带血史,饮酒量不多。苔厚腻,脉滑散。

**检查:**双侧声带可见红色高低不平肉芽状增生组织,病理报告示重度异形增生。

**西医诊断:**声带新生物。

**中医诊断:**喉瘤。

**辨证:**邪毒痰浊积聚。

**治法:**清热化痰散结。

**处方:**莲草冬藻汤加减。半枝莲 15 g,白花蛇舌草 15 g,海藻 15 g,桑叶 15 g,芙蓉叶 15 g,麦冬 15 g,昆布 15 g,黄芪 15 g,僵蚕 6 g,蝉蜕 3 g。7 剂,每日 1 剂,水煎服。

【二诊】 连续服药 2 周。自感发音好转,药后亦无不适。复查喉镜,喉部肉芽状组织略有减少,苔薄、脉缓。原方续进。

【三诊】 距二诊 1 个月。自感发音好转。喉镜检查:双侧声带肉芽状组织明显减少,且一侧声带局部平复。医患信心均增。药后亦无任何不良反应。苔脉无特殊,继续原方治疗。

【四诊】 又 1 个月后。就诊时声嘶哑几乎已无,为安全考虑,再次喉镜摄片,除了右侧声带前后部可见少量红色组织外,其余部分及左声带几近平复,轻度充血,运动闭合良好,苔脉无特殊。

前后经 4 个月中药治疗,声带已完全不见肉芽状组织,仅见轻度充血,亦未作再次病理切片。目前仍每月门诊一次,随证略有增减处方,药量减至每 1 剂分 2 日服,每 2 个月复查喉镜 1 次,至今仍随访。

【按语】 声带肉芽状组织重度异形增生,为高度疑其癌前变化,属于中医学"喉喑"的范畴。刘福官教授根据患者病史及体征辨其为邪毒痰浊积聚之证,处方莲草冬藻汤加味治之。方中加入昆布以增化痰散结之用,加入芙蓉叶增加解毒消肿之效,因患者喉部双侧声带均有肉芽状组织增生,加入生地黄以生津利咽润燥,经过较长期的治疗,获得了意想不到的效果。

(马胜民整理,刘福官校)

**病案 47.** 张某,男,32 岁。2012 年 8 月 1 日初诊。

**主诉:**声音嘶哑反复 3 年。

**现病史:**患者自诉反复声嘶 3 年余,发音费力,喉内干燥不适。舌质淡红,边有齿印,脉细滑。

**检查:**左声带慢性充血,边缘肥厚息变,中段表面白斑样增生,颈淋巴结未及。

**西医诊断**：声带白斑。

**中医诊断**：喉痦。

**辨证**：肺肾气阴两虚，痰浊瘀阻喉络。

**治法**：益气养阴，化痰散结。

**处方**：南沙参 9 g，北沙参 9 g，百合 9 g，天冬 10 g，麦冬 10 g，玄参 10 g，生地黄 10 g，夏枯草 15 g，白花蛇舌草 15 g，生薏苡仁 12 g，制僵蚕 9 g，杜红花 9 g，苦桔梗 6 g，生甘草 3 g，生黄芪 15 g，生牡蛎 30 g（先煎），海藻 10 g，昆布 10 g，芙蓉叶 9 g，木蝴蝶 3 g。7 剂，每日 1 剂，水煎服。上方带回原籍，连服中药约 3 个月。

**【二诊】** 2012 年 11 月 4 日。声音嘶哑好转，硬管喉镜检查未见白斑，间接喉镜检查示左声带慢性充血，白斑已消退。

**【按语】** 喉白斑病亦称喉黏膜过度角化症，是一种以喉黏膜上皮增生异常或异常成熟、角化过度为特征的病变。从病理学角度讲，可分为无间变性喉白斑和间变性喉白斑两种。前者仅呈鳞状上皮组织角化过度，后者则伴上皮组织不同程度不典型增生，且恶变率较高。目前西医除手术局部切除及密切随访观察外，迄今无特殊疗法，用中医中药有的可获消退的效果。中医辨证认为本病是由于素体阴亏，日久津液干涸，痰瘀凝聚而形成，治则益阴化痰散瘀为主。故用沙参、百合、麦冬、玄参等养肺肾之阴为主，僵蚕、桔梗、生薏苡仁化痰散结助消斑，杜红花活血化瘀，夏枯草、白花蛇舌草、芙蓉叶清热化痰以助活血消斑。临证加减：声带充血明显，加生地黄、牡丹皮；大便干结难解加全瓜蒌、生大黄；有消化道病变去僵蚕，加川连、炒莱菔子；喉黏膜不典型增生者，加芙蓉叶、生黄芪、海藻、昆布。坚持服药至少 3 个月以上，终能获效。

（马胜民整理，刘福官提校）

////////// **张守杰医案** //////////

**病案 48.** 患者，男。2019 年 1 月 28 日。

**现病史**：发音嘶哑，咽部有异物感，晨起口苦 3 年。脉弦数，舌尖偏红苔薄腻。

**检查**：右声带后端见一肿物。

**诊断**：右声带肿物（肉芽肿？）。

**中医诊断**：慢喉痦。

**处方**：刀豆子 30 g，郁金 15 g，薏苡仁 30 g，茯苓 15 g，制香附 15 g，夏枯草 9 g，蛤壳 30 g，煅牡蛎 30 g，木蝴蝶 6 g，黄芩 12 g，郁金 9 g，八月札 9 g，腊梅花 6 g，炙鸡金 15 g，焦山楂 15 g，泽泻 12 g，煅瓦楞子 30 g，柴胡 9 g，丹参 15 g，玄参 9 g。21 剂。

另服小金片，每日 2 次，每次 2 片，吞服。

**【二诊】** 2019 年 2 月 25 日。发音改善，咽部有异物感，脉细弦，舌偏红。

原方加婆罗子 6 g,百合 12 g,14 剂。小金片吞服。

【三诊】 2019 年 3 月 18 日。发音正常,口苦已无,喉镜示声带肉芽肿消失,病愈,停止用药。

【按语】 声带淀粉样变、声带息肉与声带肉芽肿,虽然西医病理不同,但从中医角度来分析,都是痰浊之物上犯会厌、声带,成了异物,影响发音。《素问·脉要精微论》第十七讲"声如室中言,是中气之湿也",声如室中言,是指关闭房间传出的声音,低沉而闷。关于痰浊影响人的发音器官,古人虽窥不见声带,但已做了合理的推论。明代龚居中著的《痰火点雪·火病失音》中,有极其生动形象的描述:"犹如钟磬之悬架,其内空虚击之则鸣,内有污浊壅室,击之则声哑而不明也。若有邪郁痰壅等因,则其声哑嘎,惟去其痰邪等病,即犹去钟磬之泥土浊垢,击之则鸣,复何哑乎。"这尤如钟里有污泥堵塞,敲不响,而这污泥,就是"痰邪等病",所以,诸如声带息肉、声带乳头状瘤、声带肉芽肿、声带淀粉样变,皆是此类"污浊"附于声带,影响发音,清扫之则发音宏哉!临床中采用健脾、利湿、化痰、软坚散结诸法,取得了相当满意的疗效。有些声带肉芽肿患者,常伴有晨起口苦症状。对于这种口苦声嘶,中医称之为"呕胆",《灵枢·四时气》第十九提出:"邪在胆,逆在胃,胆液泄则口苦,胃气逆,则呕苦,故曰呕胆。"逆行的胆汁,一旦侵犯上焦之会厌声带,就成了异物,亦可称之为"邪郁痰壅"。现代医学也认为,胆汁反流刺激了喉部,喉部黏膜受胆汁胃酸刺激,促使声带产生肉芽肿等变化,所以临床常辅以利胆和胃降逆之法。值得一提的是中成药小金丸,原名小金丹,成书于 1740 年的王洪绪著的《外科全生素·卷四》首先记载此药,并指出:"此丹祛痰化湿,去瘀通络极效。"1831 年出版的《外科证治全书·卷五·通用方》中指出了小金丹的适应证"治一切阴疽、流注、痰核、瘰疬、乳岩、横痃等证",并详细介绍了服用方法:"临用取一丸,放平石上隔布敲细入杯内,取好酒几匙浸药,用小杯合盖,约浸一二小时……"临床上,加用小金丸,确实提高了疗效。

(陈婕整理,张守杰校)

**病案 49.** 患者,男,56 岁。2018 年 11 月 2 日。

**主诉:** 甲状腺术后声嘶、发音乏力 1 月余。

**现病史:** 1 月前有甲状腺手术史,术后声嘶,自觉发音乏力。脉细软,舌淡边有齿印苔薄白。

**检查:** 右侧声带固定。

**西医诊断:** 声带麻痹。

**中医诊断:** 喉瘖。

**处方:** 生黄芪 15 g,桑枝 30 g,络石藤 18 g,海风藤 18 g,石楠叶 12 g,伸筋草 15 g,薏苡仁 30 g,防风 9 g,僵蚕 9 g,路路通 30 g,漏芦 12 g,王不留行 12 g,丹参

15 g,川芎 15 g,焦山楂 15 g。14 剂。

**【二诊】** 2018 年 11 月 17 日。治疗 2 周后,声嘶如前,疲劳感有所改善,脉细,舌淡胖苔薄。原方黄芪改 30 g,加党参 15 g。28 剂。

**【三诊】** 1 月后,患者发音转宏,苔脉如前。原方 28 剂。

**【按语】** 声带麻痹,发音嘶哑,饮食作呛。张教授认为与中医文献讲的"呛食喉风"相似,清代喉科著作《焦氏喉科枕秘·卷一》:"呛食喉风热积心,喉中干燥立时疼,更无痰涎多气喘,若还呛食命无存。"文中描述的进食呛咳,呼吸有喘鸣音而无痰涎,与本病的症状吻合。张守杰教授认为声带麻痹应是中医学"痹证"的一种特殊类型。《素问·宣明五气》第二十三:"邪入阳则狂,邪入阴则痹。搏阳则为巅疾,搏阴则为暗。"可见,古代医学家已经了解到,痹可以导致发音嘶哑(暗)的,而这个"邪",就是《素问·痹论》所明确提出的"风寒湿三气杂至,合而为痹"。现代,由于甲状腺手术的广泛开展,常会不慎损伤喉返神经而致声带麻痹,所以可把致痹的外邪,除风、寒、湿三气外,再加上金创损伤一项,上海朱氏喉科治疗声带麻痹,是以祛风通络为主,佐以清热、益气、活血通络等治法。

(陈婕整理,张守杰校)

////////// **郭裕医案** //////////

**病案 50.** 姜某,男,48 岁,销售经理。2014 年 6 月 10 日。

**主诉:** 声音嘶哑半年。

**现病史:** 半年前因工作需要讲话过多,声音嘶哑,到某三甲医院诊断为双侧声带小结,建议手术治疗,但被拒绝,予以金嗓散结丸治疗 2 个月无效。为进一步治疗,故寻郭裕教授中医药治疗。既往体健。舌质暗红,苔白,脉弦涩。

**检查:** 电子喉镜下见双侧声带慢性充血肥厚,前中 1/3 处见小结,大小约 0.1 cm×0.1 cm,边缘清晰,色白,双侧声带运动好,闭合见缝隙。

**西医诊断:** 声带小结(双侧)。

**中医诊断:** 慢喉瘖。

**辨证:** 痰凝血瘀。

**治法:** 化痰散结,活血化瘀。

**处方:** 夏枯草 12 g,川贝母 3 g,绿萼梅 12 g,桔梗 3 g,制半夏 9 g,陈皮 12 g,莪术 6 g,三棱 6 g,山楂炭 6 g,川芎 12 g,升麻 6 g,木蝴蝶 6 g。每日 1 剂,加水适量分 2 次煎服。14 剂。

**外治:** 天突穴以地塞米松 3 mg,利多卡因 0.1 mL 进行穴位注射,每周 2 次。

**【二诊】** 治疗 2 周后复诊。声音嘶哑较前改善,双侧声带小结减小,闭合见缝隙。处方:①中药:夏枯草 12 g,升麻 3 g,制半夏 9 g,川贝母 3 g,陈皮 12 g,莪术 6 g,

三棱 6 g,山楂 6 g,木蝴蝶 6 g,川芎 12 g,茯苓 12 g,佛手 12 g,甘草 3 g。14 剂。

②外治:天突穴以地塞米松 5 mg、注射用利多卡因 0.5 mL、炎琥宁注射液 80 mg 进行穴位注射,每周 2 次。

**【按语】** 郭裕教授运用"夏枯草开音合剂"治疗声带小结、声带白斑、慢性喉炎临床疗效均显著,夏枯草化痰散结,合川贝母增大化痰散结之力;半夏、陈皮为二陈汤组成,意在化痰;莪术、三棱、川芎、山楂均为活血化瘀散结;升麻、桔梗均为药性上浮之品,通常为防患者头晕不同时用药,今同用的目的在于双上行药物同舟共济,齐"药"协力,共奏"开音"之效,辅以绿萼梅,性轻,芳香行气,化痰散结,开音清肺;诸药合力活血化瘀,化痰散结,使得声带小结化散为无有。二诊培土生金,增强药力,提高患者肺气功能。肺开窍于喉,肺气足,声音响亮。外用天突穴穴位注射,内用外治共同治疗,增强治疗力度。20 世纪 80 年代郭裕教授作为科主任将电子喉镜引进并应用临床,在那个封闭的年代这个举动引起了很多保守派的质疑和反对。顶着各界的压力,随着大量的临床病情明确诊断,结合中医药有效治疗,上海的中医耳鼻咽喉科不仅没被时代淘汰,反而赢得了广大老百姓的认可和热爱。这个当时看起来的超前举动,有力地驳倒了"中医治病就是雾里看花,是陈腐落后的"的论调。随后郭裕教授还开展了鼻内窥镜、耳内镜等内镜检查。他还经常利用自己的休息时间亲自到各级中医医院教学,开展电子喉镜、纤维喉镜检查,同时也给当地的医生做示范,如像奉贤区等偏远郊区,虽然交通不便,辗转几部公交车,但他不辞辛苦,几年如一日默默地把内窥镜等现代检查和中医药治疗方法带给当地需要的患者,深受老百姓的欢迎。

(刘佳整理,郭裕校)

////////// **忻耀杰医案** //////////

**病案 51.** 何某,女,46 岁。2006 年 9 月 7 日。

**主诉:** 持续性声嘶半年。

**现病史:** 自 2 年前开始,经常出现声音嘶哑的情况,起初为发音不清亮,休息后声音好转,平时说话多,此后反复声音嘶哑,休息后慢慢恢复不如以前,声音好转的间歇期越来越短,半年前开始声音持续嘶哑,多言则讲话费力。喉内有异物感,常需清嗓。舌暗红,少苔,脉细数。

**检查:** 咽部黏膜慢性充血,咽后壁黏膜干燥。喉镜见双侧声带暗红肥厚,右侧声带前中 1/3 半圆形新生物突起,表面光滑。

**西医诊断:** 声带息肉。

**中医诊断:** 喉瘤。

**辨证:** 痰凝血瘀,阴虚火旺。

**治法：**化痰行瘀、养阴清热。

**处方：**夏枯草 15 g，僵蚕 6 g，生薏苡仁 15 g，熟薏苡仁 15 g，冰球子 15 g，海藻 9 g，昆布 9 g，淡子芩 9 g，金银花 9 g，玄参 9 g，沙参 9 g，天花粉 12 g，芦根 24 g，红花 9 g，威灵仙 30 g。每日 1 剂，加水适量分 2 次煎服。7 剂。

**【二诊】** 2006 年 9 月 14 日。声音嘶哑无改善，多言仍感费力。喉内有异物感，哽哽不利，检查咽部黏膜慢性充血，咽后壁黏膜干燥，间接喉镜见双侧声带暗红肥厚，右侧声带前中 1/3 半圆形新生物突起，表面光滑。舌暗红，少苔，脉细数。自觉咽部哽哽不利，加桔梗 6 g 利咽，讲话费力，加党参 10 g 益气。

**【三诊】** 2006 年 9 月 28 日。声音嘶哑略有改善，喉内异物感减轻，检查咽部黏膜慢性充血，咽后壁黏膜干燥，间接喉镜见双侧声带暗红，右侧声带前中 1/3 息肉有稍许缩小。舌暗红，少苔，脉细数。讲话费力有减轻，但多言感气短，加诃子 9 g 敛肺。

**【四诊】** 2006 年 10 月 12 日。声音嘶哑改善，多言也不觉疲劳，间接喉镜下检查右侧声带前中 1/3 息肉有稍许缩小，声带充血明显消退，去黄芩、金银花。

**【五诊、六诊】** 2006 年 10 月 26 日～2006 年 11 月 9 日。证情无变化，守方同前。

**【七诊】** 2006 年 11 月 23 日。自诉服药后声音嘶哑有明显改善，3 日前偶感风寒后又有加重，间接喉镜检查声带息肉确有明显缩小，声带急性充血，但不肥厚，故而声音不清亮，加蝉蜕、木蝴蝶疏风宣肺开音。

**【八诊】** 2006 年 12 月 7 日。嘶哑已不明显，喉部无干燥感，检查喉部黏膜无明显干燥，间接喉镜检查声带色珠白，声带息肉仅留有粟粒样大小突起，去蝉蜕、木蝴蝶、芦根。再加减服药 2 月后随访，声带息肉完全消失。

**【按语】** 喉瘖有虚实之分，实证者多由风寒、风热、痰热犯肺，肺气不宣，邪滞喉窍，声户开合不利而致，即所谓"金实不鸣"；虚证者多因脏腑虚损，喉窍失养，声户开合不利而致，即所谓"金破不鸣"。而声带息肉往往有虚实夹杂之象。该患者的声带息肉即如此，患病日久，在声带形成有形之结。痰瘀凝结在局部是其局部的病理表现。用嗓太过，耗气伤阴，喉窍脉络受阻，经气郁滞不畅，气滞则血瘀痰凝，结聚喉窍，致声带肿胀暗红，形成息肉，妨碍声户开合，则久瘖难愈，讲话费力；血瘀痰凝，黏附声带，故喉内有异物感；阴虚生内热，虚火上炎，熏灼喉窍，致咽喉干燥、声户开合不利，加重声嘶的形成。故治疗上化痰行瘀、养阴清热。药用红花、威灵仙活血化瘀；僵蚕、夏枯草、薏苡仁、天花粉化痰散结；冰球子、海藻、昆布等具有化痰软坚功效之药，以助消肿散结；黄芩、金银花、玄参、沙参、芦根清热养阴，生津润燥。并告诫患者平时少言，少食辛辣之品。至服药 1 个月后声音嘶哑有改善，3 个月时声带息肉已缩小至粟粒样大小，半年的时间不到，声带息肉即完全消失，相对于有形之结来说,治疗上还是比较快的,组方上兼顾活血行瘀、化痰散结、养阴清热,所以能收全功。

(滕磊整理,忻耀杰校)

## 臧朝平医案

**病案 52.** 冯某,女,40 岁。2008 年 5 月 27 日。

**主诉**:麻醉插管后出现双侧杓状软骨肉芽 3 月余。

**现病史**:3 个月前行麻醉插管。术后麻醉拔管后出现咳嗽,有黏稠黄痰,声嘶。经西医药治疗效果不明显。舌暗胖,苔薄黄,脉细弦。

**检查**:咽部黏膜充血,咽喉壁淋巴滤泡增生,喉部见声门裂口小,呼吸尚平,双侧杓状软骨前方水肿状肉芽,右侧较大,如花生大小,左侧如黄豆大小。

**西医诊断**:声带接触性肉芽肿。

**中医诊断**:喉痹。

**辨证**:阴虚血瘀,痰瘀互结。

**治法**:养阴利咽,消瘀化痰散结。

**处方**:南沙参 9 g,北沙参 9 g,百合 12 g,生白芍 12 g,牡丹皮 9 g,丹参 9 g,薏苡仁 30 g,化橘红 9 g,仙鹤草 30 g,天花粉 12 g,生黄芪 30 g,浙贝母 9 g,射干 6 g,生牡蛎(先煎)30 g,桔梗 4.5 g,生甘草 3 g。14 剂。

**【二诊】** 服药 2 周后,于 6 月 7 日左侧肉芽脱落咳出,右侧肉芽水肿有减退,声门裂增大。上方去化橘红、浙贝母,加前胡 9 g,山茱萸 12 g,淫羊藿 12 g,佛手 9 g。

**【三诊】** 服药 28 剂,右侧肉芽缩小,舌脉如前,上方加生山楂 12 g,枳壳 9 g,百合改 15 g。初诊方加减服用 5 个月,10 月 15 日复查。杓状软骨肉芽基本平复。

**【按语】** 声带肉芽肿亦称声带接触性肉芽肿,是临床上一种少见的良性增生性病变,是声带突区域黏膜受损伤后声带黏膜发生溃疡,组织增生堆积而成,其在外观上与声带息肉无明显差别。声带肉芽肿的病因较复杂,临床治疗效果不佳,患者常受多次手术之苦,却不能康复。中医药对此病的治疗有独到之处,疗效较好,其根本的治疗原则仍是辨证论治,根据患者的整体情况进行仔细、准确的辨证,之后采用相应的方剂进行灵活加减。上述病例,主方采用张重华老师验方"养阴利咽汤"养阴利咽、消瘀化痰,再加用大剂量生牡蛎以软坚散结、消肿;仙鹤草扶正补虚、止咳嗽;甘桔汤化痰利咽。因辨证准确,用药精要,收到了非常显著的治疗效果。

(李艳青整理,臧朝平校)

## 六、喉瘤

///////// **张赞臣医案** /////////

**病案 53.** 徐某,男,9 岁。1985 年 1 月 6 日。

**主诉:** 喉乳头状瘤反复发作 6 年余。

**现病史:** 2 岁时因感冒后声音嘶哑持续不解,在国外某医院行直接喉镜检查,见右侧声带、室带、杓状软骨及左前室带处均有大堆广基菜花状肿块,取活检,为喉鳞状上皮乳头状瘤,行激光手术治疗,术后局部涂敷鬼臼汁,嗣后,患儿每约 2 个月需手术治疗 1 次,前后共 33 次。来诊时,距末次手术后 1 月半。刻下:发声嘶哑,晨起冒风或活动时觉胸膺不适而气逆,喉头有黏痰梗阻感,咯痰不爽。脉细弱,舌色淡,苔薄。

**西医诊断:** 喉乳头状瘤。

**中医诊断:** 喉瘤。

**辨证:** 肺气失充,气血不和,气滞痰凝。

**治法:** 益肺理气,调和营卫,化痰散结。

**处方:** 北沙参 9 g,太子参 9 g,野百合 12 g,制黄精 10 g,白桔梗 3 g,天花粉 10 g,云茯苓 10 g,福橘络 3 g,焦白术 9 g,怀山药 10 g,藏青果 3 g,夏枯草 10 g。另予川贝母粉 6 g 蜂蜜调服。7 剂。

药后无不良反应,上方连续服用 3 月整。复诊述体质较前充强,手术间隔已延长至 3 月余,平时能参加体育活动,如踢球等,但剧烈活动后觉气促,宗原方继续观察调治,另予山慈菇粉、川贝母粉各 3 g,混合均匀,每日分 2 次用蜂蜜调服。1 年后信访,述连续服药无不良反应,体质增强,然仍隔 4 月手术 1 次。

(滕磊整理,张剑华提供)

///////// **何宗德医案** /////////

**病案 54.** 王某,男,52 岁。2002 年 8 月 16 日。

**主诉:** 声音嘶哑 1 年余。

**现病史:** 1 年多前因声音嘶哑在某医院喉镜检查示左声带后端肉芽组织增生,于 2001 年 5 月在该院行"全麻支撑喉镜下左声带肉芽肿摘除术",病理组织检查显示为炎性肉芽。但手术 3 个月后又出现声嘶,复查喉镜示左声带后端肉芽复发;遂再次手术治疗。半年后病情再次复发,于 2002 年 5 月手术治疗。于 8 月 14 日查喉镜示左声带后端肉芽复发(图 3)。患者为求保守治疗,遂来上海中医药大学附属曙光医院门诊。现声音不扬,言多则疲倦,喉中痰多,如有物梗阻。舌淡、苔腻,脉滑。

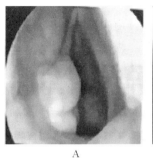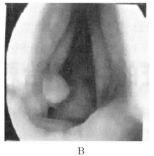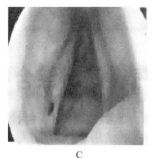

A　　　　　　　　　B　　　　　　　　　C

**图 3　纤维喉镜检查结果**

**检查：**声音不扬。喉镜检查示左声带后端巨大肉芽，呈多分叶状。

**西医诊断：**左声带肉芽肿。

**中医诊断：**喉瘤。

**辨证：**气虚水泛，痰气壅阻，气滞血瘀。

**治法：**健脾利水，化痰散结，活血化瘀。

**处方：**黄芪 30 g，党参 15 g，炒白术 15 g，泽泻 15 g，薏苡仁 30 g，车前子 15 g，夏枯草 15 g，海浮石 30 g，山慈姑 15 g，桃仁 12 g，红花 9 g，广木香 6 g，生甘草 3 g。每日 1 剂，水煎服，早晚分服。

**外治：**天突穴以糜蛋白酶 4 000 U、地塞米松 5 mg 进行穴位注射，每周 1 次。

**【二诊】**2002 年 9 月 6 日。声嘶改善，喉中痰减，口干不适。舌淡、苔薄腻，脉弦滑。喉镜检查示左声带后端肉芽较前缩小。治守前法，前方加浙贝母 20 g，天花粉 15 g，玄参 12 g。天突穴仍予糜蛋白酶、地塞米松进行穴位注射，每周 1 次。

**【三诊】**2002 年 9 月 27 日。声嘶改善，咽部如物梗阻感明显减轻，胃脘稍有不适。舌淡、苔薄白腻，脉弦滑。喉镜检查示左声带后端肉芽较前又有缩小。处方：①中药：前方去夏枯草、海浮石，加白茯苓 12 g。②外治：天突穴以糜蛋白酶、地塞米松进行穴位注射，每周 1 次。治疗 10 周后（12 月 6 日）天突穴改甲钴胺 500 $\mu$g、糜蛋白酶 4 000 U 进行穴位注射，每周 1 次。

**【四诊】**2002 年 12 月 14 日。复查喉镜示与 8 月检查结果比较，肉芽组织已缩小 3/4（图 3B）。2002 年 12 月 20 日复诊前方加三棱 9 g，莪术 9 g，持续服用 3 个月。现声嘶明显改善，咽部如物梗阻感消失，但有毛糙感；舌淡、苔薄白，脉弦。

**【五诊】**2003 年 3 月 26 日。声音嘶哑已痊愈，咽部不适症状消失。

复查喉镜示肉芽组织消失，并见左声带后端局部有缺损（图 3C）。续服中药 3 个月，随访至今，未复发。

**【按语】**声带肉芽肿，又称接触性肉芽肿，是临床上少见的良性增生性病变。

目前本病病因不明确,多认为与黏膜溃疡有关。由于用声不当,如低调发音和硬起声,或食道反流性疾病,或因气管插管,于喉腔后部,尤其是声带突处形成黏膜溃疡,继发感染,从而引起喉软骨膜炎,并在溃疡边缘形成肉芽。肉芽过度增生,表层上皮移行覆盖即形成典型肉芽肿。本病以手术治疗为主,但极易复发。中医学认为,本病乃气虚水泛、痰气壅阻、气滞血瘀所致。何宗德教授运用健脾利水、化痰散结、活血化瘀为法治疗本病,取得较好疗效。根据临床表现,结合纤维喉镜检查,诊断声带肉芽肿并不困难。手术治疗本病,疗效欠佳,且易复发。何宗德教授认为,从声带肉芽肿呈现苍白或淡红色水肿样外观等形态学表现来看,本病乃气虚水泛、痰气壅上阻所致。脾主运化,若脾失健运,水谷运化失常,则水湿泛滥,痰气交阻,致气血不通,久之则形成积聚。患者声音不扬、言多则疲,为中气不足,脾气不升所致;喉中痰多,如物梗阻,舌淡苔腻、脉弦滑,均为痰气交阻、水湿泛滥之征。从临床证候看,本医案似无瘀血征象,但何宗德教授认为,气滞血瘀也是本病重要病机,正如《医林改错·膈下逐瘀汤所治之症目》所说:"无论何处皆有气血。气无形,不能结块;结块者,必有形之血也。"因此,何宗德教授治疗本病以健脾利水、化痰散结、活血化瘀为法。本案首诊方中,黄芪为补气要药,长于升举阳气、利水消肿;党参健脾补气;白术补脾益气、燥湿利水。其中,黄芪与党参配伍能增强补中益气、升举阳气之功,黄芪与白术配伍加强益气固表、利水消肿之效。泽泻、薏苡仁健脾利水渗湿、车前子清热利水;夏枯草疏肝气、散郁结,海浮石清肺化痰、软坚散结,山慈姑消痈散结;桃仁、红花活血化瘀;木香性温行气,所谓气行则血行,木香合桃仁、红花可增强活血化瘀功效。生甘草调和诸药。全方配伍周全、选药缜密,共奏健脾利水、化痰散结、活血化瘀之效。二诊时出现口干,恐利水伤阴,故加浙贝母、天花粉、玄参等化痰养阴。三诊时患者胃脘不适,遂去夏枯草、海浮石,减轻胃部刺激,加白茯苓化痰利湿、健脾护胃。治疗4个月后,肉芽组织明显缩小至原1/4大小,治疗得法,前方加三棱、莪术活血破瘀。复诊见声带局部缺损,可能为多次手术所致。天突穴为任脉经穴。任脉乃"阴脉之海",调节全身诸阴经经气。针刺天突穴可激发任脉经气,调节脾的健运和肺的通调水道功能,有健脾利水、化痰散结的功效。且该穴位临近胸腺处,刺激后可提高免疫功能。糜蛋白酶有促使炎症消除、清除纤维性渗出物等作用,地塞米松可抗炎、消水肿,甲钴胺片能促进核酸及蛋白的合成,从而营养神经。故穴位注射糜蛋白酶、地塞米松、甲钴胺片,可加强化痰散结、利水消肿、活血之力。从该病例可见,本病手术效果不佳且易复发,并可能造成声带缺损,故认为本病首选保守治疗,只有当保守治疗无效、需要病理检查排除恶性病变或出现喉梗阻症状时才考虑手术。

(马胜民整理,刘福官校)

## 郑昌雄医案

**病案 55.** 患者,女,42 岁。1984 年 1 月 29 日初诊。

**主诉:** 咽干、声音嘶哑 10 余年。

**现病史:** 1971 年 1 月因声音嘶哑于上海市某医院检查治疗,发现左侧声带新生物,经活检后病理诊断为"鳞状上皮乳头状瘤,局限性间变",即行手术治疗。术后病情反复发作,表现为咽干、声音嘶哑。先后共做手术 13 次,同时,又用博来霉素肌内注射、局部作$^{60}$Co 放疗、5 - 氟脲嘧啶喷雾和鸦胆子油涂布等治疗,均未能有效控制肿瘤的复发。患者痛苦异常,不愿再做手术,欲寻求中医治疗。来诊时咽喉灼热疼痛、有紧迫感,口干欲饮,声音嘶哑,讲话费力,胸闷气促,神疲乏力。舌质红苔薄,脉细弦微数。

**检查:** 咽部黏膜慢性充血,咽后壁黏膜干燥,左侧声带前、中 1/3 处有一暗红色的新生物突起,如黄豆大小,表面欠光滑,两侧声带活动正常,闭合时中段有间隙,室带充血明显。

**西医诊断:** 声带鳞状上皮乳头状瘤,局限性间变。

**中医诊断:** 喉瘤。

**辨证:** 痰火互结。

**治法:** 清火化痰。

**处方:** 夏枯草 12、海藻 9 g,昆布 9 g,生牡蛎 30 g(先煎),白花蛇舌草 18 g,浙贝母 9 g,天花粉 9 g,天冬 9 g,麦冬 9 g,知母 9 g,生地黄 9 g,生薏苡仁 12 g,熟薏苡仁各 12 g,大补阴丸 12 g(包煎)。每日 1 剂,加水适量分 2 次煎服。7 剂。

【二诊】 1984 年 2 月 5 日。服药后,患者自觉咽喉灼热感、咽干症状有所改善,但讲话时仍有声音嘶哑,喉头发胀,胸闷气急。检查见左声带乳头状瘤之色泽和形态大小如故。继续守方如前。

后患者间断来诊,各项症状慢慢均有改善,左侧声带乳头状瘤色泽变淡,于同年 12 月 11 日起,方中去海藻、昆布、生薏苡仁、熟薏苡仁,加牡丹皮 9 g,炙鳖甲(先煎)18 g,南沙参 12 g,北沙参 12 g,以冀清热泻火养阴之功。1985 年 1 月 12 日诊见患者讲话时不如之前费力,口干胸闷基本消失,但多言时仍感喉部不适。左声带乳头状瘤由暗红色转为淡白色,大小同前,室带充血消退。辨证为痰结未化。于是方中去知母,加芋芳丸(包煎)12 g。最终经过 1 年多的治疗,检查左声带乳头状瘤完全消失。后复查未见复发。

【按语】 本医案患者是郑昌雄教授较早治疗喉乳头状瘤的典型病例,患者多次手术,术后反复发作,均未能有效控制肿瘤的复发,根据辨证,以化痰散结、清热滋阴为主治疗,主药以白花蛇舌草、海藻、昆布清热解毒、软坚散结以消除肿瘤,夏枯草清肝散结、薏苡仁利湿散结，天花粉清热散结，再加上生牡蛎软坚散结、浙贝母化痰散结，共奏软坚散结之效。佐以天冬、麦冬、知母、生地黄、大补阴丸等清热养阴润燥。此后继续按上述治则治疗，至同年年底时，乳头状瘤色泽变淡，虽大小无明显变化，但意味着肿瘤质地变软，故去海藻、昆布散结之品，辅以活血行瘀，前后共诊18次，服用中药118剂，患者声带恢复正常，检查发现左声带乳头状瘤完全消失，两侧声带表面光滑，活动闭合均佳。经2年多的门诊复查，见患者声音正常，左声带乳头状瘤亦未复发。

（滕磊整理）

**病案 56.** 杨某，男，39 岁。2011 年 9 月 21 日。

**主诉：**声音嘶哑 1 月。

**现病史：**因诊断为"左声带原位癌"，于 2011 年 7 月 25 日行手术治疗，术后一直声音嘶哑，手术后 1 月来诊，发声低沉，喉部痰黏，难以咯出。舌苔薄腻。

**检查：**左侧室带充血，右侧声带慢性充血，声门区左侧见肉芽肿样新生物突起（图 4）。

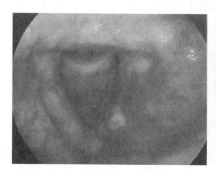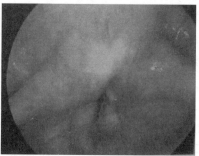

**图 4　治疗前（声门区左侧肉芽肿样新生物）**

**西医诊断：**喉肉芽肿。

**中医诊断：**喉瘤。

**辨证：**痰湿挟瘀。

**治法：**化痰除湿，佐以祛瘀利喉。

**处方：**姜竹茹 10 g，炒枳壳 6 g，夏枯草 30 g，白花蛇舌草 30 g，生薏苡仁 30 g，茯苓 10 g，红花 9 g，桔梗 6 g，生甘草 6 g。每日 1 剂，水煎服，分 2 次服，14 剂。

**【二诊】**　2011 年 10 月 5 日。自觉喉部较前舒适，喉部痰黏感不若前甚，多言也不感喉胀。效不更方，上方继服 14 剂。

此后每 2 周复诊 1 次。至 2011 年 11 月 11 日复诊时，发声较前明显响亮，喉部痰黏感基本消失，但多言时有喉干，不思饮水。喉镜检查声门区左侧中段略充血，前

1/3 处小突起(图 5),治按前法,方药略作加减:姜竹茹 10 g,炒枳壳 6 g,白花蛇舌草 30 g,夏枯草 30 g,半枝莲 10 g,桔梗 6 g,茯苓 10 g,生薏苡仁 30 g,生甘草 5 g,红花 9 g,玄参 9 g,沙参 9 g,14 剂。门诊随访 10 个多月,喉肉芽肿未见复发。

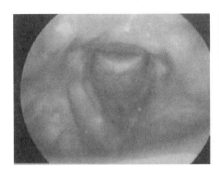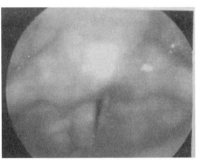

图 5　治疗后(声门区左侧中段略充血,前 1/3 见小突起)

【按语】　本病的病机是痰湿内阻夹瘀,上逆于喉所致。声带表面光滑的半圆球形肿块,其色红者,以痰瘀互结为主,色白者,以痰湿互结为主。因此,其病因病机可总括为痰、瘀、湿。喉内赘生肉芽肿物,或有痰液黏附其上,所以感觉咽喉黏着感或异物感;肉芽肿物长于声带,影响声门开合,自然出现声音嘶哑症状。从病机上考虑,痰湿兼有血瘀结骤喉窍,故声音嘶哑或发声时喉痛或咽喉异物感等,血瘀痰凝,黏附声带,故喉内有异物感、痰黏着感;黏液附其上,是痰湿的表现。治则活血行瘀、化痰散结、行气利湿。全方以化痰利湿和化痰散结为主药,突出了喉肉芽肿以痰湿为主的病理基础。初诊时方中茯苓、甘草、薏苡仁、姜竹茹、枳壳,用以行气利湿化痰;伍用桔梗、夏枯草、薏苡仁可以有助于化痰散结;佐以红花活血行瘀,增强消肿散结之功;桔梗、生甘草还是中医喉科化痰利咽之要药。因有喉部肿瘤史,加白花蛇舌草解毒抗肿瘤。复诊时因有咽干,加玄参、沙参清热养阴利咽;肉芽肿已明显缩小,加半枝莲,合白花蛇舌草增强清热解毒抗肿瘤以收功,最终肉芽肿得以完全消失而未见复发。

(滕磊整理)

////////// **张剑华医案** //////////

**病案 57.** 王某,男,56 岁。2005 年 6 月 14 日。

**主诉:**声音嘶哑 3 年。

**现病史:**3 年前出现声音嘶哑,于外院就诊,喉镜检查发现右侧声带前端暗红色新生物,表面有细小颗粒状突起,当时即行手术治疗,术后病理诊断为"喉乳头状瘤"。术后声音嘶哑明显改善,但 3 个月后又有明显声嘶,复查喉镜见喉乳头状瘤复发。此后反复手术 3 次。来诊时声音嘶哑明显,有吸烟史 20 年,每日 1 包。平素乏力。舌质暗,苔腻,脉弦滑。

**检查:** 右侧声带表面暗红色新生物占声带全长的一半。

**西医诊断:** 喉乳头状瘤。

**中医诊断:** 喉瘤。

**辨证:** 痰瘀互结。

**处方:** 夏枯草 10 g,山慈菇 9 g,牡丹皮 9 g,白芍 9 g,蒺藜 9 g,浙贝母 9 g,天花粉 9 g,白茯苓 10 g,生黄芪 15 g,僵蚕 6 g,桔梗 6、生甘草 3 g。每日 1 剂,加水适量分 2 次煎服。28 剂。

**【二诊】** 2005 年 7 月 12 日。自觉咽部清爽,声嘶无明显改变,复查喉镜右侧声带表面暗红色新生物与之前无太大差异,双侧声带充血。加天花粉 10 g,浙贝母 10 g 清热散结。继服 28 剂。

**【三诊】** 2005 年 7 月 30 日。声嘶有改善,复查喉镜右侧声带表面暗红色新生物缩小约 1/3,双侧声带充血。仍感乏力,舌质暗,苔腻,脉弦。经过化痰行瘀治疗已见疗效,仍感乏力,苔腻,则加仙鹤草 30 g。继服 14 剂。

服药后声嘶改善,乏力感减轻,舌暗,苔薄,上方继续随证加减,前后共服药半年余喉镜检查声带表面已无新生物。又随诊 1 年,未见复发。

**【按语】** 该患者有长期的吸烟史,是引起喉乳头状瘤的主要诱因,烟毒引起气血运化失常,水湿停聚,致痰浊内生,气机阻滞,久则气滞血瘀,虽反复手术 3 次,但气血运化没有改善,故反复发作,最后不愿接受手术而要求中医治疗。患者局部有形之结,舌质暗,苔腻,脉弦滑。辨证痰瘀互结,故以夏枯草、山慈菇、僵蚕化痰散结以消肿,蒺藜、白芍平肝理气,牡丹皮活血化瘀,黄芪益气扶正。连服 28 剂后声嘶虽未改善,但患者自觉咽部清爽很多,增加天花粉、浙贝母清热散结。后又增加仙鹤草,联合黄芪益气扶正,乏力感和舌苔均见改善。后随证加减,前后共服药半年余喉镜检查声带表面已无新生物。又随诊 1 年,未见复发。

(滕磊整理,张剑华校)

# 七、喉疳

////////// **张赞臣医案** //////////

**病案 58.** 张某,男,51 岁。1991 年 7 月 8 日。

**现病史:** 体格检查发现"声带白斑",自觉久语乏力,食欲差,大便欠畅。舌苔薄净,脉细弦。

**检查:** 双声带慢性充血,表面多处白色点状隆起,咽后壁小血管扩张。

**西医诊断**：声带白斑（双侧）。

**中医诊断**：喉痹。

**辨证**：肺气不充，心火偏旺，胃气不和。

**治法**：养心益气，和胃利咽。

**处方**：大白芍 6 g，川百合 12 g，南沙参 12 g，北沙参 12 g，天花粉 10 g，京元参 5 g，制黄精 10 g，生薏苡仁 10 g，熟薏苡仁 10 g，炒香谷芽 10 g，白桔梗 4 g，生甘草 2.4 g。

【二诊】 连服 1 个半月，全身状况改善，白斑明显减少。原方加珠儿参 6 g（另炖服），继续服药 2 月余，左声带白斑消退，右侧少许残留。脉平，苔薄净，多语后咽微干痛，嘱用西洋参 5 g，石斛 6 g，水蒸代茶饮；原方制成冲剂，每日 2 次，每次 1 包，连服半年。

【三诊】 白斑消退，两手脉平衡，重按力不足，舌苔薄净，中根部黏腻，咽喉部轻度充血，食欲仍差。为巩固计，宜益肺养胃，扶正为主调理善后：南沙参 10 g，北沙参 10 g，白茯苓 10 g，制何首乌 10 g，天花粉 9 g，川百合 12 g，制玉竹 9 g，制黄精 10 g，采云曲 9 g，炒枳壳 4.5 g，炒莱菔子 9 g，白桔梗 4 g，炙甘草 3 g。

【按语】 声带白斑张赞臣老先生命名为"干性喉痹"，认为主要由于素体阴亏，日久津液干涸，痰液凝滞而形成，这与因痰热湿浊为主而形成溃疡的湿性喉痹不同。治疗上以益阴化痰，消肿散结为原则。自订验方"咽喉消斑汤"于临床随证加减运用。组成：北沙参、大白芍、粉牡丹皮、天花粉、野百合、京元参、牛蒡子、射干、杏仁、薏苡仁、白桔梗、生甘草。患者兼有肺胃阴虚，予以黄精、炒谷芽益肺养胃。方中以白芍、北沙参为主药，养血敛阴而清肺；配以元参滋阴散结；百合清肺润燥；天花粉益阴润燥脱腐，加强养阴之力；再以牡丹皮清热活血化瘀；射干、牛蒡子及甘橘汤清肺热，宣肺气，利咽而消痰；杏仁合薏苡仁健脾益肺，化痰而消肿块。全方以补阴为主，治病之本；与清热活血化瘀之药同用，治疗痰凝而成白斑之标，标本同治，攻补兼施，才能切中病情。

（滕磊整理，张剑华提供）

**病案 59.** 王某，女，59 岁。1978 年 4 月 6 日。

**主诉**：咽部屡发溃疡已有 2 年。

**现病史**：关节炎、胆囊炎史，口苦腰酸，小便频数、刺痛。舌有芒刺，苔腻，脉缓。

**检查**：咽部片状腐蚀，咽后壁溃疡面较大，左右边界至扁桃体下极。

**西医诊断**：咽喉溃疡。

**中医诊断**：喉痹。

**辨证**：肝旺热遏，肾阴不足，兼夹湿热互阻。

**治法**：清热淡渗，益阴利咽。

**处方**：赤芍、白芍、牡丹皮、泽泻、淡黄芩、元参、焦栀子、桑寄生、碧玉散各 9 g（包煎），生薏苡仁、挂金灯、淡竹叶各 12 g，白桔梗 4.5 g，射干 3 g。21 剂。

【二诊】 1978 年 4 月 27 日。2 周来咽部片状腐蚀好转，溃疡面缩小，扁桃体下方尚有少许白膜未脱净,有时黎明时自觉面热汗出,大便通畅,小便频数,刺痛已消。舌苔薄净,脉象缓和。再予泄肝益阴,清化余热。处方:赤芍、白芍、牡丹皮、元参、天花粉、焦栀子、桑寄生、挂金灯各9 g,白桔梗4.5 g,生甘草2.4 g,14 剂。

【三诊】 1978 年5 月11 日。咽部溃疡愈合已有1 周,近微又复起,左侧扁桃体桃体根部凹窝下有线条形之痕,有形如豆粒之浅小溃疡,但无假膜,色红,苔薄黄,脉缓。近日睡眠欠佳,肝经余热复升,再予清化益阴。处方:赤芍、白芍、牡丹皮、元参、黄芩、焦栀子、天花粉各9 g,射干、白桔梗各4.5 g,挂金灯12 g,甘中黄3 g,淡竹叶15 g,7 剂。另用加味柳花散吹患处。

5 月19 日仅留浅小溃疡,症情稳定,出院带方:元参、天花粉各9 g,桔梗3 g,淡竹叶12 g,生甘草1.5 g,代茶饮。

【按语】 咽喉溃疡系咽喉部黏膜出现的斑片状溃疡,范围可逐渐扩大,可发生于口咽及喉咽部,亦有累及会厌、杓状软骨等部位,溃疡可为单个或多个,可深可浅,可融合成片,表面有假膜形成。本病病程迁延,经久难愈,患者常常苦不堪言。张赞臣老先生把咽喉溃疡称为"湿性喉痹",认为本病的病因主要以湿热为患,虚实夹杂,当责之脾、肺、肝,治疗上宜清热化湿,扶脾平肝为法,佐以养阴之品,自订验方"喉痹清解汤",组成:赤芍、白芍、牡丹皮、黄芩、泽泻、玄参、桔梗、射干。患者辨证为湿热所致,治疗上予喉痹清解汤的加减治疗,由于辨证精当,取得了很好的疗效。

(滕磊整理,张剑华提供)

////////// **张重华医案** //////////

**病案60.** 粟某,男,47 岁。2014 年4 月18 日。

**主诉:**反复声嘶7~8 年,加重2 月。

**现病史:**声嘶,伴口干、咽痛,咳嗽黄痰,尿赤便秘。该病患思想负担较重,睡眠欠佳,素有烟酒嗜好30 余年。舌中部少苔,舌下脉扩张,脉弦数。

**检查:**咽后壁血管扩张。外院喉内镜示左侧声带充血,双侧声带白斑,右声带中部边缘肥厚,息肉样膨出(图6)。

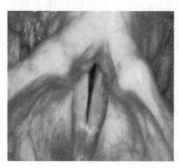
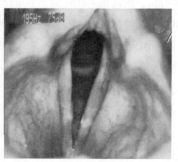

**图6 治疗前(双侧声带白斑,右声带息肉)**

**诊断：** 干性喉疳。

**辨证：** 阴虚痰凝，气滞血瘀。

**治法：** 益阴化痰，消瘀散结为主，辅以清热解郁、调畅情志。

**处方：** 养阴利咽汤加减。南、北沙参各 10 g，百合 12 g，生白芍 12 g，夏枯草 12 g，浙贝母 12 g，天花粉 12 g，黄芪 30 g，淡竹叶 10 g，山茱萸 12 g，生白术 30 g，广郁金 30 g，牡丹皮 10 g，合欢皮 12 g，生甘草 4.5 g。14 剂，每日 1 剂，水煎取浓汁 300 mL，早晚分次温服。同时，对患者进行适度心理疏导，配合口服 B 类维生素及溶菌酶含片，并嘱患者必须戒除烟酒。

**【二诊】** 2 周后。患者无不适，遂以原方 14 剂继续治疗。

**【三诊】** 用药 4 周后。声嘶改善，痰量减少易咳出，睡眠质量亦有提高，但仍有入睡困难，人怕冷。舌苔根稍显黄厚，舌下脉变细变淡，脉细弦。复查喉内镜示双侧声带轻红肿，白斑已完全消退，右侧声带前中段稍突起（图 7）。前方去淡竹叶、生白术、夏枯草，加薏苡仁 20 g，山药 30 g，太子参 12 g，以加强健脾祛湿化痰之功；加山茱萸 12 g，淫羊藿 12 g，以温肾助阳；加炒枣仁 12 g，以养心安神，提高睡眠质量。14 剂。

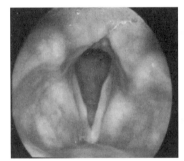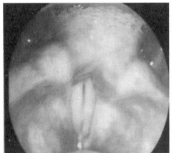

**图 7　治疗后（双声带无白斑，右声带前中段稍突起）**

此后再以上方随证加减治疗，连服 3 月后停药。随访至 2016 年 2 月，患者情况稳定，声带白斑无复发。

**【按语】** 声带白斑属于中医学"喉疳"范畴，为耳鼻喉科难治性疾病。张重华教授认为本病多由于肺阴亏损，灼津为痰；或饮食不节，嗜食辛辣，脾胃失调，聚湿生痰；或肝气郁结，气郁生痰，气滞则血瘀；或气阴不足，咽喉失养，外邪侵袭；或长期吸烟，直接刺激损伤肌膜，局部抵抗力下降，邪毒乘虚侵入所致。

在本病的诊断过程中，张重华教授突出强调应做到以下几点：一是切实按照四诊八纲辨证，通过望闻问切，确实病因，分清寒热虚实。①详细问诊。按"十问歌"的内容，全面搜集病史资料，不至遗漏，并可吸取别人的经验教训，少走弯路。②重视舌下脉诊。张赞臣老先生根据"筋者，肝之合也，筋者，……脉络于舌本"的理论，首创"舌下经脉诊察法"，从望舌下系带及两旁脉络之色泽、粗细、迂曲程度，作为辨证的根据之一,丰富和发展了中医喉科的诊断方法。张重华教授继承先师经验,认为舌下脉可反映患者体内瘀积、痰湿的程度,如舌下经脉色淡而粗大伴舌下腺体肥厚者,为痰湿重;色紫而迂曲暴露者,为有瘀热。并将舌下脉作为估测邪气进退的指标,患者于病情控制后,舌脉也往往平复。二是不排斥手术切除或活组织检查,做到既不轻易滥做,也不疏漏延误。三是及早发现有恶变倾向的患者,及早治疗。对有"声带白斑"家族史,或有全身癌肿史,既往接受过放射治疗,以及长期连续大量吸烟者,应充分掌握白斑有恶变倾向的指征:①经过长期中药治疗,病变无缩小改善或反而增大。②多次手术切除,术后短期内复发。活检发现细胞有间变,级别由低向高发展。③肿物表面较粗糙、不光滑,或易出血。

张重华教授主张在中西医结合诊治的基础上,坚持采用中医药治疗为主。他认为在声带白斑的治疗过程中,早期应用中药能够有效促进白斑消退,防止白斑进展及发生癌变;在手术后及时应用中医药,则可以加速声带修复,尽快改善不适症状,尤其能够减少白斑复发。本医案患者经辨证主要为气阴亏虚,痰浊凝滞,其治疗应以养阴健脾,化痰去腐,消瘀散结为法,遂采用张重华教授验方"消斑汤"为主进行治疗。方中南沙参、北沙参、生白芍为主药,养血敛阴而清肺;配以百合清肺润燥;天花粉益阴润燥脱腐,加强养阴之力;蝉蜕、仙鹤草、化橘红、前胡祛风止痒止咳;浙贝母化痰去腐,当归活血化瘀;射干及桔干汤清肺热、宣肺气,祛痰利咽。全方以养阴为主,治病之本;与化痰散结药同用,治疗痰凝而成白斑之标,标本同治,故白斑能快速消退。

张重华教授在临证过程中,积极探索更多治疗声带白斑的有效、特色方药。一是坚持辨证论治,对气阴亏虚者选用消斑汤,痰湿偏盛者则喜用温胆汤。二是根据对声带白斑的治疗经验,选择有针对性的药物。如侧重消斑常用生山楂30 g;防止恶变选用片姜黄9 g;呃逆反酸则多用煅瓦楞子30 g;通便喜用生白术(量须大,30 g为宜,可增加至50 g)、全当归30 g。三是方药运用有特点。张重华教授对声带白斑的治疗用药,体现:①从整体调整着手。注重增强患者体质,改善全身状态,在治疗白斑的同时,并能兼治一些咽喉部的合并症(如声带息肉、黏膜下囊肿,慢性咽炎等)。②身心并治。在处方用药时,常酌情加入疏肝解郁、调整情志的中药,如广郁金、佛手片、绿萼梅、合欢花、徐长卿等,从而更加有效地促进白斑消退。③兼顾脾胃。在声带白斑的治疗过程中,特别强调须时时注意保护脾胃功能。处方用药时常酌情加入山药、砂仁、党参、茯苓等以健脾护胃,使患者能保持良好的依从性,坚持长期服药。④内外并治。根据病情需要,还可采取合适的外治方法(如采用中药液局部喷喉、针刺及穴位注射等),内外并治则加强疗效。

(李艳青整理,张重华校)

//////////// **郑昌雄医案** ////////////

**病案 61.** 黄某,男,68 岁。1993 年 9 月 11 日初诊。

**主诉**:声嘶 1 年余,加重 3 个月。

**现病史**:1 年余前无明显诱因下出现声音嘶哑,近 3 个月来加重,讲话费力,伴喉部干燥,痰黏,喉部有异物梗阻感,多言则喉部发胀,四肢皮肤微痒,四肢伸侧可见斑丘疹,表皮覆盖银白色鳞屑,边缘清楚,指甲稍增厚。有银屑病及嗜烟史。舌苔薄,前半舌质红,舌中有裂纹,脉细弦带滑。

**检查**:神清,营养中等。纤维喉镜检查发现两侧声带前半段表面有一层白色斑片状物覆盖,并延及声带边缘,右侧声带中后段边缘约有 1 mm×1 mm 的白色点状物隆起,右侧杓状软骨内下方也约有 4 mm×5 mm 的白膜突起。于声带前联合部右侧取一小块组织活检,提示声带黏膜表层显著增厚,表面角化过度及角化不全,而较深层未累及,黏膜下层有慢性炎细胞浸润,以淋巴细胞和浆细胞为主。

**西医诊断**:声带白斑。

**中医诊断**:喉瘖。

**辨证**:阴虚火炎,兼挟痰湿。

**治法**:养阴清热,渗湿化痰。

**处方**:元参、天冬、南沙参、麦冬、生地黄、炒知母、炒黄柏各 9 g,百合 15 g,桔梗 4.5 g,炙僵蚕 6 g,生薏苡仁 18 g,全瓜蒌 15 g。每日 1 剂,水煎服,分 2 次服,连服 14 剂。

**【二诊】** 1993 年 9 月 25 日。连服 14 剂后,自觉喉部干燥及痰黏着感均有好转,但多言后喉部仍有异物感,发声沙哑,大便干燥,2~3 日 1 次。间接喉镜检查发现右侧声带中后段及右侧杓状软骨内下方的白膜区消失,但两侧声带前半段仍有白斑覆盖,后段呈慢性充血,上方加生大黄 6 g,嫩射干 4 g。每日 1 剂,煎服 2 次。连服 7 剂。

此后每周复诊 1 次,治疗仍以上述基本方随症加减。至 11 月 16 日就诊时,患者诉述发声恢复正常,喉部也无不适。间接喉镜检查见喉部白斑全部消失,两侧声带呈淡红色,活动和闭合均良好,即嘱改服知柏地黄丸,每日 3 次,每次 6 g;生脉饮 1 支(10 mL),每日 2 次,连服 10 日,以巩固疗效。随访 2 年余(每月来院复查喉部 1 次),未见复发。

**【按语】** 患者因年事偏高,惧怕手术而要求用中医药治疗。结合舌脉,辨证为肺肾阴虚,虚火上炎,兼挟痰湿,结于喉部肌膜所致。全方以养阴清热、渗湿化痰为主。经治后患者的喉部干燥及痰黏着感均有好转,是阴虚好转的表现,随着阴虚火炎的好转,局部的白斑也逐渐消失,继以知柏地黄丸和生脉饮收功,自始至终贯彻了养阴清热的治法。

（滕磊整理）

**病案 62.** 梁某，男，40 岁。2011 年 8 月 31 日。

**主诉：**声音嘶哑 1 年。

**现病史：**1 年前无明显诱因出现声音嘶哑。后经外院诊断为声带白斑。此后 9 个月之间因"声带白斑"共行手术 2 次，末次手术时间为 2011 年 7 月 2 日，术后 2 周，又出现声音嘶哑，平素多言后则感喉干痰黏着感，甚则喉部隐痛。舌苔薄腻，舌尖红。

**检查：**喉镜见双侧声带慢性充血，双侧声带前中段 1/3 处见息肉样突起，表面附有白斑样物（图 8）。病理活检示（8 月 25 日，声带）鳞状上皮角化不全，局灶鳞状上皮中度异型增生。

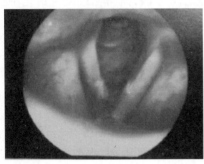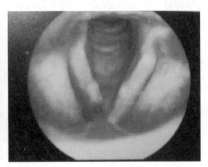

**图 8　梁某，治疗前（双侧声带前中 1/3 处见息肉样突起，表面附有白色斑样物）**

**西医诊断：**间变性声带白斑（双侧）。

**中医诊断：**喉疳。

**辨证：**痰瘀交阻，挟有阴虚。

**治法：**化痰祛瘀，佐以养阴利喉。

**处方：**夏枯草 30 g，蛇舌草 30 g，生薏苡仁 30 g，桔梗 6 g，生甘草 6 g，半枝莲 15 g，玄参 9 g，南沙参 9 g，天冬 9 g，麦冬 9 g，天花粉 10 g，红花 9 g，炙僵蚕 6 g，海藻 10 g，昆布 10 g，炙龟板 10 g。每日 1 剂，加水适量分 2 次煎服。14 剂。

**【二诊】**　2011 年 9 月 14 日。声音嘶哑较前略有好转，双侧声带前中段 1/3 处见息肉样突起，表面附有白斑样物。舌苔薄腻，舌尖红。效不更方，再服 14 剂。

此后，每 2 周复诊 1 次。根据临床症状加减用药，并嘱禁烟、戒酒及禁食羊肉、杨梅等"火"气大的食品。经上述内服中药治疗 3 个多月后，患者诉发声较前响亮，讲话不费力，但多言后喉部仍有异物感。喉镜检查见双侧声带慢性充血，左侧声带表面有少许白色斑样物。既获效机，宜与前方继续治之。

【三诊】 2012年2月8日。诉发声已复正常,喉镜检查见双侧声带呈慢性充血,白斑消退,双侧声带表面光滑(图9)。门诊又随访3个月,未见喉白斑复发。

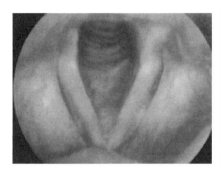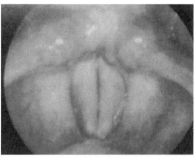

**图9 梁某,治疗后(双侧声带白斑消退,声带边缘光滑)**

【按语】 声带白斑是在声带形成不典型增生。由于七情所伤,以致肝气郁结,疏泄失常,气机阻滞不畅,久则气滞血瘀而成肿块。因此,痰瘀互结在局部是其局部的病理表现。患者一般表现为声嘶日久,咽喉哽哽不利,甚则失声,气喘痰鸣,口苦口干,胸闷不舒,舌质红或暗红,舌边或有瘀点,可伴有咽干舌燥,便结尿黄,舌质红苔黄,脉弦或弦滑数。检查见喉部肿物色暗红或白色斑样物附着。该患者平素感喉干痰黏着感、隐痛,痰结不散则异物黏着感,血瘀不行则咽部隐痛,病理活检示(声带)鳞状上皮角化不全,局灶鳞状上皮中度异型增生。辨证痰瘀互阻无疑,故而在化痰祛瘀,佐以养阴利喉的基础上兼以清洁热毒,方中红花活血化瘀,僵蚕、桔梗化痰散结,半枝莲、白花蛇舌草、海藻、昆布、炙龟板、生甘草兼用可解毒消肿、软坚散结。

(滕磊整理)

**病案63.** 彭某,男,43岁。2013年2月12日。

**主诉:**声嘶4个月。

**现病史:**4月前无明显诱因下出现声音嘶哑,喉部有痰黏着感,多言则喉部有异物感,发音费力。平素精神不振,疲乏易累。舌苔薄腻,舌边有齿印。

**检查:**喉镜发现双侧声带慢性充血,右侧声带前中段表面有绵薄的白色物覆盖,活动可(图10),病理活检示(声带)鳞状上皮轻度不典型增生。

**西医诊断:**声带白斑(右侧)。

**中医诊断:**喉疳。

**辨证:**痰瘀互阻,兼有气虚。

**治法:**化痰行瘀,益气利喉。

**处方:**夏枯草30 g,白花蛇舌草30 g,桔梗6 g,生甘草6 g,红花9 g,炙僵蚕6 g,

生薏苡仁 30 g,茯苓 10 g,半枝莲 10 g,海藻 9 g,昆布 9 g,生黄芪 30 g。14 剂,每日 1 剂,加水适量分 2 次煎服。

**【二诊】** 2013 年 2 月 26 日。声音嘶哑改善不明显,痰黏着感有减轻,疲乏感有改善,舌苔薄腻,齿印变浅。再予上方 14 剂。

**【三诊】** 2013 年 4 月 15 日。诉声嘶明显改善,痰有减少。

连续服药 100 天时,发声响亮,喉部无明显不适。喉镜检查见双侧声带轻度充血,右侧声带未见白色附着物(图 11)。

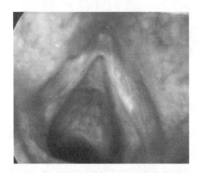 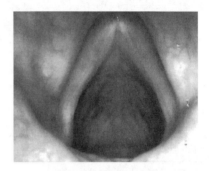

图 10　彭某,治疗前(双侧声带慢性充血,右侧声带前中段表面有绵薄的白色物覆盖)　　图 11　彭某,治疗后(双侧声侧声带轻度充血,右侧声带未见白色附着物)

**【按语】** 该患者声音嘶哑,局部体征和病理诊断明确了声带白斑的诊断。兼有发音费力、精神不振、疲乏易累、舌苔腻、舌边有齿印等气虚的表现,故断为痰瘀互阻,兼有气虚,在化痰散瘀的基础上,兼有黄芪、茯苓、薏苡仁益气利湿,二诊时虽声音改善不明显,但患者的疲乏感、舌苔表现均有好转,说明患者正气在逐渐恢复,正气存内,邪不可干,故疾病向愈。

(滕磊整理)

//////////// **张守杰医案** ////////////

**病案 64.** 张某,男。2018 年 4 月 11 日。

**主诉:** 发音嘶哑 4 年余。

**现病史:** 2014 年曾做过左侧声带白斑手术,2017 年 8 月 10 日再诊,左侧声带白斑,声门闭合不佳,经西医治疗后,未愈,刻下发音嘶哑。脉细,舌淡胖苔薄。

**检查:** 左声带小白斑,右声带中段突起,发音乏力。

**西医诊断:** 声带白斑。

**中医诊断:** 喉瘖。

**处方:** 黄芪 15 g,党参 15 g,薏苡仁 30 g,茯苓 15 g,木蝴蝶 6 g,蝉蜕 6 g,蛤壳

30 g,凤凰衣 6 g,丹参 15 g,牡蛎 30 g,僵蚕 6 g,玄参 9 g,生山楂 15 g,夏枯草 9 g,生甘草 3 g。14 剂。

**【二诊】** 2018 年 4 月 25 日。发音有好转,精神转佳,脉细舌淡胖苔薄。原方14 剂,嘱 2 周后作喉镜复查。

**【三诊】** 2018 年 5 月 20 日。共服药 28 剂,喉镜复查,声带未见明显白斑,发音偏嘶,脉细舌偏红。原方加赤芍 9 g,牡丹皮 9 g,28 剂。

(陈婕整理,张守杰校)

**病案 65.** 程某,男。2018 年 11 月 8 日。

**主诉:** 发音嘶哑 1 周,口干咽燥。脉细,舌偏红苔薄。

**检查:** 左侧声带白斑,双声带充血。

**西医诊断:** 声带白斑。

**中医诊断:** 喉瘖。

**处方:** 玄参 12 g,赤芍 12 g,黄芩 12 g,半枝莲 30 g,生山楂 30 g,茯苓 15 g,薏苡仁 30 g,泽泻 15 g,车前子 18 g,泽兰 15 g,玉竹 9 g,冬瓜子 15 g,牡蛎 30 g,瓦楞子30 g,煅蛤壳 30 g。14 剂。

**【二诊】** 2018 年 11 月 22 日。发音明显改善,喉镜示左侧声带未见明显白斑,双声带轻度充血。原方 14 剂。

**【三诊】** 2018 年 12 月 6 日。再次喉镜复查,左侧声带未见白斑,双声带未见明显充血,病愈,结束治疗。

(陈婕整理,张守杰校)

/////////// 忻耀杰医案 ///////////

**病案 66.** 林某,男,67 岁。2019 年 11 月 12 日。

**主诉:** 声音嘶哑 1 年。

**现病史:** 1 年前开始出现声音嘶哑,在外院检查诊断"右侧声带白斑",而行手术治疗,病理证实为(声带)鳞状上皮中度不典型增生,术后两月,又出现声音嘶哑,咽喉干燥不适。舌苔白滑,脉弦滑,重按无力。

**检查:** 双侧声带慢性充血,右侧声带前中段表面附有白斑样物,声带闭合不完全。短气乏力。

**西医诊断:** 声带白斑。

**中医诊断:** 喉瘖。

**辨证:** 痰瘀交阻。

**治法:** 化痰散瘀。

**处方**：天花粉 9 g，僵蚕 9 g，薏苡仁 15 g，夏枯草 30 g，茯苓 30 g，海藻 9 g，昆布 9 g，白花蛇舌草 15 g，党参 10 g，玄参 9 g，沙参 9 g，桔梗 9 g，干姜 3 g，红花 9 g。每日 1 剂，加水适量分 2 次煎服。14 剂。

**【二诊】** 2019 年 11 月 26 日。证候同前无明显变化，舌脉同前，守方不变，再服药 2 周。

**【三诊】** 2019 年 12 月 10 日。患者声音嘶哑同前，但自觉咽部不适感减轻，间接喉镜下双侧声带慢性充血有减轻，右侧声带前中段表面附有白斑样物同前无明显差异，声带闭合不完全。短气乏力有改善。舌苔淡白，脉弦滑，尺脉弱，手足冷，上方加熟附片 6 g。继服 14 剂。

**【四诊】** 2019 年 12 月 24 日。患者声音嘶哑减轻，咽部无明显不适，间接喉镜下右侧声带前中段表面白斑样物面积缩小，厚度变薄，声带闭合欠完全。舌苔淡白，脉弦滑，尺脉弱，上方不变，再服 14 剂。

**【五诊】** 2020 年 1 月 7 日。患者声音不清亮，没有明显声音嘶哑的感觉，间接喉镜下右侧声带前段表面可见隐隐白色斑样物，双侧声带已无明显充血，去玄参、沙参。14 剂。

**【六诊】** 2020 年 1 月 21 日。声音基本正常，间接喉镜下声带白斑已看不出，无明显不适，今日寐差，故加酸枣仁 9 g，再服 14 剂。

**【七诊】** 2020 年 3 月 17 日。因新冠肺炎疫情关系，患者停服中药近 2 月，来诊时喉部无明显不适，声音清亮，间接喉镜检查双侧声带色珠白，未见新生物。下肢略浮肿，腰膝酸软，舌淡腻，寸脉滑，尺脉弱。处方：天花粉 9 g，薏苡仁 15 g，夏枯草 30 g，茯苓 30 g，龟板 18 g，锁阳 9 g，白花蛇舌草 15 g，党参 10 g，桔梗 9 g，酸枣仁 9 g，干姜 3 g，熟附片 6 g，鸡血藤 15 g，玉米须 30 g。14 剂。

**【按语】** 患者手术病理证实为声带白斑的诊断，术后复发，局部有形之结表现为痰瘀交阻的证候，故以红花活血化瘀，天花粉、夏枯草、僵蚕、桔梗、薏苡仁等化痰散结，海藻、昆布软坚消肿，白花蛇舌草清热解毒消肿瘤，玄参、沙参清热养阴治疗咽喉干燥、充血，但同时患者虽然脉弦滑，但重按无力，舌苔白滑，是本虚标实之候，患者短气乏力可窥一斑，表现为脾胃虚弱，故以党参、干姜、茯苓培土利水以培本。其后加减治疗，服药 2 月余症状体征基本改善。因新冠肺炎疫情影响，停药近 2 月，复查时声带白斑未见复发，但患者双下肢有轻度浮肿，腰膝酸软，尺脉仍弱，拟方宗旨同前，考虑患者气血虚弱，故改红花为鸡血藤，鸡血藤温通活血，不但能壮筋骨，已酸痛，治老人气血虚弱，手足麻木瘫痪、妇女经血不调等，还善于治疗声带充血、声音嘶哑，予锁阳、龟板、熟附片阴阳并补，玉米须利水消肿。随证加减，随访至今，声带白斑未见复发。

（滕磊整理，忻耀杰校）

**病案 67.** 张某,男,72 岁。2020 年 7 月 21 日。

**主诉:**声音嘶哑 3 年。

**现病史:**3 年前无明显诱因下出现声音嘶哑,喉部有痰黏着感,发声费力,口干。平素精神欠佳、气短乏力,关节酸痛、腿脚不利。舌苔白厚腻,舌边有齿印,脉弱。

**检查:**双侧声带慢性充血干燥,左侧声带前中段表面有薄层白色斑样物覆盖,声带运动对称,闭合欠完全。病理活检示(声带)鳞状上皮轻度不典型增生。

**西医诊断:**声带白斑。

**中医诊断:**喉疳。

**辨证:**气虚湿聚,痰瘀互阻。

**治法:**益气祛湿,化痰行瘀。

**处方:**党参 10 g,预知子 9 g,代代花 3 g,木芙蓉花 15 g,茯苓 15 g,海藻 15 g,昆布 15 g,僵蚕 9 g,鲜石斛 15 g,桔梗 6 g,厚朴 9 g,砂仁 3 g(后下)、石菖蒲 9 g,灵芝 30 g,西红花 3 g,陈皮 9 g,淫羊藿 15 g,伸筋草 9 g,炒薏苡仁 15 g,苍术 9 g。14 剂,每日 1 剂,加水适量分 2 次煎服。

**【二诊】** 2020 年 8 月 4 日。患者声音嘶哑已有改善,喉部有痰黏着感减轻,发声仍感费力。喉镜检查发现双侧声带慢性充血,左侧声带前中段表面白色斑样物有缩小,声带运动对称,闭合欠完全。精神欠佳、气短乏力略改善,舌苔厚,白滑,舌边齿印,脉弱。上方加炒白术 9 g 增加健脾益气。14 剂。

**【三诊】** 2020 年 8 月 18 日。声音嘶哑基本缓解,喉部无明显痰黏着感,无口干不适。间接喉镜检查双侧声带充血,不干燥,舌苔淡白,脉缓弱。患者已无口干不适,无声带干燥,上方去鲜石斛,继前服用 14 剂。

**【按语】** 声带白斑是在声带形成的不典型增生。痰瘀互结在局部是其病理表现,而患者素有精气亏虚的表现,表现为平素精神欠佳、气短乏力、关节酸痛、腿脚不利,舌苔白厚腻,舌边有齿印,脉弱。因此,治疗该病,非但从痰瘀互结考虑,更顾及痰瘀互结的根本原因,本医案以西红花活血化瘀;僵蚕、桔梗、薏苡仁化痰散结,木芙蓉花、海藻、昆布解毒消肿,软坚散结;更是以党参、灵芝、石斛、淫羊藿扶助正气,预知子、代代花、厚朴、陈皮、苍术化湿理气,伸筋草苦温,有祛风除湿,舒筋活络的功效,用于关节酸痛,屈伸不利。全方扶正祛邪,标本兼顾。1 月时间声带白斑基本褪尽,随访用药至今,未见复发。

（滕磊整理,忻耀杰校）

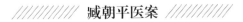

## 臧朝平医案

**病案 68.** 王某,男,55 岁。2009 年 6 月 18 日。

**主诉:**声嘶 3 个月。

**现病史**：发现双声带白斑后已 2 次手术切除＋激光，近一次手术（2009 年 6 月 6 日），手术标本病理检查：鳞状上皮增生伴角化过度及角化不全，局灶上皮轻度不典型增生。术后 7 日复查喉镜见双声带白斑又生。舌暗胖，苔薄黄腻，舌下脉青紫、曲张，脉弦滑带数。

**检查**：双声带慢性充血，肥厚，中段边缘仍见白色物附着。

**西医诊断**：声带白斑。

**中医诊断**：喉瘖。

**辨证**：湿浊阻滞，痰瘀互结。

**治法**：祛湿化痰，清热散结，活血利咽通络。

**处方**：制半夏 9 g，陈皮 9 g，茯苓 12 g，枳壳 9 g，竹茹 9 g，丹参 9 g，牡丹皮 9 g，姜黄 9 g，射干 6 g，合欢皮 12 g，生山楂 30 g，夏枯草 9 g，浙贝母 9 g，天花粉 10 g，薏苡仁 30 g，桔梗 4.5 g，生甘草 2.4 g。

【**二诊**】 服药 1 月，发音好转，咽痛减轻，咽干消失，鼻内干热感。鼻内镜检查：双声带慢性充血，白斑已消。故上方去姜黄、射干、枳壳，加白花蛇舌草 30 g，怀山药 30 g，广郁金 15 g，天花粉改 12 g。

【**按语**】 声带白斑有较高的复发率及恶变倾向，有些可伴有鳞状上皮不典型增生，被认为是癌前病变，臧朝平教授认为对此类患者需要严密观察随访。此外，中医药具有确切疗效，能够有效促进白斑消退及预防复发。对其内服药物的选用，仍以辨证论治为基本法则，除外应用张重华教授所创验方外，遇到肺脾气虚、痰湿内停，痰瘀阻滞明显，舌苔偏腻者，常用"温胆汤"加减。正如上述病例，只有辨证准确，才可能取得好的治疗效果。

（李艳青整理，臧朝平校）

**病案 69.** 陈某，男，36 岁。2008 年 4 月 9 日。

**现病史**：声嘶、咽痒、反复干咳、易汗半年。舌质较红，苔前部少、根薄黄腻，脉弦。

**检查**：双侧声带红肿，表面有白斑堆积。

**西医诊断**：声带白斑（双侧）。

**中医诊断**：喉瘖。

**辨证**：气阴两虚，痰凝气滞，本虚表实。

**治法**：养阴利咽、化痰止咳、健脾扶正。

**处方**：南沙参 9 g，北沙参 9 g，百合 10 g，生白芍 9 g，射干 9 g，天花粉 10 g，蝉蜕 9 g，化橘红 9 g，仙鹤草 30 g，前胡 10 g，浙贝母 12 g，炒白术 9 g，冬桑叶 9 g，当归 15 g，山茱萸 12 g，淫羊藿 15 g，桔梗 5 g，生甘草 2.4 g。连服 14 剂。

【**二诊**】 2 周后。声带白斑已基本消失，咳嗽明显减少，出汗仍多，原方去前胡，加合欢皮、麻黄根、徐长卿、川芎,继续服 28 剂。

【三诊】 5 月 22 日。咳嗽、多汗全止,声带已恢复正常。

【按语】 喉白斑是喉黏膜上皮细胞生长异常,过度角化或角化不全,发于声带者,称为声带白斑。由于本病有较高的复发率及恶变倾向,有些可伴有鳞状上皮不典型增生,被认为是癌前病变,臧朝平教授认为对此类患者除了严密观察随访外,还应采取积极的措施预防复发及癌变,而中医药在这方面能发挥一定特长。

喉白斑属于中医学"喉疳"的范畴,张赞臣老先生命名其为"干性喉疳"。本病多由于肺阴亏损,灼津为痰,或饮食不节,嗜食辛辣,脾胃失调,聚湿生痰,或肝气郁结,气郁生痰,气滞则血瘀,或由于气阴不足,咽喉失养,外邪侵易,或长期吸烟,直接刺激损伤肌膜,局部抵抗力下降,邪毒乘虚而入所致。早期除声音嘶哑无明显不适,日久可出现咽喉干燥,喉痒干咳。根据本病的临床表现,辨证为气阴亏虚、痰浊凝滞。治疗当以养阴健脾,化痰去腐,祛瘀散结为法,张重华教授继承张赞臣老先生的经验,再经自己多年临床摸索、总结、筛选,以张赞臣老先生"咽喉消斑汤"为基础,加以增删创制验方"消斑汤"。本病案的治疗用药,正是"消斑汤"方,稍做变化。针对声带白斑的病因病机,因而疗效显著。

此外,中医十分重视本病的预防,强调对已治愈者要注意日常摄生:①戒烟、烈性酒及辛辣燥热食物。我们观察到治愈后复发者多未能遵守此点。②务须消除恐癌心理。癌前期病变并不等于癌,发展成癌的也只是个别少数人。为此整日惶恐,反而会减弱身体抗病能力而易致病。即使是喉癌,只要早期发现,及时治疗,预后良好,完全可以治愈。③若咽喉部出现一些不适先兆时,尤其是长期嗜烟及烈性酒者,应及早去找专科医生做检查;患白斑已治愈者宜做随访观察;若治疗中白斑不消退,且形态有变化,必要时也应接受手术切除病变,送病理检查为妥。

(李艳青整理,臧朝平校)

# 八、梅核气

///////// **张赞臣医案** /////////

**病案 70.** 钱某,女,33 岁。1990 年 12 月 3 日。

**主诉:** 咽干多痰不适,如有物堵已多年,时轻时重,进食无妨,发声易嘶。苔薄黄,根腻,脉弦细,舌下筋脉青紫带灰白色。

**检查:** 未见明显异常。

**西医诊断:** 咽异感症。

**中医诊断:** 梅核气。

**辨证:**湿热痰浊塞滞。

**治法:**化痰利湿,清热利咽。

**处方:**生白芍 6 g,粉牡丹皮 9 g,紫丹参 9 g,淡竹叶 12 g,南沙参 12 g,北沙参 12 g,橘络 3 g,白络 3 g,川百合 12,桔梗 4.5 g,白茯苓 10 g,生薏苡仁 15 g,熟意苡仁 15 g,藏青果 3 g,甘中黄 3 g。

服药 4 剂后,咽部梗阻感消失,但因工作紧张及受凉后又发作,伴舌碎痛,仍宗原意更进,原方加天花粉 12 g,共服药 2 周症平。

（滕磊整理,张剑华提供）

**病案 71.** 傅某,女,44 岁,医务工作者。

**主诉:**咽部异物感,空咽时症状加重,伴咽干痛半年余,喉间痰多,咯吐不爽,多语乏力,易声嘶。曾用溶菌酶、镇静剂等治疗,效果不显。苔薄黄,脉软。

**检查:**咽喉局部检在无器质性病变。

**西医诊断:**咽异感症。

**中医诊断:**梅核气。

**辨证:**肝肺之气不调,气机升降紊乱,气聚则痰凝,致咽喉失于濡养。

**治法:**柔肝益阴,宣肺化痰。

**处方:**白梅利咽汤加减。生白芍 9 g,绿萼梅 4.5 g,野蔷薇花 6 g,南沙参 12 g,北沙参 12 g,天花粉 12 g,川百合 9 g,桔梗 4.5 g,射干 4.5 g,白茯苓 10 g,杏仁 9 g,薏苡仁 9 g,木蝴蝶 3 g,浙贝母 9 g。

服药 7 剂后,咽部梗阻症状减轻,咯痰较爽,唯多语后觉发声不扬,苔薄净,仍宗愿意更进,原方去木蝴蝶,加太子参 10 g,生甘草 3 g,续服 20 剂,症状消退而告愈。

**【按语】** 梅核气与现代医学中的咽异感症类似,患者大部分为成年人,其中以中年女性较多,以咽部如物梗阻为主要表现。梅核气是一种功能性疾病,咽喉局部检查无特殊异常,而情志不遂是其主要的致病因素,因此,张赞臣老先生治疗梅核气,以柔剂理气解郁,调治肝肺,佐以利咽之品,自订"白梅利咽汤"(白芍、绿萼梅、南沙参、百合、射干、桔梗、生甘草)。以上两病案均为白梅利咽汤的随证加减治疗。

（滕磊整理,张剑华提供）

############### **朱宗云医案** ###############

**病案 72.** 陈某,女,57 岁。

**主诉:**咽部异物感,似痰卡阻半年。

**现病史:**半年来咽部异物感,咽之不下,吐之不出,进食正常,胸闷不适,夜寐多梦,平素性情急躁,遇事易怒。脉细弦,舌偏红苔薄白腻。

**检查**：咽部轻度充血。

**西医诊断**：咽异感症。

**中医诊断**：梅核气。

**辨证**：阴分不足。

**治法**：平肝理气，佐以滋阴。

**处方**：八月札 9 g，绿萼梅 4.5 g，代赭石 12 g，旋覆花 9 g，川楝子 9 g，郁金 9 g，海浮石 12 g，川石斛 12 g，玄参 9 g。每日 1 剂，加水适量分 2 次煎服。共 7 剂。

【二诊】　咽部梗阻感好转，口干改善，近日痰多而黏，胸闷未解，苔如前。上方去川楝子加竹茹 9 g，白残花 4.5 g，再进 7 剂。

【三诊】　咽部梗阻感明显好转，黏痰减少，咽仍干，脉细弦，苔薄。原法更进，善其后。上方加女贞子 9 g。

【按语】　梅核气一病，以患者主诉"咽部如有梅核梗阻"为主要特征，不妨碍饮食，检查无器质性病变，现代医学称咽部神经官能症。本病最早记载于《金匮要略》，称之为"咽中如有炙脔"。《仁斋直指方》做了颇为详尽地描述："塞咽喉如梅核粉絮样，咯不出，咽不下，每发欲绝，逆害饮食"。本病的发生，多由喜怒太过，肝失条达，而致脏腑气机失调，聚湿生痰，化火伤阴，痰气交而成。如《仁斋直指方》所述："七情气郁，结成痰涎，随气积聚，坚大如块"，并指出"男女或有胸喉间有梅核之急者，触事勿怒，饮食勿冷"。

本病之治，历代医家以《金匮要略》半夏厚朴汤及《古今医鉴》四七汤为主。其实二方药味相似，名异实同，其结果有效有不效，亦有服用后反咽干唇燥，病情加重者。华岫云曾在《临证指南医案·郁》中说过："郁则气滞，气滞久则必化热。热郁则津液耗而不流。升降之机失度。初份气分。久延血分。延及郁劳沉，故先生用药大旨。每以苦辛凉润宣通。不投燥热敛涩呆补，此其治疗大法也。"仲景亦以麦门冬宣通之法，对久郁化热伤阴之症确有一定意义。为此，临床上以八月札 9 g，绿萼梅 4.5 g，白残花 4.5 g，川楝子 9 g，郁金 9 g，茯苓 12 g，泽泻 9 g，白芍 9 g，甘草 6 g，海浮石 12 g，代赭石 12 g，麦冬 9 g，玄参 9 g 为基本方。痰多加蛤壳，咽干甚者加石斛、天花粉，治疗郁热伤阴，咽干少津的梅核气患者，取得良好效果。方药组成，既有理气化痰降逆之效；又处处注意津液之生化，理气而不伤阴，养阴而不呆滞，符合苦辛凉润宣通之法。必须指出治疗本病，应嘱患者清心寡欲，情怀畅达，消除过虑，方能速愈。

（陈婕整理，张守杰提供）

## 马鸿声医案

**病案 73.** 潘某，女，51 岁。1995 年 1 月 23 日。

**主诉**：咽部异物感半年之余。

**现病史**：半年前咽部异物感，似疾梗阻，吐痰不爽，有吞之不下、吐之不出之感，空咽明显,饮食无妨,因退休在家起心情郁闷,甚时胸胁脘腹胀满,食物不佳,夜寐多梦。舌苔薄腻,脉弦。

**检查:** 咽部无异常,间接喉镜检无异常。食道钡餐透视检查正常。

**西医诊断:** 咽异感症。

**中医诊断:** 梅核气。

**辨证:** 痰气互结,肝胃不和。

**治法:** 疏肝理气,化痰散结。

**处方:** 苏梗12 g,柴胡12 g,陈皮9 g,半夏12 g,厚朴花6 g,川楝子12 g,郁金12 g,八月札12 g,绿萼梅6 g,白残花9 g,制香附12 g,合欢花9 g,枳壳12 g,茯苓12 g,青皮9 g。7剂,水煎服,早晚各1次,饭后服。

**【二诊】** 1995年1月30日。主诉咽部异物梗阻感消失,心情舒畅,食物逐增,夜寐欠佳,脘腹略胀,舌淡苔薄,脉细。原方加减:去青皮,加佛手花6 g,首乌藤30 g,大枣9 g,炙甘草9 g。加强养心安神之功。14剂。

**【按语】** 梅核气是指以咽部异物感,如梅核梗阻,咯之不出,咽之不下为主要症状。祖国医学早在《赤水玄珠·卷三》中明确指出"生生子曰:梅核气者,喉中介介如梗状。又曰:痰结块在喉间,吐之不出,咽之不下者是也。"本病相当于现代医学的咽部异物感。梅核气多与七情郁结,气机失调有关。临床多见肝气郁结,痰气互结,治疗以疏肝理气,解郁化痰为主。马鸿声教授认为,本病又因气郁日久,郁而化热,故治疗中应兼顾阴津,常选用理气不伤阴,养阴不助湿的药物,善用花类之物,如绿萼梅、白残花、川朴花、佛手花、合欢花配以疏肝理气、解郁化痰更显疗效。

（王丽华整理,张龙英提供）

/////////// **张剑华医案** ///////////

**病案74.** 刘某,女,51岁。2006年7月11日。

**主诉:** 咽部异物感1年。

**现病史:** 1年前开始出现咽部异物感,有如梅核梗喉,吞之不下,吐之不出,但不碍饮食。自觉喉间时有痰液,咳吐不爽,常见抑郁多疑,胸胁脘腹胀满,心烦郁闷,善太息,寐差。心情不畅时易发怒,发怒时有头晕目眩。舌质淡红,苔白腻,脉弦。

**检查:** 咽部黏膜淡红,光滑,舌根未见淋巴组织增生,会厌谷、双侧梨状窝光滑无积液。双侧声带光滑运动闭合好。

**西医诊断:** 咽异感症。

**中医诊断:** 梅核气。

**辨证:** 肝郁气滞痰凝。

**治法:** 疏肝解郁化痰。

**处方**：生白芍 9 g,绿萼梅 3 g,南、北沙参(各)15 g,百合 9 g,桔梗 3 g,射干 6 g,甘草 3 g,稽豆衣 12 g,蒺藜 9 g,佛手片 6 g。每日 1 剂,加水适量分 2 次煎服。14 剂。

【二诊】 咽喉异物感明显减轻。但自觉喉间痰黏咳吐不爽,情绪仍然低落,多疑,胸胁脘腹胀满,心烦,2 周内基本未见明显发怒,无头晕目眩。舌质淡红,苔薄白,脉弦弱。上方去稽豆衣、蒺藜,加牛蒡子 9 g,浙贝母 9 g。14 剂。

【三诊】 咽部异物感不明显,喉部也无明显痰黏着感,情志畅,时有心悸失眠。上方加茯神 10 g,炙远志 12 g,合欢花 6 g。14 剂。

患者用药后复诊,咽部异物感完全消失,咽部无痰黏着感,平时情绪可,无动辄易怒、烦躁等表现。睡眠可保证夜间有 6 小时。

【按语】 梅核气是以咽部异物阻塞感为主要特征的疾病。本病为临床常见病,多发于中年女性。《金匮要略·妇人杂病脉证并治》最早描述了"妇人咽中如有炙脔"的症状,"梅核气"一名首见于宋代,如《仁斋直指方·卷之五》:"梅核气者,窒碍于咽喉之间,咯之不出,咽之不下,如梅核之状者是也。"本病多与七情气郁有关,所以一般认为由于肝郁脾滞,导致痰气互结咽喉而发病。肝经循行于咽喉,平素情志抑郁,肝气郁结,疏泄失常,气机阻滞,咽喉气机不利,故咽喉有异物感,状如梅核或肿物;无形气结,故吞之不下,吐之不出,而不碍饮食;肝为将军之官而主谋虑,情志抑郁则伤脾,肝郁不舒,则多疑多虑而精神抑郁,郁闷心烦而喜太息;肝郁气滞,则见胸胁脘腹胀满;忧思伤脾,则脾失健运,聚湿生痰,痰气互结于咽喉,故咽喉痰多咳吐不爽。脉弦为肝郁之象。该患者既有吞之不下,吐之不出的异物感,又有喉间痰黏咳吐不爽的感觉,则辨证肝郁气滞痰凝。法以柔剂理气解郁,调治肝肺,佐以利咽之品。药宜轻清轻养,以薄味肃清上焦。故以"白梅利咽汤"为基本方,方中以生白芍、绿萼梅为主药,相须使用,既有柔肝理气之功,又有养阴生津之效。沙参、百合甘而微寒,同入肺经,甘能养阴,寒能洁热,两药同用加强了清肺润燥,补气祛痰的作用,且百合还能宁心安神。桔梗味苦辛性平,既升且降,善开肺气,清中有补,不燥不滞,是一味清肺化痰,宽胸利咽的良药。生甘草泻火解毒,调和诸药,与桔梗相配即甘桔汤,长于祛痰利咽。射干解毒而利咽,是咽喉肿痛常用要药,入肺经而治痰,尤善消咽喉中痰,与桔梗、甘草配合应用更加强了清热利咽祛痰之功效。全方药味不多,但立方严谨,药性平和,临床辨证加减,确有疗效。患者肝气郁结胸胁胀闷,故加佛手理气,佛手兼能理肺、脾、肝三经之气滞;生气时头晕目眩是肝阳上亢的表现,故加稽豆衣、蒺藜平肝潜阳。二诊时发怒、头晕目眩已不明显,故减去稽豆衣、蒺藜,加上牛蒡子、浙贝母清热化痰,随证加减后三诊时诸症悉除,前后用药 1 月余即消除了顽疾,但要注意的是,情志不遂是梅核气的主要致病因素。因此,药养固为重要,怡养心情则更为重要。在治疗过程中应针对患者思想状况,多作言语安慰和解释工作,建立患者治病信心,配合情志治疗,对促进痊愈,巩固疗效都有一定作用,不可忽视。

(滕磊整理,张剑华校)

## ////////// 忻耀杰医案 //////////

**病案75.** 王某,男,47岁。2007年3月15日。

**主诉**:咽部异物感明显1月。

**现病史**:最近工作繁忙,压力大,1月前疲劳后自觉咽异物感非常明显,表现为自觉咽部多痰,吞吐不尽、咳吐不爽,会咳出少量黏白痰,肢倦乏力,胃口不佳,腹胀,时有嗳气、干呕。夜间睡眠时心中烦乱,不易入睡,偶有惊醒。舌淡胖,苔白腻,脉弦滑。

**检查**:咽喉部未见明显异常,间接喉镜下也无异常。

**西医诊断**:咽异感症。

**中医诊断**:梅核气。

**辨证**:痰气互结。

**治法**:行气导滞,散结除痰。

**处方**:半夏6 g,厚朴9 g,炙苏子9 g,陈皮9 g,朱茯苓12 g,柴胡6 g,砂仁(后)3 g,白芍12 g,炙甘草9 g,八月札9 g,淮小麦30 g,大枣7枚g,酸枣仁9 g,当归12 g,薄荷叶(后)3 g。每日1剂,加水适量分2次煎服。14剂。

**【二诊】** 2007年3月29日。服药后自觉咽部清爽很多,情绪也较前好转,睡眠明显改善,不再有心中烦乱之象,减去酸枣仁。上方再服7剂。

**【三诊】** 2007年4月5日。咽部异物感已完全消失,胃口佳,无嗳气、干呕,饱食后略有腹胀,舌苔仍然白滑,去滋腻厚重之大枣,加藿香6 g芳香化湿。再服14剂。

**【按语】** 梅核气多与七情郁结、气机不利有关,是以咽部异物阻塞感为主要特征的疾病,多发于中年女性,但也可见于男性,本医案患者年当中年,工作压力大,忧思伤脾,以至于肝病乘脾,脾失健运,聚湿生痰,痰气互结于咽喉,故咽部异物感、自觉喉中痰多、咳吐不爽;脾为生痰之源,肺为储痰之器,痰浊阻肺,则咳嗽痰白;痰湿困脾则肢倦乏力、胃口不佳、腹胀;肝脾不和,胃气上逆,则嗳气、干呕;痰湿困阻心神,则心中烦乱,夜寐差,易惊醒。舌淡胖、苔白腻、脉弦滑均为内有痰湿之象。全方为半夏厚朴汤、二陈汤、甘麦大枣汤三方化裁而来。方中半夏厚朴汤为主,是治疗梅核气的专方,兼具行气散结和降逆化痰之效,方中半夏化痰散结,和胃降逆;厚朴降气导滞;苏子行气宽中,气舒痰去,则病自愈。二陈汤燥湿化痰,理气和中,用易茯苓为朱茯苓,不但健脾利湿而且有宁心安神之效。甘麦大枣汤养心安神,和中缓急,治疗心中烦乱,睡眠不安。同时辅以柴胡、白芍、八月札、当归、薄荷等加强疏肝解郁之效。舌苔白腻,用砂仁斡旋气机。全方用药精当,以治疗梅核气的主方半夏厚朴汤为主,再兼用化痰和理气之品,则痰开、气散、郁解,患者的病情也就随之缓解。

(滕磊整理,忻耀杰校)

## 九、颅颡癌

////////// **张赞臣医案** //////////

**病案 76.** 冯某,女,34 岁。1963 年 11 月 22 日。

**主诉:**鼻咽癌放疗后头痛、耳鸣。

**现病史:**1958 年 6 月因确诊断右鼻咽淋巴上皮癌伴颈部淋巴结转移,用 [60]Co 及深度 X 线治疗。1961 年 11 月因鼻咽癌复发,再用 [60]Co 治疗,总量达 8 000 Gy。来中医就诊时,左侧头痛连后脑,伴双侧耳鸣,恶寒,面部时有烘热出汗,半流质也难进食,大便每日 3 次,干如栗,失眠已 10 年。左脉细弱无力,右脉细弦,舌干剥无津。

**检查:**面色㿠白少华,精神萎靡。咽部干燥无津液,左耳咽管隆突上部仍见肿瘤残留,颈部未扪及肿大淋巴结。鼻咽部黏膜放疗后改变,未见新生物。

**西医诊断:**鼻咽癌放疗后。

**中医诊断:**颅颡癌。

**辨证:**肝阴不足,虚阳上浮,胃肠失调。

**治法:**柔肝益阴(久病之质,处治当用柔肝益阴之剂,冀其阴复液生,阳亢自平,并嘱善自精神调摄)。

**处方:**生白芍 6 g,蒺藜 9 g,嫩钩尖 9 g(后下)、珠儿参 9 g,川石斛 9 g,肥玉竹 9 g,天冬 6 g,麦冬 6 g,桑椹 9 g,制何首乌 12 g,土炒白术 4.5 g,野蔷薇花 3 g。5 剂。

【二诊】 1963 年 11 月 29 日。头痛减轻,大便干结转润畅,惟近日左侧少量鼻衄 2 次,食欲如旧,睡眠欠佳。既获初效,病有转机,依前法再进。上方加蚕豆花 4.5 g,连服 2 个月。

【三诊】 药后精神日振,面色转润,烘热汗出均减,食量增多,但感乏味,有时头昏脑涨,夜寐不酣。仍宗原意增损。上方去蒺藜,加稆豆衣 9 g,熟女贞子 9 g,春砂花 3 g。除感冒停药 1 周,坚持按方服药 20 余剂,睡眠改善,他症随之递减,舌干剥转润,然停药 1 周,大便又干结难解,脉细弦带数,乃阴液未复之故。再予柔肝养心,益阴生津。上方加天花粉 9 g,首乌藤 9 g。6 剂。

症情渐趋稳定,纳谷转香,大便正常,唯耐力尚差,有时咽喉干燥。脉细缓,舌苔薄润。拟益阴悦脾法,作长期调理。南沙参 9 g,珠儿参 9 g,制何首乌 9 g,制黄精 9 g,生白芍 9 g,稆豆衣 9 g,麸炒枳壳 4.5 g,水炙远志 4.5 g。

随访 1 年多,患者身无所苦,体重增加。

【按语】 本例患者经用<sup>60</sup>Co 放射治疗后,鼻咽未分化癌渐得控制。然而症见长期失眠,头痛,耳鸣,吞咽困难,便闭,舌干剥无津等,此由肝旺阴亏,心神不宁所致,治则柔肝益阴为主,药用白芍、蒺藜、稆豆衣、制何首乌、桑椹以柔肝阴而制阳亢,珠儿参、石斛、玉竹、天冬、麦冬等以甘寒而养阴生津,症情日见转佳,最后以甘平益阴之剂作长期调理而收功。经 1 年多随访观察,患者身无所苦,体重增加。

(滕磊整理,张剑华提供)

## ////////// 张龙英医案 //////////

**病案 77.** 吴某,男,69 岁。2012 年 5 月 16 日。

**主诉:**鼻咽癌放化疗后。

**现病史:**鼻咽癌放化疗结束后 3 个月,回吸鼻涕带血,右鼻塞,同侧耳内胀闷堵塞 1 个半月,伴耳鸣 2 周。至眼耳鼻喉科医院就诊,鼻咽镜检查可见新生物即取组织送活检,病理报告为低分化鼻咽癌,血清 EB 病毒抗体滴度明显增高,被确诊鼻咽癌。行<sup>60</sup>Co 放射治疗加化学治疗结束后 3 个月,患者出现口干、吞咽困难、全身无力、食欲不振,夜眠多梦等症状。口渴引饮,进食需汤水伴饮始能咽下,纳可,微咳,夜寐多梦,全身乏力,舌红少苔,脉细弱。

**检查:**形体消瘦,神情疲软,面色无华,口干无津。鼻咽黏膜干燥,表面少许干痂,未见新生物,颈淋巴结未触及。血常规:白细胞计数$<3.00\times10^9$/L,红细胞计数$3.5\times10^{12}$/L。

**西医诊断:**鼻咽癌放化疗后。

**中医诊断:**颃颡癌。

**辨证:**阴津耗伤,正气虚弱。

**治法:**养阴生津,扶正祛邪。

**处方:**南沙参 12 g,玄参 12 g,生地黄 12 g,麦冬 12 g,知母 12 g,天花粉 15 g,石斛 12 g,玉竹 12 g,白花蛇舌草 15 g,半枝莲 15 g,太子参 15 g,黄芪 15 g,党参 12 g,白术 12 g,酸枣仁 15 g,远志 9 g,生甘草 9 g。每日 1 剂,水煎温服,连服 7 剂。

【二诊】 2012 年 5 月 23 日。精神改善,睡眠好转,口干咽燥未减轻,查鼻咽黏膜干燥,舌红苔薄,脉细。原方加天冬 12 g,加强养阴润燥、清火生津之功效;弃半枝莲取红豆杉 9 g,清除余毒,抑制肿瘤复发。每日 1 剂,连服 14 剂。

【随访】 6 年间以养阴生津为主,扶正调理气血为辅,原方出入加减,连续服中药。口干咽燥明显好转,饮水减少,有时忘带水壶也无妨。面色红润,食纳逐增,很少感冒;查鼻咽黏膜干燥,无干痂,未见新生物,未触及颈部淋巴结。血常规检查:白细胞计数 $5.11\times10^9$/L,参考值 $4.00\times10^9$/L~$10.00\times10^9$/L;红细胞计数 $4.06\times10^{12}$/L,参考值 $3.50\times10^{12}$/L~$5.00\times10^{12}$/L。8 年后随访,目前鼻咽癌无复发、无转移、无张口困难,未发生渗出性中耳积液等并发症。患者要求继续中药调理,6 年后逐渐减量,改为 2～3 日 1 剂。

【按语】　鼻咽癌为发生于鼻咽部的恶性肿瘤,中医称"颃颡癌"。西医用放射和化学药物治疗鼻咽癌,可以有效地杀灭或抑制癌细胞,但往往伴随着不同程度的副反应。患者为老年男性。行 $^{60}$Co 放化疗后,出现白细胞计数明显减少,一度 < $3.00 \times 10^9$/L,口干咽燥,进食困难,食欲减退,头晕乏力等症状。以中医中药调整其机体的阴阳气血及脏腑的生理功能,增强体质,减轻不良反应,巩固疗效。辨证阴津耗伤,正气虚弱之证。治宜养阴生津,扶正祛邪。

方中玄参、生地黄、麦冬三者均属质润多汁之品,养阴生津,清虚火润肺燥;知母、天花粉滋阴润燥,助玉竹养阴润燥,生津止渴更优。石斛益胃生津,滋阴清热,用于阴伤津亏,咽干口渴;白花蛇舌草、半枝莲清热解毒抗肿瘤;南沙参养阴生津为主而兼益气,太子参益气生津为主,两药相使,适用于病后虚弱,气阴不足口渴者;黄芪、党参、白术益气扶正,提高免疫功能;酸枣仁、远志养心安神;甘草调和诸药。全方共奏养阴生津,扶正祛邪之妙。另换红豆杉抗肿瘤,其药理作用:树皮和树叶中提炼出来的紫杉醇,可通过抑制微管解聚,从而达到抑制肿瘤的作用。它对多种癌症疗效突出,被称为"治疗癌症的最后一道防线"也被美誉为"健康树"的红豆杉。鼻咽癌放化疗后的中医药治疗,需要长期调治,一般持续 5 年或 7～8 年之久。中医治疗可分三个阶段:初期以养阴生津为主,扶正祛邪为辅,用药量不宜过猛,患者经受了放化疗,在祛除毒瘤的同时也耗损阴津,挫败人之正气。中期以养阴生津为主,助以扶正祛邪兼治。后期乃以养阴生津为主,扶正调理为辅。鼻咽癌的中医治疗,始终注重以养阴生津为主导,调理气血为从属,酌用祛邪中药以达预防之妙意。

（王丽华整理,张龙英校）

# 十、石蛾

/////////// **张赞臣医案** ///////////

**病案 78.** 周某,女,40 岁,缝纫工人。1961 年 6 月 1 日。

**主诉:**扁桃体癌放疗后咽痛要求中医治疗。

**现病史:**12 年来经常咽干而痛,右侧乳蛾肿胀疼痛,咽饮困难,或发热,经上海某医院病理检验,确诊断扁桃体未分化癌,用 $^{60}$Co 放射治疗。大便干燥,夜寝梦多。脉濡细,舌质红而起刺。

**检查:**患者右侧喉核肿胀散漫,形如核桃,嫩红坚结,人迎部(颈项两侧)亦有肿胀,按之微痛,咽饮不利。

**西医诊断**：扁桃体癌。

**中医诊断**：石蛾重证。

**辨证**：痰火壅结。

**治法**：清热解毒，化痰散结。

**处方**：细川连 2.5 g，赤芍 6 g，白芍 6 g，炙僵蚕 9 g，白桔梗 3 g，山豆根 9 g，嫩射干 9 g，生甘草 2.5 g，肥知母 9 g，京元参 9 g，藏青果 4.5 g，土牛膝根 12 g，6 剂。

**外治**：①上品冰硼散吹喉部患处，每日 3 或 4 次。②芙蓉软膏外敷人迎部，每日换 1 次。

**【二诊】** 1961 年 6 月 9 日。人迎部肿块作胀略瘥，但其质坚硬未见改善，右侧扁桃体肿胀依然，其形如卵，下垂至蒂丁后壁，压之则有气堵之感，且根盘散漫而坚结。此乃火毒炽盛，与痰浊凝结不化。故拟泻火化痰，软坚消肿，以观动静。赤芍 9 g，白芍 9 g，炙僵蚕 9 g，牛蒡子 6 g，夏枯草 9 g，山慈姑片 3 g，皂角刺 3 g，白桔梗 3 g，山豆根 9 g，嫩射干 4.5 g，老月石 6 g（冲），细川连 2.5 g，京元参 9 g。外治：①喉科牛黄散吹入喉部患处，每日 3 或 4 次。②芙蓉软膏外敷人迎部，每日一换。

**【三诊】** 1961 年 6 月 16 日。人迎部肿块经手术检查，取出形如豆渣样物质，咽部肿胀坚硬依然，且蔓延及舌根下，咽饮不利，口干无液，颔腮处浮肿。脉滑、苔薄。此乃痰火壅结不化所致。再予化痰软坚消肿治之。赤芍 9 g，白芍 9 g，炙僵蚕 9 g，嫩射干 4.5 g，山豆根 9 g，浙贝母 9 g，白桔梗 3 g，生甘草 2.5 g，天花粉 6 g，京元参 6 g，细川连 1.5 g，黑栀子 9 g，忍冬藤 12 g，海浮石 12 g。3 剂。外用药同前。

**【四诊】** 1961 年 9 月 23 日。颔腮部浮肿渐退，人迎部肿块及咽关肿胀依然，根坚散漫不收，痰火壅结不化。大便色黑黏腻，小便觉热。脉右濡，左带弦，舌红起刺。予原方续服 3 剂。外治同前。

**【五诊】** 1961 年 10 月 23 日。经用 $^{60}$Co 放射治疗 33 次后，右侧颈部硬块虽已渐消，但颔下肿胀续起，按之软绵，底有硬块而不消，喉痒作干无津液，唇舌干燥，舌尖舌中有裂纹及刺点，神烦、睡眠不宁，大便干结难解。建议暂停 $^{60}$Co 治疗，继以泻火育阴为治。生白芍 9 g，细川连 1.5 g，带心连翘 9 g，川石斛 9 g，天花粉 9 g，制何首乌 12 g，肥玉竹 9 g，瓜蒌皮 12 g，酸枣仁 9 g，淡竹叶 9 g，5 剂。

**六、七诊**：1961 年 10 月 27 日～11 月 2 月。颔下肿块根盘均已渐缩，唯日来脑后及第 2 脊椎部均有酸感，胸闷气滞，痰黏白。舌干转润。于上方出入治之。生白芍 6 g，广郁金 9 g，制何首乌 9 g，嫩钩藤（后下）9 g，肥玉竹 9 g，老月石 9 g，京元参 6 g，天花粉 6 g，白茯苓 9 g，忍冬藤 9 g，丝瓜络 9 g，淡竹叶 4.5 g。5 剂。

**【八诊】** 1961 年 11 月 8 日。口唇干燥已瘥，颔下肿胀消而未尽，夜寐不安，咽部嫩红。再予上方加酸枣仁 9 g，细川连 1 g，5 剂。

**【九诊】** 1961 年 12 月 1 日。咽部干燥及右侧颈部肿块已消，但颔下部尚有作痒之感,乃病瘳之佳兆,毋需处治,可望自愈。青橄榄 5 只(打),白萝卜 60 g,煎汤,日服 3 次。并嘱其可常服一个时期。

【按语】 石蛾,与现代医学的扁桃体癌相类似。本医案患者是乃石蛾重症,所以在用 $^{60}$Co 放疗的同时,还配合中药内服外治兼施。来诊时患者右侧喉核肿块质硬胀痛,吞咽困难,大便干燥,说明火毒指征是十分明显的,清热解毒消肿药物当为首选,但 3 个多月后,又出现口唇及咽喉干燥无液,舌尖舌中均有裂纹及刺点,示病兼有伤阴症象,这时则以养阴泻火法同用。嗣后在其恢复阶段,拟用甘寒养阴法而巩固疗效。根据临床体验,对于此类患者,若单独使用内服汤剂,不加用外治药治疗局部病变,以协助其消散,则奏效亦殊缓慢。但在选用外治药方面,要注意性质较为平和之品,切忌峻烈之药,否则,反易引起局部刺激或腐溃,增加治疗上的困难。故本医案患者一面用喉科牛黄散吹入喉部患处,另一面用芙蓉软膏外敷人迎部肿块,以加强解毒消肿止痛的作用。

(滕磊整理,张剑华提供)

# 十一、声带淀粉样变

////////// **张守杰医案** //////////

**病案 79.** 徐某,女,26 岁。1991 年 2 月 8 日。

**现病史:** 发音嘶哑一年余,咽干喜饮。脉弦,尺脉数,舌淡胖苔薄腻。

**检查:** 双侧声带后端有乳白物隆起物,前端充血,杓状软骨亦充血。

**西医诊断:** 声带淀粉样变。

**中医诊断:** 喉喑。

**辨证:** 痰浊阻滞。

**治法:** 化痰降浊。

**处方:** 木蝴蝶 4.5 g,胖大海 6 g,蝉蜕 4.5 g,生薏苡仁 15 g,车前草 15 g,牡丹皮 9 g,赤芍 9 g,白芍 9 g,泽泻 12 g,茯苓 12 g,太子参 12 g。21 剂。

3 周后,声带白色淀粉样物缩小,左声带前 1/3 充血减退。共计治疗 3 个月,双侧声带淀粉样物消失,发音正常。

(陈婕整理,张守杰校)

**病案 80.** 吴某,男,46 岁。1990 年 4 月 10 日。

**现病史:** 发音嘶哑半年,咽干。脉细,舌淡红苔薄腻。

**检查:** 左侧声带呈轻肿,上有白色光滑的轻度隆起,鼻咽部(一)。

**西医诊断:** 声带淀粉样变。

**中医诊断**：喉喑。

**辨证**：痰浊阻滞。

**治法**：健脾利湿祛痰。

**处方**：木蝴蝶 4.5 g,胖大海 6 g,蝉蜕 6 g,生白芍 9 g,泽泻 9 g,薏苡仁 12 g,山药 12 g,南沙参 9 g,生蛤壳 12 g。14 剂。

上方共服用 4 周,复查左侧声带淀粉样变完全消失,发音正常。

【按语】 淀粉样物为蛋白及多糖的复合物,现代研究认为,此物因新陈代谢或免疫反应由浆细胞所产生,因为此物对碘有淀粉样反应,故称之为淀粉样变。西医对此病无药物治疗手段。上海朱氏喉科首先提出辨证为痰浊阻滞。采用了健脾利湿祛痰的治则,方中运用了薏苡仁、茯苓、山药、泽泻、车前草能健脾淡渗利湿药,再加木蝴蝶、胖大海、蝉蜕开音。蛤壳、珍珠母咸寒软坚化痰。同时,治疗中应考虑本病起因虽是痰浊阻滞,但痰浊郁阻时久,亦可郁而化热,表现为口干咽燥,声带表皮干燥充血,此时虽要利湿化痰,但应注意不可伤阴,故采用淡渗利湿之品,不可用苦温燥湿药物。因有郁热伤阴症状,理应护养阴津,但应注意养阴不可助湿,可选用沙参、川石斛之类。

（陈婕整理,张守杰校）

## 十二、腺样体肥大

////////// **张守杰医案** //////////

**病案 81.** 患者,女,4 岁。2020 年 6 月 5 日。

**现病史**：鼻塞,通气欠佳 2 个月,睡眠打呼声响。脉细,舌淡红苔薄。

**检查**：双侧下鼻甲较肥大,增殖体中度肥大,腭扁桃体肿大。

**西医诊断**：腺样体肥大。

**中医诊断**：鼾眠。

**处方**：生黄芪 9 g,党参 9 g,焦白术 9 g,防风 6 g,炒苍耳子 9 g,辛夷 9 g,藿香 9 g,桑叶 9 g,黄芩 9 g,柴胡 9 g,石菖蒲 9 g,川芎 9 g,生甘草 6 g,白芷 6 g,芙蓉叶 9 g。14 剂。

【二诊】 2020 年 6 月 19 日。偶有睡眠打呼,通气改善,曾有鼻衄 1 次,脉细舌淡红苔薄。原方加茜草 9 g,14 剂。

【三诊】 2020 年 7 月 3 日。睡眠打呼声轻,主诉鼻通气舒畅,脉细,舌淡红苔薄。原方 14 剂。

（陈婕整理,张守杰校）

**病案 82.** 王某,男,6 岁。2018 年 6 月 15 日。

**现病史:** 鼻塞,通气不佳半年。睡眠打呼。脉细,舌偏红苔薄。

**检查:** 鼻黏膜中度充血,鼻下甲肿大。

**西医诊断:** 腺样体肥大。

**中医诊断:** 鼾眠。

**处方:** 生黄芪 9 g,焦白术 9 g,防风 6 g,炒苍耳子 9 g,辛夷 9 g,桑叶 9 g,柴胡 6 g,藿香 9 g,紫花地丁 15 g,蒲公英 15 g,赤芍 9 g,路路通 15 g,煅牡蛎 30 g,焦山楂 15 g,生甘草 3 g。14 剂。

【二诊】 2018 年 6 月 29 日。鼻塞仍有,下鼻甲红肿减退,睡眠仍有打呼。脉细舌偏红苔薄。原方 14 剂。

【三诊】 2018 年 7 月 12 日。鼻塞改善,偶有打呼,鼻黏膜充血消退,脉细,舌淡红苔薄。原方 14 剂。

【四诊】 2018 年 7 月 26 日。轻度鼻塞,偶有打呼,不影响睡眠,脉细,舌淡红苔薄。停服汤药,嘱服玉屏风颗粒,以巩固疗效。

【按语】 小儿腺样体肥大,也是常见病,严重者因鼻塞而影响呼吸与睡眠,目前西医耳鼻喉科只有手术切除。但手术需全身麻醉,家长有顾虑。再者,腺样体本身也是淋巴组织,切除了会减低免疫力。腺样体肥大的小儿,常伴有鼻炎或鼻窦炎。所以临床上先把鼻部炎症解除,这样通气就能改善,且清热开窍中药,对腺样体的增生也有治疗作用,这样,患者症状好转,腺样体也就不用开刀。待小儿 6 岁以后,随着年龄增长,腺样体自然会缩小,治疗的另一个要诀,是用玉屏风散益气固表,增加免疫能力,防止鼻部因感受外邪,引起症状反复。所以治疗本病应是扶正祛邪,有时也可以辅以活血凉血。

(陈婕整理,张守杰校)

# 十三、扁桃体角化症

/////////// **朱宗云医案** ///////////

**病案 83.** 张某,男,27 岁。1986 年 1 月 9 日。

**现病史:** 咽部干痛 1 周,大便溏薄。脉细,舌淡红苔薄。

**检查:** 咽部慢性充血,左侧扁桃体有一颗角化物,色白坚硬。

**诊断:** 扁桃体角化症。

**处方:** 焦山楂 9 g,焦六曲 9 g,炒谷芽 9 g,炒麦芽 9 g,莲须 12 g,石莲肉 12 g,茯苓 12 g,怀山药 12 g,煅牡蛎 30 g,南沙参 12 g,北沙参 12 g,薏苡仁 12 g。每日 1 剂,加水适量分 2 次煎服。14 剂。

【二诊】 1986年1月23日。左侧扁桃体桃体角化物已消失,大便仍偏溏。脉细舌淡红苔薄。续原方14剂。

【按语】 咽部角化症,系咽部淋巴组织上皮变性增生,出现芒刺状白点,往往易误诊为化脓性扁桃体炎。清代《喉科指掌》对本病的记载"白斑点不一,如芥子大,或绿豆大,点上生芒刺"。但历代中医文献,对本病的病因无明确的记载。笔者在临床上观察到,咽部角化症患者,其共同的特点是兼有肠鸣腹胀,大便溏薄或大便干结等症状。此外,一般还兼有口干欲饮,咽痛,口唇生疮,消化不良等。笔者认为,咽部角化症的产生,主要是由于胃火过盛,脾失健运,湿火熏蒸,上达咽喉,凝为白色粟粒状物,其表现虽在咽喉,其根源实在脾、胃。《重楼玉钥》提出:"咽者,嗌也,主通利水谷,为胃之系,乃胃气通道也",可见咽部疾病与脾、胃密切相关,其病理,一是过食燥热之品或膏粱厚味,以致胃火炽盛,上蒸咽喉;二是素体脾虚,或情绪变化,思虑伤心脾,以致脾失健运,水谷不能消化吸收,水反为湿,谷反为滞,湿蕴化热,上蒸咽喉。精华之气不能输布运化,以致合污下降,则为泄泻。临床上时常两种原因兼而有之,火热上蒸,湿火交阻,凝为积滞如粟粒。因此,健脾和胃是本病的主要治疗原则。

(陈婕整理,张守杰提供)

## 十四、会厌囊肿

### ﹍﹍﹍﹍ 朱宗云医案 ﹍﹍﹍﹍

**病案84.** 胡某,男,24岁。1981年3月5日。

**现病史:**咽部梗阻感2年余,曾做会厌右侧囊肿手术。脉细,舌边瘀苔薄白。

**检查:**咽部稍充血,间接喉镜见,会厌舌面偏右小囊肿,如黄豆大小。边界清楚。

**西医诊断:**会厌囊肿。

**中医诊断:**慢性咽喉炎。

**处方:**太子参12 g,赤芍9 g,白芍9 g,川芎9 g,地龙12 g,牡丹皮9 g,桃仁6 g,生薏苡仁15 g,炒僵蚕9 g,生甘草3 g。每日1剂,加水适量分2次煎服。14剂。

以后此方服用2个月左右。

【随访】 1981年5月12日。会厌小囊肿消失。

(陈婕整理,张守杰提供)

**病案85.** 周某,男51岁。1982年6月10日。

**现病史:**自感咽部作梗,发音尚可。脉弦,舌淡红苔薄白腻。

检查：会厌右侧囊肿,色白光滑。

西医诊断：会厌囊肿。

中医诊断：慢性咽喉炎。

处方：鲜荷梗 1 尺、煅瓦楞子 12 g,煅贼骨 12 g,赤芍 9 g,白芍 9 g,怀山药 12 g,昆布 9 g,海藻 9 g,蛤壳 15 g,薏苡仁 20 g。每日 1 剂,加水适量分 2 次煎服。7 剂。

【二诊】 1982 年 6 月 17 日。右侧会厌囊肿仍有,表面稍有充血。脉细弦,舌淡红苔薄。原方加炙山甲 9 g,皂角刺 9 g。

【三诊】 1982 年 7 月 1 日。会厌囊肿缩小。

【四诊】 1982 年 7 月 8 日。会厌囊肿明显缩小。

【五诊】 1982 年 7 月 24 日。舌面囊肿已消失,脉细,弦舌淡红苔薄。原方去穿山甲、皂角刺,加生黄芪 12 g。

（陈婕整理,张守杰提供）

# 十五、喉切除术后伤口严重感染

////////// **臧朝平医案** //////////

**病案 86.** 何某,男,57 岁。

**主诉：**全喉切除术后伤口严重感染。

**现病史：**喉癌放疗后声嘶、咳嗽 3 月。门诊检查发现喉部新生物,颈部右侧有淋巴结肿大,直径约 1.5 cm,质硬,活检证实为喉鳞状细胞癌Ⅱ级,于 1994 年 3 月 31 日收治入院。入院后因呼吸困难于 4 月 1 日行气管切开术。4 月 28 日在全麻下做全喉切除与右颈淋巴结廓清术。但第二天即出现持续高热(38～39 ℃),血白细胞 14.8×$10^9$/L,伤口红肿,气管插管处较多渗液,周围有坏死物与脓性分泌物,涂片培养为醋酸钙不动杆菌、D 群链球菌。治疗 40 天,症状无好转,创面溃烂范围加大。6 月 11 日起改用去甲万古霉素(1.6 g/日)、磷霉素(12 g/日)静脉滴注,并在全麻下切除伤口周围坏死组织,以胸大肌皮瓣修复。术后立即出现血压下降,血白细胞高达 21.8×$10^9$/L,胃内不断呕出咖啡色物,输血 4 000 mL 后危象仍无改善,经多次会诊,诊断感染性休克,败血症、肺部感染及应激性胃溃疡,告病危。嗣后,先后用多种药物持续治疗 3 周,血白细胞仍为 17.0×$10^9$/L,伤口分泌物有臭味,并附大量坏死组织。左锁骨上窝处出现脓肿,每次可引流出 30 mL 脓液,培养为绿脓杆菌,病情危重。后经专家会诊商议,予中医治疗。舌质淡苔黄,脉数。

**检查：**神委气促,吐脓血痰,全喉切除术后,颈前横行切口完全裂开,组织缺损直径 4～5 cm,可见颈部内置留的胃管及咽后壁,创面不断有鲜血流出。

**诊断：**全喉术后严重感染。

**辨证**：瘀湿积聚,邪毒深陷。

**治法**：清热解毒凉血,化瘀排脓扶正。

**处方**：黄连解毒汤加减。黄芩9g,黄连3g,黄柏3g,党参10g,赤芍9g,白芍9g,牡丹皮9g,丹参9g,蒲公英9g,龙葵9g,谷芽、麦芽各30g,甘草4.5g。5剂,每日1剂,分2～3次服用。除口服诺氟沙星外,停用其他抗生素。

【二诊】 4剂后,体温骤退至正常,白细胞降至7.5×10⁹/L,伤口脓性分泌物和坏死组织量减少且无出血。胃纳转好,遂于上方加茯苓9g,半边莲3g,皂角刺5g,6剂服后大便隐血转阴,再加当归3g,黄芪3g,半边莲9g。

连服2周后病情稳定,体温维持正常,伤口开始出现新生肉芽,患者能起床活动,胃口继续好转,但血红细胞偏低,上方去黄连、黄柏、蒲公英、皂角刺,加金银花10g,枣仁9g,大枣4枚,7剂,伤口辅以He-Ne激光照射。药后,贫血好转,伤口开始愈合,肺部感染控制,胸片显示仅肺纹理略粗,上述各项指标均在正常范围,伤口分泌物培养3次均阴性,创面上皮覆盖良好。咽瘘明显缩小而出院。

【随访】 2年后,患者创面愈合好,咽瘘存在但较前小,无肿瘤复发现象。

【按语】 中医认为,肿瘤的形成与人体正气虚衰有密切关系。本医案为喉癌Ⅱ期,其元气素虚,又经放疗、手术,气血大亏,火邪热毒乘虚入侵,且正虚不足以抗邪外出,邪毒深陷,阻滞经络,气血为之不畅;热毒壅盛,灼肌腐肉,使伤口溃烂不已,高热不退,呈一派正气衰败而邪热亢盛之象。按"急则治其标,缓则治其本"之原则,首剂重投三黄以清热解毒,泻三焦之火热;赤芍、牡丹皮、丹参凉血活血、化瘀通络;蒲公英、龙葵增强清热解毒、消肿排脓之功;佐党参以顾护正气。4剂后热退,局部坏死得以遏制,遂加黄芪、当归补气养血,茯苓、大枣健脾养胃,助气血生化之源,终使邪去正复,转危为安。本医案选进多种抗生素未能控制,而用中药辨证施治,扶正与祛邪并举,竟获捷效,显示出中医药对屡用抗生素难以控制且伴真菌感染者具有的独到优势。

（李艳青整理,臧朝平校）

# 第四节 其他病医案

## 一、咳嗽

////////// **郭裕医案** //////////

**病案1.** 患者,男,45岁。

**主诉**：咳嗽1周。

**现病史:**1 周前受寒冷后自觉咽喉疼痛,恶寒无汗,当时未予以治疗。后咳嗽频发,痰少,白色,稀薄,夜间症状明显。自用药物(具体不详),效果不佳而来寻中医中药治疗。发病以来,无明显发热,无痰中带血。否认胸闷,无心慌。饮食可,二便正常,睡眠可。舌淡红,苔白厚,脉浮。

**既往史:**无。

**检查:**咽部黏膜淡红,双侧扁桃体无明显肿大,表面未见分泌物。会厌无肿胀,双声带略充血。胸部听诊:呼吸音较粗。未闻及干湿啰音。血常规正常。胸部 X 线片示双侧肺纹理增粗。

**西医诊断:**咳嗽。

**中医诊断:**咳嗽。

**辨证:**风寒侵肺。

**方药:**麻黄汤加减。麻黄 3 g,桂枝 3 g,杏仁 10 g,炙甘草 10 g,款冬花 9,紫菀9 g,乌梅 6 g。水煎,热服,每日 2~3 次,5 剂,愈。

**【按语】**　咳嗽 1 周,有明确风寒史。风寒在表,咳嗽,肺气不降。用麻黄汤加减。麻黄宣肺平喘,桂枝解肌祛风,通经络;杏仁降肺气,同麻黄共奏平喘之功效。甘草调和药物,止咳平喘。加款冬花、紫菀润肺止咳平喘。

这个患者就是典型的太阳在体表。太阳病都是表证,或里证兼有表证。治疗太阳病的代表方剂是"桂枝汤""麻黄汤"。从治疗上看,太阳病的治疗原则就是"汗法"。运用好"汗法",太阳病的治疗就迎刃而解了。在中医耳鼻咽喉科临床,太阳经的疾病非常常见。但是什么时候用什么药,还要仔细揣摩。麻黄汤发汗很猛烈,一般时候不能随便应用,否则患者会伤及津液,预后不好。桂枝汤就温和得多。结合耳鼻咽喉科临床,很多急性扁桃体炎、咽炎、喉炎、淋巴结炎的发病初期都是这种表现:"头痛、发热、汗出、恶风。"只要符合这几个症候特点,都可以应用桂枝汤,而且效果很好。而麻黄汤,《伤寒论》曰:"太阳之为病,脉浮,头项强痛而恶寒。"太阳病,发热、无汗、恶风、头疼、腰痛、骨节痛。这里提到,脉浮,这是说表证,头颈强痛,说明病在膀胱经。

郭裕教授善用经方治病。闲暇时常研读医典,并且督促学生和科室里的年轻医生勤学医典,运用经方。六经辨证是《伤寒论》思维方式的概括和精髓。耳鼻咽喉科疾病的中医治疗也应该运用这种思维方式。现在很多同学由于临床患者量大,辨证施治比较耗时,喜欢用中成药,不灵活运用方剂,治疗死板僵化。这样对医生的成长也是不利的。学习《伤寒论》除了研究每一方子,每一味药物的加减,关键在于学习张仲景的治病思路。六经包括太阳、阳明、少阳、太阴、少阴、厥阴。这里的经,不单单是经络,还包涵脏腑、气血。人体是一个整体,耳鼻咽喉这些器官也是这个整体中的一部分,这些器官的发病通常是由于整体不调和而导致的。耳鼻咽喉科中医治疗要尊重整体观念,辨证施治。善于运用《伤寒论》六经辨证,要掌握这种思维方式指导临床治病。

(刘佳整理,郭裕校)

## 二、口腔黏膜疾病

////////// **张赞臣医案** //////////

**病案 2.** 殷某,男,44 岁。1976 年 2 月 7 日。

**现病史**:口唇及舌尖有多发性浅在小溃疡,咽干作痛,且有梗阻感,病已半年,经过各种治疗未愈。大便干结。脉细带数,舌质红苔白腻。

**西医诊断**:口腔溃疡。

**中医诊断**:口疮。

**辨证**:痰热内蕴。

**治法**:清化痰热。

**处方**:赤芍 3 g,牡丹皮 9 g,黄芩 9 g,连翘 9 g,知母 9 g,白桔梗 4.5 g,川石斛 12 g,瓜蒌皮 9 g,瓜蒌仁 9 g,地骷髅 18 g,金银花 12 g,碧玉散(包)12 g,鲜芦根 30 g。7 剂。

【二诊】 1976 年 2 月 14 日。连进 7 剂后,咽红干燥已瘥,口舌小溃疡亦消,脉转滑,苔白腻已化,原方续服 7 剂。

【三诊】 1976 年 2 月 21 日。咽痛已减,但尚有梗阻感,咯痰不爽,口黏膜嫩红退而未净,平时睡眠不佳,大便解而不畅。系痰热逗留不清。脉细弦,舌质红,边微腻,再予原意加减治之。处方:赤芍 9 g,牡丹皮 9 g,黄芩 9 g,知母 9 g,元参 9 g,白桔梗 4.5 g,光杏仁 9 g,冬瓜子 12 g,瓜蒌仁(打)12 g,地骷髅 30 g,碧玉散(包)12 g,元参 9 g。7 剂。

【四诊】 1976 年 2 月 28 口。上方服 7 剂后,口唇及舌边浅在溃疡未再复发,唯喉头有堵感,咯痰不爽,作咳觉痛,仍守原意进治。上方加天花粉 9 g。7 剂。

【五诊】 1976 年 3 月 6 日。口唇及舌尖边黏膜溃疡基本好转,喉头右侧有时作恶后尚有觉痛感,痰黏结块。脉滑,苔薄黄,仍从清热化痰为法。处方:赤芍 9 g,牡丹皮 9 g,黄芩 9 g,知母 9 g,白桔梗 4.5 g,光杏仁 9 g,冬瓜子 12 g,瓜蒌仁(打)12 g,天花粉 9 g,地骷髅 30 g,元参 9 g,碧玉散 12 g(包煎),海蛤粉 9 g(包煎)。7 剂。

【按语】 口疮在临床上有虚实之分,实证多为咽喉口腔损伤,邪毒侵犯,或脾胃郁热;虚证多因素体阴虚,或肾阴亏损,虚火上炎所致。本医案患者平时有咽干作痛,并伴有口腔黏膜腐碎反复发作病已半年,经各种疗法治疗而未愈。后至张赞臣老先生治疗时,认为病由痰热内蕴,郁遏不化,阴津受损,腑气失调所致,故治以清化痰热,佐以益阴润肠的法则。药用黄芩、知母、金银花、连翘清化泄热;赤芍、牡丹皮清热凉血;芦根、川石斛清胃养阴生津;海蛤粉、地骷髅、瓜蒌仁化痰而润肠,使痰热得到下行。患者病程虽长,但经用清化痰热润肠之法治疗,缩短了疗程,从而获得基本痊愈。

(滕磊整理,张剑华提供)

**病案 3.** 王某,男。

**现病史:** 痰热内蕴,胃火上升,口疳白腐,两颊及上腭咽喉均经蔓延,脉数,指纹色紫,舌苔黄腻,小溲短少。

**诊断:** 口疳。

**治法:** 降火涤痰清热。

**处方:** 黄连 1.5 g,淡黄芩 6 g,连翘壳 9 g,碧玉散(包)9 g,甘中黄 3 g,浙贝母 9 g,白桔梗 2.4 g,天花粉 9 g,京玄参 9 g,赤茯苓 12 g,梗通草 3 g。

**【二诊】** 12 月 15 日。口疳白腐略退,咽喉焮红,门牙牙龈肿胀,小溲短少,睡眠不安。胃火上升,痰热内蕴不清,再予苦降涤痰清热。处方:黄连 1.5 g,淡黄芩 6 g,肥知母 4.5 g,连翘壳 9 g,黑栀子 9 g,甘中黄 3 g,天花粉 9 g,京玄参 9 g,白桔梗 2.4 g,潼木通 9 g,梗通草 4.5 g。

**【三诊】** 12 月 16 口。口疳白腐脱而未尽,咽喉焮红亦退,惟牙龈肿胀犹彰,小溲较多,大便不解。痰热未清,再予清热涤痰。处方:淡黄芩 6 g,肥知母 4.5 g,连翘壳 9 g,黑栀子 9 g,甘中黄 3 g,天花粉 9 g,京玄参 9 g,天花粉 9 g,梗通草 4.5 g,白桔梗 2.4 g,生瓜蒌皮 9 g。

**【按语】** 心气通于舌,舌为心之苗,脾气通于口,口为脾所主,故口舌生疳,终属心脾之热。龈为胃之络,龈肿血溢是属胃之火。心经之热如火炎,可以黄芩、黄连、栀子之苦寒折之;脾经之热多挟湿,故予下渗之法,既可渗脾之湿,又可泄心之火,生地黄、石膏、知母可大清阳明之实火;玄参、牡丹皮、天花粉清热而又顾及阴液,配合得宜,则火可降,热可泄,何患乎疾之不愈。

(滕磊整理,张剑华提供)

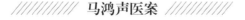

## 马鸿声医案

**病案 4.** 马某,女,62 岁。1996 年 12 月 9 日。

**现病史:** 左侧口腔黏膜糜烂,口干,时有烧灼感半年,曾在上海交通大学医学院附属第九人民医院口腔科就诊,诊断为扁平苔藓,治疗时口腔黏膜糜烂好转。近一月来,口干烧灼痛明显,尤其在进食时疼痛加重,夜寐多梦,心情烦躁,而来院中医治疗。舌红苔少,脉细数。

**检查:** 口腔左峡部黏膜可见白色纹条呈网状改变。表面粗糙干燥,部分轻度充血,轻度糜烂。

**西医诊断**：口腔扁平苔藓。

**中医诊断**：口疮。

**辨证**：肝肾阴虚,黏膜失于濡养。

**治法**：补益肝肾,养阴清热,泻火存阴。

**处方**：南沙参 12 g,太子参 12 g,麦冬 12 g,制何首乌 15 g,白残花 12 g,知母 12 g,黄柏 12 g,黄芩 12 g,川连 6 g,赤芍 12 g,牡丹皮 12 g,生甘草 9 g。共水煎煮,每日 1 剂,分 2 次服用,7 剂。

**外治**：妙喉散,每日 5 次吹药。

**【二诊】** 1996 年 12 月 16 日。服用 7 剂,药后烧灼痛减轻,当吃过咸味之菜,略有刺激疼痛,夜寐改善,心情不错。检查:左峡部黏膜仍可见白纹呈网状,表面粗糙,干燥未减。局部充血,糜烂均已消失。舌红苔薄,脉细。原方加减:南沙参 12 g,太子参 12 g,制何首乌 15 g,白残花 12 g,川连 9 g,黄芩 12 g,牡丹皮 12 g,赤芍 12 g,生甘草 9 g,紫花地丁 12 g,丹参 15 g,生地黄 12 g,玄参 12 g。上药水煎煮,每日 1 剂,分早晚 2 次温服,14 剂。并外用妙喉散吹喉,每日 4～5 次。

**【三诊】** 1997 年 1 月 6 日,咽疼痛烧灼感均已渐消。检查:左咽峡部黏膜网状白纹,表面粗糙略显,舌淡红苔薄白,脉细。原方加减:南沙参 12 g,太子参 12 g,制何首乌 15 g,白残花 12 g,川连 6 g,生甘草 6 g,丹参 15 g,牡丹皮 12 g,赤芍 12 g,玄参 12 g,茯苓 12 g,浙贝母 12 g。上药水煎煮,每日 1 剂,分早晚 2 次温服,14 剂。并外用妙喉散吹喉,每日 4 次。

**【四诊】** 扁平苔藓服用后明显好转。检查:左侧咽峡部黏膜白色网状纹变浅淡。舌苔薄白,脉细。原方加减:南沙参 12 g,太子参 12 g,制何首乌 12 g,白残花 12 g,生甘草 9 g,生地黄 12 g,玄参 12 g,牡丹皮 12 g,白芍 12 g,知母 12 g,黄柏 9 g。上药水煎煮,每日 1 剂,分早晚 2 次温服,14 剂。并外用妙喉散吹喉,每日 3 次。

随访半年无发作。

**【按语】** 口腔扁平苔藓是一种常见的慢性口腔黏膜疾病,多因心情内伤,肝郁化火,或肝肾不足,血虚风燥熏灼于口而致。以患者自感黏膜粗糙,口干不适,有些患者遇辛辣、热、酸、咸味刺激时,局部敏感,有烧灼感,充血,糜烂者可进食疼痛为主要表现。本病与中医学"口疮""口蕈"相似。

(张龙英提供,王丽华整理)

**病案 5.** 张某,女,40 岁。1994 年 9 月 15 日。

**现病史**：口疮反复发作,经前加重 5 年余,时有疼痛烧灼感,曾他院就诊,服用中西药,时轻时重,效果不佳,前来就诊。苔黄薄,脉细数。

**检查**：唇内 2 个绿豆大小溃疡面，周围充血，有米粒大小 3 个溃疡点，自觉热痛，舌红。

**诊断**：口疮。

**辨证**：胃阴不足，虚火上炎。

**治法**：养阴养胃，清热泻火。

**处方**：生地黄 12 g，南沙参 12 g，麦冬 12 g，制何首乌 15 g，石斛 12 g，玄参 15 g，茵陈 12 g，肉桂 2 g，甘草 6 g。水煎煮，每日 1 剂，分 2 次服用，7 剂。

**外治**：妙喉散每日 5 次吹药。

【二诊】 1994 年 9 月 22 日，服用 7 剂，药后痛减轻，略有刺痛，食可安寐。检查：唇内溃疡减少。舌红苔薄，脉细。原方加减：生地黄 12 g，南沙参 12 g，麦冬 12 g，制何首乌 15 g，石斛 12 g，玄参 15 g，茵陈 12 g，肉桂 2 g，甘草 6 g，牡丹皮 12 g，赤芍 12 g，紫花地丁 12 g，丹参 15 g。水煎煮，每日 1 剂，分 2 次服用，14 剂。并外用妙喉散吹喉，每日 4～5 次。

【三诊】 1997 年 10 月 6 日，咽疼痛烧灼感均已渐消，有少许白痰。检查：口腔溃疡基本已消失，舌淡红苔薄白，脉细。原方加减：生地黄 12 g，南沙参 12 g，麦冬 12 g，制何首乌 15 g，石斛 12 g，玄参 15 g，茵陈 12 g，肉桂 2 g，甘草 6 g，牡丹皮 12 g，赤芍 12 g，紫花地丁 12 g，丹参 15 g，茯苓 12 g，浙贝母 12 g。水煎煮，每日 1 剂，分 2 次服用，14 剂。

【按语】 口疮是指口腔黏膜上发生的表浅、如豆大小的小溃疡点，又称口疳。临床上分为实证与虚证两类。实证多为心脾积热而致，与复发性阿弗他口腔炎相似；虚证多由阴虚火旺而致，常易反复发作，故又称复发性口疮。

过食辛辣厚味或嗜饮醇酒，以致心脾积热，复感风火燥邪，热盛化火，循经上攻于口而发；或因口腔不洁，或被损伤，毒邪乘机侵袭，黏膜腐烂而成病。亦有素体阴虚，加以病后或劳伤过度，亏耗真阴，伤及心肾，阴液不足，虚火旺盛，上炎口腔而发病，已有因病久，阴损及阳，阴津不足，阳气亦虚，而致心脾两虚之证。

无论是何种原因引起皆应辨证论治，包括全身辨证及局部辨证，局部辨证更有利于指导外用药的施治，整体与局部辨证两者相结合，内治与外治相结合，更为有效地治疗口疮病。

（张龙英提供，王丽华整理）

/////////// **顾振达医案** ///////////

**病案 6.** 张某，男，51 岁，农民。1983 年 4 月 11 日。

**主诉**：口腔溃疡反复发作 6 年余。

**现病史**：口腔溃疡反复发作，经常出现大面积口腔溃疡，迁延难愈，最长一枚溃疡持续 2 月,从未系统治疗。刻下:左侧咽部疼痛难忍,进食亦甚,自觉乏力,四肢欠温,二便正常,夜寐易醒,胃纳可。舌淡红,苔白微腻,脉沉细。

**检查:**神清,双侧扁桃体(-),左侧咽峡部黏膜可及一约 2 cm×4 cm 大小溃疡,表面附着白斑,无明显渗出,疮面淡红。

**西医诊断:**复发性口疮。

**辨证:**脾气亏虚。

**治法:**健脾调中,益气托毒,引火归元。

**处方:**黄芪 50 g,党参 15 g,炒白术 15 g,茯神 15 g,陈皮 10 g,炙甘草 6 g,升麻 10 g,远志 9 g,生薏苡仁 30 g,巴戟天 15 g,当归 10 g,白鲜皮 15 g,制何首乌 15 g,肉桂 4 g(后下),首乌藤 30 g,淫羊藿 15 g。水煎煮,每日 1 剂,分 2 次服用,7 剂。

喉吹药:以碧雪散 1 g,红雪散 1 g,如意散 1 g,生肌散 1 g,四味合成一包,每日吹至患处 3～5 次。

**【二诊】** 1983 年 4 月 18 日。服上药 7 日后,疼痛基本已愈,溃疡面积较前缩小,表面白斑淡化,睡眠较前进步,舌淡,苔薄白,脉沉细。守方去生薏苡仁、远志,加女贞子 15 g,仙茅 10 g,继续服用 1 周后,溃疡痊愈。嘱其继续连续服用中药 3 月,随访数月未出现以往大面积溃疡,偶有小溃疡发作,3～5 日可自愈。

**【按语】** 本病案为重型口腔溃疡,溃疡面积大而深,表面常有灰黄色假膜或灰白色坏死组织,持续时间较长,疼痛剧烈。其病性有寒有热,有虚有实。薛己《口齿类要》中说"口疮上焦实热,中焦虚寒,下焦阴火,各经传变所致,当分别而治之。"口腔溃疡反复发作,其主要病机是中气亏虚,饮食寒凉,伤及脾胃,水湿运化失常,痰湿内生,清阳不升,湿腐肌膜,故见溃疡反复发作。治当健脾调中,益气托毒,兼以引火归元。方中党参、黄芪、白术、当归、炙甘草、陈皮、生薏苡仁健脾调中,巴戟天、淫羊藿、制何首乌补肾益脾,升麻、白鲜皮清热利湿,茯神、远志、首乌藤安神助眠,肉桂引火归元。中焦既固,正气充沛,气血调畅,百病无生。

(谢峰整理,参考《沪上顾氏喉科方技荟萃》)

**病案 7.** 汤某,女,65 岁。1981 年 11 月 12 日。

**主诉:**口腔黏膜糜烂 2 年余,加重 1 月。

**现病史:**2 年来患者口腔黏膜反复出现白色网状改变或糜烂,外院诊断为"扁平苔藓",曾于外院使用激素治疗,可短期控制病情。近 1 月症状加重,伴疼痛,平素神疲,易乏力,时觉口中黏腻不适,胃纳尚可,时有大便溏稀,每日 1～2 次,手足冷,夜寐安。舌淡胖,苔花剥,呈苔藓样改变,脉细。

**检查:**神清,双侧颊黏膜见大片白色糜烂,周围略有充血,无渗血。

**西医诊断:**口腔扁平苔藓。

**中医诊断:**口疮。

**辨证:**脾肾阳虚,湿毒内蕴。

**治法:**温补脾肾,清化湿浊。

**处方:**生黄芪 30 g,党参 10 g,山药 15 g,生白术 10 g,白扁豆 15 g,陈皮 10 g,茯苓 10 g,菟丝子 10 g,巴戟肉 15 g,淫羊藿 15 g,肉桂 3 g(后下)、升麻 12 g,白鲜皮 30 g,土茯苓 30 g,贯众 6 g,白花蛇舌草 30 g,泽泻 20 g。水煎煮,每日 1 剂分 2 次服用,14 剂。

**喉吹药:**以碧雪散 1 g,红雪散 1 g,如意散 1 g,生肌散 1 g,四味合成一包,每日吹至患处 5 次。

**【二诊】** 1981 年 11 月 26 日:疼痛症状明显减轻,口腔仍见白色网状改变,糜烂较前改善,周围无明显充血,舌淡紫,体胖,舌面苔藓样改变,脉细,大便日行 1~2 次,成形,夜寐易醒。予前方去肉桂,加远志 12 g,五味子 10 g,丹参 15 g。继续服用 14 剂。

**【三诊】** 1981 年 12 月 24 日。舌体及颊黏膜疼痛较轻,口腔黏膜病变较前明显减小,无糜烂,略有口干,二便正常,纳可,夜寐安,舌淡紫,体胖,舌苔花剥,苔藓样改变较前明显减轻,脉细。予前方去贯众续服 14 剂。

**【按语】** 本医案特点为病程长久,缠绵反复。患者年过花甲,肾脏阳气渐亏,不能温煦中焦,又有饮食伤脾,脾失运化,水谷精微不能上输至口,湿浊内生,黏膜失于濡养,故见口腔黏膜网状改变及糜烂,大便溏稀、乏力肢冷等症状。顾振达老师治以固本为主,用参苓白术散加淫羊藿、巴戟天、菟丝子温补脾肾。又用肉桂引火归元,升麻清热,助清阳精微上输。配合贯众、土茯苓、白鲜皮、白花蛇舌草清热祛湿活血。外用碧雪散以清热解毒,收湿敛疮。寒热并用,补泻结合,内外同治,加速疾病愈合。

(谢峰整理,参考《沪上顾氏喉科方技荟萃》)

///////////// **张重华医案** /////////////

**病案 8.** 孙某,男,21 岁。2009 年 12 月 22 日。

**现病史:**咽后壁大面积溃疡反复发作 5~6 年。曾辗转于北京等各大医院就医,用激素等多种西药未愈,做过多次活检,均为阴性,发作严重时每日口服泼尼松 50 mg 只能暂时缓解疼痛,严重影响进食及正常工作学习。患者有严重便秘,出汗多,时发热头痛,人怕冷同时手足心发热,胃纳尚可。苔薄,舌质淡红,脉细弦。

**检查:**口咽下部连喉咽部黏膜大片溃疡,边缘尚齐,创面脓性分泌物附着。呼吸平,舌齿印明显。

**西医诊断:**口腔溃疡。

**中医诊断:**口疮。

**辨证**：脾虚肺热之本虚标实，寒热错杂证。

**治法**：健脾益气，养阴清肺。

**处方**：南沙参 9 g，北沙参 9 g，百合 12 g，生白术 30 g，生白芍 30 g，射干 6 g，天花粉 12 g，炒山楂 30 g，广郁金 15 g，山茱萸 12 g，牡丹皮 9 g，怀山药 30 g，生地黄 30 g，浙贝母 9 g，桔梗 4.5 g，生甘草 3 g。水煎煮，每日 1 剂，分 2 次服用，14 剂。

另朱黄青吹口散，吹咽，每日 2 次。

**【二诊】** 服药 14 剂后，咽痛、出汗等症状均消，人仍感乏力、怕冷。查体：溃疡面黏膜大部已生，喉咽部光滑，舌少苔，脉细弦，重按无力。故原方加减：生地黄 30 g 改 15 g，熟地黄 15 g，加仙鹤草 30 g，淫羊藿 12 g，生黄芪 30 g，白茅根 30 g。水煎煮，每日 1 剂，分 2 次服用，14 剂继服。

**【三诊】** 2 月后，主诉 1 月前感冒后溃疡又发，拿旧方抓药服用无效。查体：溃疡形状同首诊时，下部近杓状软骨水平，舌质暗，齿印显，苔薄黄腻，脉细弦，重按无力。大便 2～3 日 1 次，但不成形，肢冷，汗不多，纳呆，喜冷饮，又在服用泼尼松 50 mg，每日 1 次，已 3～4 日。故拟证属脾肾阳虚，治以温补脾肾。处方：北沙参 12 g，生白术 30 g，炒白术 12 g，百合 15 g，生薏苡仁 20 g，熟薏苡仁 20 g，天花粉 12 g，补骨脂 10 g，生黄芪 30 g，山茱萸 12 g，淫羊藿 12 g，山药 30 g，炒山楂 15 g，浙贝母 9 g，广郁金 15 g，白花蛇舌草 20 g，炙鸡金 10 g，合欢皮 12 g，桔梗 4.5，生甘草 3 g。14 剂，水煎煮，每日 1 剂，分 2 次服用。

1 周后电话随访，其父言，激素停用，患者咽部疼痛已消，溃疡大部余。故嘱续服余药。

**【按语】** 张重华教授在辨证时讲究一辨疼痛：病在早期，痛常散漫无定处；若痛已集中一处或一侧，且有跳痛感，多示局部已成脓，此时痛的程度也较前为剧，且持续不减。二辨吞咽：涎多吞咽不利者为痰盛；无涎而吞咽困难者为热盛或阴虚，示病情较重。三辨咽喉局部表现：咽喉炎症大多由于火，进一步细辨黏膜隐红属虚火，红则属实火，其中色大红甚或伴有肿烂者，多是脾肺积热、心肝火旺；红中带紫色为积寒于内、感邪于外；偏淡红者多见于肺胃蕴热而复感风邪；肿而色淡不甚红者往往是肺脾受寒或体弱不能抗病的表现。

张重华教授在拟定内服药物时：①强调随证施治用验方，如本医案之养阴利咽汤，且善用对药，如射干配牛蒡子、桔梗配生甘草，需注意的是治疗咽喉疾病的牛蒡子必须生用，桔梗宣肺利咽，为手太阴之引经药，籍其升提之力，与清热解毒药合用，加上甘草的甘缓作用，决无助火热上升之弊，但对舌苔黏腻、痰涎过多、胸闷气壅者，甘草少用或不用。②泻火化痰，标本兼顾。张重华教授认为，咽喉之症，其证虽繁，总归于火。而火是痰之本，痰为火之标，故治咽喉疾病，治火须兼化痰，通过浙贝母、杏仁等药物治痰之标，而以牡丹皮、天花粉、广郁金等清热泻火治痰之本。清热消肿、化痰利咽并举,标本兼顾,可冀速愈。③处方施药应根据病情演进的不同时期,有不同的重点,在选药、药量、配伍等方面加以调整,分阶段治之。如早期加强疏散风热,中期重点清热解毒,后期恢复期则适当配合益气养阴、扶正温阳药以加速康复。攻邪时不忘保护元气,尤其是正虚明显的患者,宣散不宜太过,用清热泻火药要顾及脾胃,中病即止,脾胃素虚者,更不宜用寒凉,以免邪热未除,中焦又损。

　　张重华教授在诊治口疮时,崇尚内服外治两相宜,重视外治药物的应用。常用的吹喉药有师传验方珠黄青吹口散、冰硼散、喉科牛黄散等,临床应用不暇时,亦采用维生素 $B_2$ 片,研为细粉给患者外敷于溃疡处。张重华教授常常告诫我们,吹药之制作必须精良,原料须精选,配制要照法度,研工一定要到候,否则不仅影响药效,并会产生刺激等不良反应;各种外用吹药也有其适应证,必须辨证选药。

(李艳青整理,张重华提供)

**病案 9.** 李某,男,32 岁。2008 年 1 月 11 日。

**主诉:** 咽喉疼痛 4 个月。

**现病史:** 4 月前地医院检查发现右侧咽喉部大片溃疡,曾 5 次活检,病理报告均为"黏膜慢性炎",血常规、肝肾功能、免疫功能等多项检查结果都正常。曾使用大量抗生素、皮质激素及清热解毒中药,病情不能控制。2007 年 12 月 28 日五官科医院诊治,再次活检,结果仍是"黏膜慢性炎",遂求治于中医门诊。刻下:诉咽喉疼痛剧烈,吞咽加甚,影响进食,咽喉干燥,黏痰难咯出,心烦急躁,二便尚可,偶有发热。局部检查:右侧咽后壁、舌根、会厌、梨状窝大片溃疡、糜烂,表面附灰白色伪膜,污秽不清,舌尖红,苔薄白,舌下脉青紫、迂曲,脉细弦。

**西医诊断:** 口腔溃疡。

**中医诊断:** 口疮。

**辨证:** 素体阴虚,心肝火旺,火毒上攻,灼腐肌膜,病程日久,络脉瘀阻,瘀热互结,困结咽喉。

**治法:** 泻火解毒,养阴清热,活血散结。

**处方:** 玄参 30 g,金银花 9 g,白芍 15 g,射干 6 g,浙贝母 9 g,生黄芪 30 g,生牛蒡子 9 g,土茯苓 30 g,柴胡 9 g,桃仁 9 g,红花 9 g,牡丹皮 9 g,丹参 9 g,川牛膝 12 g,桔梗 4.5 g,生甘草 3 g。水煎煮,每日 1 剂,分 2 次服用,连服 2 周。

**【二诊】** 2008 年 1 月 25 日。咽痛明显减轻,局部溃疡范围较前缩小,表面色白,方已见效,续服 2 周。

**【三诊】** 2008 年 2 月 15 日。咽喉剧痛已基本缓解,仅隐隐作痛,但咽仍干、痒,痰黏难出,检查见咽后壁及舌根、梨状窝条状瘢痕,会厌残留小片溃疡,舌脉同前,原方加南沙参 15 g,北沙参 15 g,木蝴蝶 6 g,佛手 9 g,加强养阴清热化痰作用。水煎煮,每日1剂,分2次服用,14剂。

1月后随访,咽喉溃疡全部消退,予养阴清热扶正之剂连服。

2个月后复诊,溃疡未复发。

【按语】 本医案为严重而顽固的咽喉部溃疡,病程已4个月,咽喉疼痛剧烈,检查右侧咽后壁、舌根、会厌、梨状窝大片溃疡,表现为一派阴虚而火热瘀毒困结咽喉征象,治疗应用张重华教授治本病的经验,先投泻火解毒,活血散结之剂,药以常用方"安喉消疡汤"为基础,配合"血府逐瘀汤"加减,增强活血通络散结作用,用药切中肯綮,溃疡较快愈合,再用养阴扶正以巩固疗效。"安喉消疡汤"是张重华教授治疗本病的经验方,由玄参、金银花、当归、制大黄、夏枯草、白芍、射干、桔梗、生甘草等组成,系借用《验方新编》中治"脱疽"的经验方"四妙勇安汤"为基本方,大剂量玄参滋阴清热、泻火解毒,配金银花清热解毒,当归活血和营,生甘草清热解毒,调和药性,全方清热解毒,活血消肿止痛,促进溃疡的愈合;加入大黄泻火解毒,釜底抽薪,使火从下而泄;生白芍、夏枯草清泻肝火,射干、桔梗加强清肺化痰,祛腐排脓,消肿利咽之效。已用治咽喉部溃疡多例,均获满意效果。

顽固性咽喉部溃疡属于中医学"口疮""喉疳"等范畴,在耳鼻喉科临床时有遇到,有的病情危重,迭进中西药物仍难愈,溃疡范围大、反复活检、局部组织有坏死,治疗较为棘手,患者除了病痛煎熬,还会承受沉重的心理压力。张重华教授认为本病属本虚而标实,以阴虚为本,火毒困结为标,主要由于素体不足,肝肾阴虚,肾水不能上滋于肺,或肝火上炎,木火刑金,上攻咽喉,灼腐肌膜,复感外邪,则出现火毒困结咽喉,肌膜大片糜碎坏死。张重华教授治疗时根据"急则治其标"原则,如热毒炽盛,形势急迫,先予清热解毒,消肿排腐之剂,等病势得缓,危急之象得以控制,再投养阴清热扶正治本之剂。

(李艳青整理,张重华提供)

////////// **郑昌雄医案** //////////

**病案10.** 李某,女,73岁。2009年8月25日。

**主诉:** 反复舌根部疼痛9年。

**现病史:** 9年来,反复舌根部疼痛,经外院检查为"舌根部溃疡",时常反复发作,曾在外院采用中西药治疗,具体药物不详,病情未见好转,自诉近9年来咽部疼痛时轻时重,从未间断过,尤其是吞咽或张口时局部疼痛加剧,噤若寒蝉,苦不堪言。口不干,大便欠畅。检查见舌根部两侧黏膜溃疡,约1.5 cm×2.5 cm大小,四周充血,中央微凹,呈淡黄色,颌下淋巴结未扪及。舌苔微黄,边有齿印。

**西医诊断:** 口腔溃疡。

**中医诊断:** 口疮。

**辨证**：相火上炎。

**治法**：清热泻火利咽。

**处方**：挂金灯 9 g，金银花 12 g，桔梗 6 g，生甘草 5 g，肥知母 9 g，全瓜蒌 15 g，川黄连 3 g，野蔷薇根 30 g。每日 1 剂，加水适量分 2 次煎服。14 剂。

**【二诊】** 2009 年 9 月 8 日。上述症状未见明显改善。舌根部疼痛，检查舌根部两侧溃疡同前无明显差异，舌边有齿印。患者正气虚弱，口疮难以修复，予以增加益气养阴，减少苦寒。处方：生黄芪 30 g，生地黄 6 g，桔梗 6 g，生甘草 5 g，挂金灯 9 g，金银花 12 g，全瓜蒌 15 g，野蔷薇根 30 g。

上方共服 30 余剂，其中曾加用制何首乌等药。服药期间，症状改善明显，检查见舌根部溃疡愈合，一年后随访，据患者陈述，对疗效感到满意。

**【按语】** 本医案为顽固性舌根部溃疡，患者咽喉疼痛，舌根部溃疡反复不愈，虽有上热之候，但口不干，舌边有齿印，大便欠畅，初诊时从舌苔微黄和相火上炎考虑，急则治其标，故以清热泻火为主，但服用后效果不显。重新思考证候，考虑到患者年事已高，又患病多年，舌边有齿印，知其正虚体弱，乃属虚实夹杂之证，病情顽固，治宜清补施。故除用清热泻火和血消溃外，复诊时重用生黄芪一味，旨在温养脾胃而生肌，补益元气而振奋身体抗病能力，故服用后明显起效。

（滕磊整理）

## 张剑华医案

**病案 11.** 张某，男，77 岁。2006 年 9 月 26 日。

**主诉**：反复口腔溃疡 5 年。

**现病史**：5 年来反复出现口腔黏膜溃疡，每月发作 2～3 次，此起彼伏。头晕目眩，健忘耳鸣，失眠多梦，咽干口燥，腰膝酸软，胁痛，五心烦热，来诊时舌下、双侧颊黏膜散在溃疡面。舌边尖红，苔薄黄，中裂，脉弦。

**西医诊断**：复发性阿弗他溃疡。

**中医诊断**：口疮。

**辨证**：肝肾阴亏，肝阳上亢。

**治法**：滋阴降火，平肝潜阳。

**处方**：赤芍 9 g，白芍 9 g，生薏苡仁 15 g，熟薏苡仁 15 g，厚朴花 9 g，黄芩 9 g，牡丹皮 12 g，茜草 6 g，稽豆衣 9 g，白菊花 9 g，茯苓 12 g，南沙参 12 g，北沙参 12 g，天花粉 12 g，山药 15 g，生地黄 12 g，桔梗 6 g，生甘草 3 g。每日 1 剂，加水适量分 2 次煎服。14 剂。

**【二诊】** 2006 年 10 月 10 日。服药后，患者溃疡面逐渐缩小，舌尖又见一小溃疡，原方加连翘心 6 g。继服 14 剂。

【三诊】 2006 年 10 月 24 日。患者舌尖溃疡愈合,双侧颊黏膜又各发一个溃疡,约绿豆大小,余处溃疡均已愈合,仍有咽干,予上方减连翘心,加百合 12 g。继服 14 剂。

【四诊】 2006 年 11 月 7 日。患者原溃疡面愈合,仅右侧颊黏膜见一溃疡面,寐差,舌淡红,苔薄黄,脉弦弱,予上方加酸枣仁 12 g。

服药后溃疡面基本愈合,此后间断服药,1 年后随访,诉 1 年内溃疡仅发作过 1 次,也无既往严重。

【按语】 复发性阿弗他溃疡是口腔黏膜疾病中发病率最高的一种疾病,普通感冒、消化不良、精神紧张、郁闷不乐等情况均能偶然引起该病的发生,好发于唇、颊、舌缘等,在黏膜的任何部位均能出现。复发性阿弗他溃疡有自限性,能在 10 日左右自愈。该病具有周期性、复发性及自限性等特点。现代医学认为,复发性阿弗他溃疡首先与免疫有着很密切的关系。患者年老,肾阴亏虚,水不涵木,肝木失荣,以至于肝阳升动太过,平时头晕目眩,健忘耳鸣,失眠多梦,咽干口燥,腰膝酸软,胁痛,五心烦热,皆为肝阳上亢的表现,故治以滋阴降火,平肝潜阳。药用沙参、天花粉滋阴,牡丹皮、黄芩、赤芍、生地黄、茜草清热降火,白芍、稽豆衣、白菊花平肝潜阳,配以薏苡仁、山药、厚朴花健脾和胃疏肝,全方共奏滋阴降火,平肝潜阳之效。因患者年事已高,肝阳上亢是由于肝肾阴亏,肝阳亢扰于上所表现的上实下虚证候,故需缓缓图治,不可操之过急。

(滕磊整理,张剑华提供)

########### 张守杰医案 ###########

**病案 12.** 患者,女,九旬。2019 年 10 月 11 日。

**现病史:** 左侧口腔近齿边溃疡,溃疡面色黄,形态有些凹凸不平,口腔科怀疑肿瘤。脉细弦,舌淡红苔薄。

**西医诊断:** 口腔溃疡。

**中医诊断:** 口疮。

**处方:** 半枝莲 30 g,白花蛇舌草 30 g,薏苡仁 30 g,茯苓 15 g,白残花 6 g,野蔷薇根 30 g,金雀根 30 g,凌霄花 9 g,黄芩 12 g,知母 9 g,生石膏 30 g(先煎)、人中黄 12 g(包煎)。每日 1 剂,加水适量分 2 次煎服,14 剂。

【二诊】 2019 年 10 月 25 日。药后溃疡面明显缩小,吞咽咀嚼无碍,脉细弦,舌淡红苔薄。原方 14 剂。

【按语】 口腔溃疡是临床上常见的疾病,常是反复发作,治疗不易,口疮病的辨证,关键是辨清寒热虚实。朱宗云教授认为,可抓住四点:红,指口腔黏膜充血。凸,指溃疡面高出口腔黏膜。黄,指口疮表面有黄色伪膜。痛,指疼痛剧烈。具备这四点,即可确诊是实热,反之,则常为虚证或虚实夹杂。

张守杰教授治口腔溃疡,常用白残花、蔷薇花和凌霄花,这是学习唐代大医学家孙思邈的经验。孙思邈在《备急千金要方·卷六·七窍病上》郑重提出:"蔷薇根、角蒿为口疮之神药,人不知之"。在通读《千金要方·七窍病》后,张守杰教授惊讶地发现,书中共收治口疮方 11 首,其中使用蔷薇根者,竟达 6 首。所以张守杰教授觉得孙思邈如此重视蔷薇根治疗口疮的作用,称之为"神效",是一定有重大原因的。白残花又称蔷薇花,张守杰教授兼收并蓄,用来辅助蔷薇根。白残花,原本用以清暑化浊,顺气和胃,在 1974 年上海中医学院编著的《中草药学》中,开始提到可治疗"口角生疮,日久不愈"。角蒿为紫葳科植物,北方作透骨草使用,上海无此药。但上海中药房有凌霄花也是紫葳科,有凉血祛风作用,治周身风痒,根据同科植物有相似功效的原理,所以也用来治口疮。临床应用,这几味确实是名不虚传。

(陈婕整理,张守杰提供)

////////// **郭裕医案** //////////

**病案 13.** 黄某,男,65 岁。2014 年 12 月 30 日。

**主诉:**舌痛反复发作 3 年。

**现病史:**舌痛反复发作 3 年。常有溃疡,溃疡严重时同侧颈部淋巴结肿痛,溃疡地点不定,时而舌尖,时而舌根,也会发在舌侧或舌下,到专科医院治疗,予以服用 B 族维生素、维生素 C,局部漱口水漱口,但效果不满意,长期困扰,使之烦闷。发病以来睡眠较差,时时痛醒,夜尿 2～3 次,大便略干。舌紫暗,无苔,脉细数。

**既往史:**无。

**检查:**舌尖、舌左侧根部多发散在溃疡,形圆,边界清,较深。已经在外院排除传染病、免疫病可能。

**西医诊断:**口腔溃疡。

**中医诊断:**口疮。

**辨证:**阴虚血瘀。

**处方:**生地黄 12 g,熟地黄 12 g,当归 12 g,赤芍 9 g,芦根 15 g,茯苓 9 g,白术 12 g,水牛角 30 g,山药 12 g,女贞子 15 g,黄芩 15 g,首乌藤 9 g,合欢花 9 g。水煎煮,每日 1 剂,分 3 次服用,7 剂。嘱服用前先用汤剂含漱,后慢慢含服。

**外治:**六神丸 10 丸碾成粉末,吹药粉,覆于患处。每日 2 次。

**【二诊】** 1 周后。诉明显好转。处方:生地黄 12 g,熟地黄 12 g,太子参 12 g,当归 9 g,茯苓 9 g,白术 9 g,山茱萸 15 g,女贞子 15 g,首乌藤 9 g,合欢花 9 g,赤芍 9 g。水煎煮,每日 1 剂,分 2 次服用,7 剂。嘱服用前先用汤剂含漱,后慢慢含服。

【按语】 引起口疮的病因有很多,但是西医临床治疗方法通常补充 B 族维生素、维生素 C,以及漱口水、碘含片,治疗的效果也不甚理想。中医治疗口疮有独特的优势,患者为老年男性,肾精不足,夜寐不安,阴虚症状明显,方中大量滋阴活血的药物加养血安神药,外用六神丸粉剂,内外共进,药到病除。

（刘佳整理,郭裕校）

**病案 14.** 马某,男,76 岁。2013 年 11 月 24 日。

**主诉:**口腔溃疡反复发作 2 年。

**现病史:**2 年前口腔溃疡反复发作。平素易疲劳。不喜饮水。排除传染病。上海市某三级医院就诊,已排除口腔红斑狼疮可能,病理诊断为口腔黏膜炎性。治疗 1 个月来效果不佳。发病以来口腔黏膜反复溃疡,疼痛难忍,尤饮食疼痛明显,此起彼伏。夜寐不佳。夜尿 2～3 次,大便时干时溏。舌体绛红苔少,脉沉细数。

**检查:**双侧咽峡部及舌边多发性溃疡。

**西医诊断:**复发性口腔黏膜溃疡。

**中医诊断:**口疮。

**辨证:**气阴两虚型。

**处方:**生地黄 30 g,百合 30 g,太子参 12 g,黄芪 12 g,石斛 15、赤芍 9 g,白花蛇舌草 9 g,败酱草 9 g,薏苡仁 15 g,绿豆衣 15 g,茯苓 12 g,白术 12 g,芦根 30 g,竹叶 3 g。水煎煮,每日 1 剂,分 3 次服用,7 剂。嘱服用前先用汤剂含漱,后慢慢含服。另予以六神丸口服 3 日。

1 周后复诊,明显好转。继续治疗 3 周,愈。随访半年未复发。

【按语】 本医案病史比较长,反复溃疡不能自愈,此起彼伏。平素倦怠说明气虚,无法自行排毒外出;生活不规律,睡眠不好,阴虚有热,气血津液不足滋养舌体及口腔黏膜。郭裕教授方中运用大量的滋阴药物:生地黄、百合都为较大剂量,具有滋阴生津清热解毒之效;石斛、芦根清热生津;赤芍清热活血揉肝;又加太子参、黄芪补气托毒外出;茯苓、白术补气又调和脾胃,合薏苡仁淡渗利湿;白花蛇舌草、绿豆衣清热解毒;竹叶清心泻火。本方也是补泻共用之方。郭裕教授对六神丸研究颇深,认为对于口疮,只要处于发作期,有明显的疼痛,应用六神丸都有奇效。

（刘佳整理,郭裕校）

/////////// **忻耀杰医案** ///////////

**病案 15.** 黄某,女,45 岁。2006 年 5 月 4 日。

**主诉:**反复口腔溃疡 2 年余。

现病史：近 2 年多来,反复口腔溃疡发作,多次就诊未有效控制,平均每月发作 2～3 次。来诊时口腔内疼痛肿胀,口水外溢,检查见口腔黏膜、舌部散在溃疡面,最大者位于左侧软腭处,约蚕豆大小,周边红肿;最小者针尖样大小。平时烦躁易怒,伴有口苦,咽干等全身症状。舌质红,苔黄腻,脉弦数。

**西医诊断:** 复发性口腔溃疡。

**中医诊断:** 口疮。

**辨证:** 肝胆湿热。

**治法:** 清泻肝胆。

**处方:** 龙胆草 9 g,炒栀子 9 g,车前子(包)12 g,黄芩 9 g,生地黄 12 g,泽泻 9 g,柴胡 9 g,牡丹皮 12 g,丹参 12 g,知母 12 g,夏枯草 15 g。每日 1 剂,加水适量分 2 次煎服。14 剂。

**【二诊】** 2006 年 5 月 18 日。口腔疼痛明显缓解,口腔黏膜溃疡基本愈合,最大者已缩小至黄豆大小,溃疡周围红肿消退。上方去夏枯草,减龙胆草至 3 g,以防苦寒伤胃。继服 14 剂。

**【三诊】** 2006 年 6 月 1 日。口腔新发少量溃疡,均比较表浅,原溃疡最大者仅留黄豆大小的浅表痕迹,无明显烦躁易怒、口苦咽干表现,舌质红,苔滑,脉弦。上方继服 14 剂。

**【四诊】** 2006 年 6 月 15 日。溃疡全部愈合,无新发溃疡面,舌红,苔薄,脉弦细。处方:龙胆草 3 g,黄芩 6 g,生地黄 12 g,泽泻 9 g,锁阳 9 g,山药 15 g,山茱萸 12 g,牡丹皮 12 g,女贞子 18 g,墨旱莲 18 g,枸杞子 18 g。

后间断随访 2 年,患者偶有口腔溃疡发作,但数量少,面积小,能在 1 周内自行愈合。

**【按语】** 肝胆湿热燔灼气血,熏腐黏膜,故口腔疼痛肿胀,口腔黏膜、舌部散在溃疡面;胆经火热上攻,故口苦咽干;胆热内郁,扰乱神明,故烦躁易怒;舌质红、苔黄腻、脉弦数为胆经火热之象。首先以龙胆泻肝汤加味清泄肝胆湿热、凉血活血,方中柴胡、龙胆草、黄芩、栀子清肝泻火;泽泻、车前子清热利湿;生地黄滋阴养血,知母、牡丹皮、丹参凉血活血;夏枯草清肝泻火,散结消肿,是治标之法。二诊时溃疡明显消退,红肿也消退,经加减治疗 1 月余,溃疡已完全消退,并且无再发,以六味地黄丸合二至丸滋阴以调治其本。

（滕磊整理,忻耀杰校对）

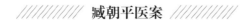

## 臧朝平医案

**病案 16.** 李某,男,21 岁。

**现病史:** 入院前 1 个月无诱因感咽痛、吞咽痛、声音嘶哑及呼吸困难,饮水呛咳,曾于外地某医院治疗,予以抗感染药物处理,效果欠佳。近1周来,症状明显加重,而来本院就诊,拟"喉阻塞"收住院,2年前曾有类似症状发作,在外院诊为咽喉部溃疡、肉芽肿,症状反复发作。入院查体:发育正常,痛苦面容,Ⅰ～Ⅱ度吸气性呼吸困难,发音含糊,有开放性鼻音。心肺检查无异常。专科检查:口咽轻度充血,悬雍垂缺损,双侧扁桃体已摘除,并见多量瘢痕粘连组织;喉咽黏膜充血、肿胀,表面见白色黏膜,双侧梨状窝饱满,为溃疡所充满,会厌充血、肿胀、卷曲,边缘附着白色黏膜,上抬差,双侧杓状软骨、声带均充血、肿胀,且固定于旁正中位。声门裂狭窄约2 mm。实验室检查:血常规示白细胞$13.0×10^9/L$,中性粒细胞58%,淋巴细胞30%。入院诊断:咽喉部溃疡、喉阻塞。入院后即行紧急气管切开术,呼吸困难解除。术后4天行纤维喉镜检查,见双声带无明显新生物,会厌、室带充血、肿胀,梨状窝饱满。行口咽后壁溃疡边缘活检术,病理报告示黏膜组织、肉芽组织慢性炎症,伴淋巴细胞、浆细胞、嗜伊红细胞浸润。经注射用头孢唑林钠号肌内注射、庆大霉素及地塞米松喷喉及多种维生素等治疗2个月,咽喉部溃疡仍如初,声带仍固定。遂改用中药治疗。

**诊断:**咽喉部溃疡、喉阻塞。

**辨证:**素体阴虚为本,脾胃湿热为标,湿热郁而化火,阻滞经脉,气血不和,火毒与气血搏结于咽喉,灼腐肌膜而为病。

**治法:**扶正祛邪,标本兼顾。

**处方:**四妙勇安汤化裁。玄参30 g,金银花12 g,当归9 g,桔梗4.5 g,柴胡9 g,生白芍9 g,夏枯草9 g,射干6 g,浙贝母9 g,制大黄9 g,天花粉l2 g,生牡蛎30 g,生甘草3 g,南沙参9 g,北沙参9 g。

连服中药2周后,咽喉部溃疡逐步缩小,至全部消失。喉部检查:双侧声带已能活动,声门仍狭小,约7mm,故予带管(气管套管)出院。随访一年,溃疡无复发。

**【按语】** 分析上方,重用玄参滋阴降火解毒;南沙参、北沙参、天花粉养阴清热;当归养血和营;柴胡、牡蛎、生白芍、夏枯草清肝泻火;金银花、桔梗、射干清热解毒利咽;天花粉、浙贝母祛腐排脓、化痰热;生甘草清热解毒,调和诸药。全方养阴和血,清热解毒,祛腐利咽,扶正以治本,祛邪以治标。

(臧朝平提供)

# 三、唇风(剥脱性唇炎)

/////////// **朱宗云医案** ///////////

**病案17.** 陈某,女,55岁。1984年3月9日。

**现病史:**素喜食油腻,胃纳佳,喜嗜辣味。近1周来唇口干燥痒痛。溃疡发泡。大便坚硬,口干欲饮而不解渴。脉细,舌偏红苔薄。

**西医诊断**：剥脱性唇炎。

**中医诊断**：唇风。

**处方**：玉泉散 15 g(包煎)、芦根 30 g,生地黄 12 g,麦冬 9 g,知母 9 g,泽泻 9 g,车前草 12 g,炒谷芽 9 g,炒麦芽 9 g,防风 9 g,荆芥 9 g。每日 1 剂,加水适量分 2 次煎服,7 剂。

【二诊】 1984 年 3 月 16 日。唇口溃疡发疮已愈,大便转畅,脉细舌偏红苔薄。

【按语】 唇风相当于现代医学的剥脱性唇炎,较早提出唇风这个病名的是明朝《外科正宗·卷四》:"唇风,阳明胃火上攻,其患下唇发痒作肿,破裂流水……"清朝《外科心法要诀·卷五·唇部》做了更深一步的阐述:"唇风多在下唇生,阳明胃经风火攻,初起发痒色红肿,久裂流水火燎疼。"并且对本病的病因病理和临床症状,做了十分精确的描述:"此症多生下唇,由阳明经风火凝结而成,初起发痒,色红作肿,日久破裂流水,疼如火燎,又似无皮,如风盛则不时瞤动。"所谓"瞤动",就是指下唇时时抖动。本病的症状有"痒、肿、瞤"的特点,本病的病因,是"胃经风火凝结",本病的治则,是疏风清热,清泻胃火。

(陈婕整理,张守杰提供)

## 四、喉源性咳嗽

/////////// **顾振达医案** ///////////

**病案 18.** 沈某,男,39 岁。1978 年 7 月 25 日。

**主诉**：咽痒咳嗽 2 月余。

**现病史**：平素否认吸烟史,2 月以来咽干咽痒,咳嗽有痰,痰黄黏或无痰,遇寒及刺激性气味可加重,无胸闷气喘,无鼻塞流涕,纳寐可,二便调。舌淡红,苔薄白,脉滑。

**检查**：神清,咽喉色红,咽后壁有较多滤泡增生,双侧扁桃体无明显肿大,两肺呼吸音清,未及明显干湿啰音。胸部 X 线片(外院)未见明显异常。

**西医诊断**：喉源性咳嗽。

**中医诊断**：喉咳。

**辨证**：痰饮内阻。

**治法**：疏风散寒,利咽止咳。

**处方**：自拟止咳方加减。防风 9 g,川贝母 10 g,紫苏叶 10 g,款冬花 10 g,炙紫菀 10 g,前胡 10 g,白前 10 g,制半夏 10 g,天竺子 10 g,蝉蜕 6 g,诃子 10 g,莱菔子 10 g,五味子 6 g。水煎煮,每日 1 剂,分 2 次服用,7 剂。

【二诊】 1978 年 8 月 1 日。咳嗽减,咽痒仍在,观其咽喉淡红,咽后壁滤泡较多,舌淡红,苔薄白,脉平。参前法续治,予前方加白鲜皮 10 g,丹参 20 g,广地龙 10 g,去莱菔子,续服 7 剂。

**【按语】** 喉咳是指因外邪侵袭、脏腑亏虚或脏腑失调、痰凝气滞及异气刺激咽喉所致的以突然和反复发作的咽喉干痒、咳嗽痰少为主要临床表现之咽喉疾病。病程短者可数周,长则可达数月。西医学中的急慢性咽炎、喉炎等咽喉疾病。《诸病源候论·卷十四》谓:"肺主气,候皮毛……因乘取凉,冷气卒伤于肺,即发成咳……其状咳而少泡沫。"寒邪入里,余邪未清,郁久而咳。《证治汇补·卷杂病·咳嗽门》谓"外感风寒,概应温散,不知久则传里,变为郁咳"。《医碥·咳嗽》云:"木火刑金而肺叶干皴则痒,痒则咳,此不必有痰,故名干咳。"喉咳的发生,常因外邪侵袭,禀质特异,卫表不固,脏腑虚损,或脏腑功能失调,咽喉失于濡养而致,气候、饮食、情志等因素亦可诱发。

本医案中患者因寒而起,寒邪袭肺,余邪未清,肺气失宣,痰湿内生,久而郁结于咽喉,故发为咳嗽。治当清肺化痰,利咽止咳。方中防风、紫苏叶理气解表,散未尽之表邪,川贝母、款冬花、炙紫菀、前胡、白前、制半夏、天竺子、白芥子、莱菔子化痰止咳,降肺气,蝉蜕祛风解痉,清利咽喉,诃子、五味子收敛肺气,清利咽喉。二诊,患者症状减轻,加牛蒡子清理咽喉,地龙祛风通络,佐以丹参共奏活血通络之效,而白鲜皮抗过敏,诸药共用,使症状减轻。

(谢峰整理,参考《沪上顾氏喉科方技荟萃》)

////////// **张重华医案** //////////

**病案 19.** 李某,女,8 岁。2014 年 1 月 12 日。

**主诉:** 反复咽痒、阵发性咳嗽 3 年。

**现病史:** 3 年前一次感冒后即反复发生咳嗽,每咳必由喉头干涩作痒而来,有少量白色泡沫状痰。此外,伴有鼻痒、多嚏间歇发作 2 年余,易鼻塞。曾在多处诊治,服用抗生素、止咳药物效果不佳。该患儿素来怕冷,咳嗽剧烈时影响睡眠。舌红少苔,舌下脉轻张,脉沉细。

**检查:** 咽腔略红,咽后壁滤泡增生,双鼻膜淡红,鼻道洁。

**西医诊断:** 喉源性咳嗽。

**中医诊断:** 鼻鼽。

**治法:** 益气固表,祛风脱敏。

**处方:** 黄芪 30 g,山药 15 g,防风 6 g,山茱萸 10 g,淫羊藿 12 g,百合 12 g,仙鹤草 20 g,蝉蜕 9 g,当归 6 g,红花 6 g,炙甘草 3 g。水煎煮,每日 1 剂,分 2 次服用,7 剂。

**【二诊】** 服药后痒咳明显减轻,鼻痒、喷嚏发作减少,已能正常睡眠。诉口干,原方加北沙参 9 g,14 剂。

【三诊】 喉痒咳嗽、鼻痒、多涕已基本消失,怕冷明显好转,舌下脉已退。上方继服 7 剂,巩固善后。

【按语】 喉源性咳嗽是由南京中医药大学干祖望教授在 1989 年最早提出的病症名,其主要临床表现是喉间作痒则咳,不痒不咳,无痰或少痰,甚则咳引胸痛。喉源性咳嗽在临床上屡见不鲜,病程数月甚至经久不愈,西药治疗难以奏效。张重华教授认为,喉源性咳嗽是诸多咳嗽中的一种特殊症状,其咳点在声门以上,不论新久干咳,都以喉头奇痒作先驱。

上述病例的突出表现为反复喉痒咳嗽,久治不愈,此外兼有鼻衄表现。张重华教授认为其病之根在于患儿禀赋特异,在外感浮邪后余邪未尽,肺气失宣而痒咳不已;又肺通窍于鼻,肺气不利故见鼻痒、多嚏等症,采用扶正止衄汤为主进行治疗,扶正脱敏、敛肺止咳。患儿体虚怕冷,故加山茱萸、淫羊藿温肾助阳;气血不畅、舌下脉张,采用当归、红花以理气活血。综观全方,治疗喉源陛咳嗽,切中病机,故收效显著。

对于喉性顽咳的施治,张重华教授认为应以脏腑辨证为主,采用对因治疗方法,以疏风宣肺、养阴利咽为基本治则。此外,还应发挥特色药物的作用,例如:

(1)重用理气活血药。张重华教授认为喉源性咳嗽一症,每咳则剧,往往病程日久,久病入络,易致气血运行不畅而见血瘀征象。《医学三字经·咳嗽》:"然肺为气之主,诸气上逆于肺则呛而咳,是咳嗽不止于肺,而也不离乎肺。""肺既不主清肃,一身之气皆滞也",故治疗之要在于疏通气机,宣展肺气。如是肺气得宣,血脉通利,则病可已。故在治疗此症时,重视理气活血方法及相应药物的运用。

(2)特色用药。如仙鹤草,味苦性平,入肺、肝、脾经,《百草镜》言其"下气活血,理百病"。用于治疗咳嗽,在历代本草书上鲜有记载,然而该药能扶正补虚,扶正则有助驱邪;又能收敛固涩,收涩则有助镇咳,因此对于正虚不能胜邪、余邪未尽,或久咳伤正,肺脾肾气虚者,具有去除病根而咳止的作用。张重华教授多年临床实践证实,该药配伍前胡、紫苑、瓜蒌实、黄芩、百部等,治疗咳嗽效果显著。此外,认为仙鹤草治疗喉源性咳嗽用量宜大,一般 30 g,若为夜间痉挛性咳嗽,可加大用量至 50 g。蝉蜕味甘,性寒,入肺、肝二经,具有疏散风邪、止痒、脱敏的作用。因喉源性咳嗽有喉痒顿咳、痉咳的特点,中医认为乃风邪外袭,余邪未清,或肝气乘肺,肺失宣肃,肺气上逆而致,故使用蝉蜕既能祛风止痒,又能宣肺平肝而止咳。现代药理学研究也证实,蝉蜕有抗过敏和增强机体免疫力的作用。因此对于喉源性咳嗽,无论余邪未清还是肝木犯肺,都可应用。化橘红,即化州毛橘红,有"一片值一金"的美称。其气芳香,味苦微辛,归肺、脾经。能理气化痰止咳,本草纲目云:"橘红佳品,其瓤内有红白之分,利气、化痰、止咳功倍于它药……一其功效愈陈愈良",常用于治疗各种咳嗽气逆,喉痒痰多,止喉咳作用明显。久咳者须坚持服用并逐渐适应方可起效。因其性温,用量不可过大,一般 9 g 左右。若有阴虚肺燥津亏见证者,宜加重沙参之类以防过燥伤阴。

(李艳青整理,张重华提供)

////////// **郑昌雄医案** //////////

**病案 20.** 胡某,女,30 岁。2008 年 2 月 5 日。

**主诉:** 咽痒、干咳少痰 2 月,加重 10 日。

**现病史:** 近 3 年来,患者每至春秋季节则出现咽痒干咳,往往持续数个月病情方有所缓解。近 2 月来,又见上述症状复发,曾在外院用过激素及中药治疗,症情仍未得到控制。近 10 多天来,咽痒干咳加重,呈阵发性,多言或夜间入寝时则咽痒阵咳加重。饮食与大便均正常。苔淡黄,舌边有齿印。

**检查:** 咽部黏膜未见明显异常。

**西医诊断:** 过敏性咽炎。

**中医诊断:** 喉咳。

**辨证:** 正气不足,肺气不宣。

**治法:** 益气扶正,宣肺止咳。

**处方:** 生黄芪 20 g,仙鹤草 15 g,炙麻黄 4.5 g,苦杏仁 9 g,桔梗 6 g,炙枇杷叶(去毛包)9 g,江剪刀草 15 g,生甘草 5 g。每日 1 剂,加水适量分 2 次煎服,7 剂。

**【二诊】** 2008 年 2 月 12 日。上方服后,咽痒阵咳明显好转。但入寝时仍或有咽部微痒阵咳。效不更方,再与前方继服 10 剂,以资巩固。随访一年许未见复发。

**【按语】** "过敏性咽炎"又称之为"喉源性咳嗽",是以咽痒干咳,呈阵发性发作,舌边有齿印为指征者。正气不足,肺气不宣是其病机所在,故方用生黄芪、仙鹤草补益肺脾之气为扶正,取三拗汤加江剪刀草、桔梗等宣肺止咳为祛邪,疗效满意。江剪刀草是郑昌雄教授常用的一味中药,其药性微温,味辛苦,归肺、肝二经,既可药用,又可作为蔬菜食用。具有清热利尿,活血通经,镇咳化痰,健胃理气,解毒的功效。郑昌雄教授喜用其治疗各种咳嗽病症,认为江剪刀草辛开苦降,有助于调节肺、肝二经的气机升降,使肝气得以温升,肺气得以凉降,逆上之肺气得以平复,咳嗽自然消除,适用于过敏性咽炎、慢性支气管炎等各种咳嗽。药理研究发现江剪刀草还有降压利尿,凉血止血之效。对于高血压病患者服用卡托普利等降压药等引起的咳嗽尤为适合。

(滕磊整理)

////////// **张守杰医案** //////////

**病案 21.** 忻某,男。2018 年 9 月 14 日。

**现病史:** 口干,咽中痰黏作痒,咳嗽连呛,咽部慢性充血,脉细,舌淡红苔薄。

**西医诊断**：喉源性咳嗽。

**中医诊断**：喉咳。

**处方**：浙贝母9 g，桑叶9 g，杏仁9 g，北沙参9 g，僵蚕9 g，蝉蜕3 g，浮萍15 g，焦栀子9 g，淡豆豉9 g，牛蒡子9 g，天花粉15 g，玄参9 g，人中黄12 g（包煎）、地肤子9 g，白鲜皮9 g，玉竹12 g。每日1剂，加水适量分2次煎服。14剂。

【二诊】　2018年9月28日。咳嗽已愈。咽中痰黏，咽痒，咽部慢性充血，脉细，舌淡红苔薄。生地黄9 g，玄参9 g，麦冬9 g，玉竹12 g，百合12 g，赤芍9 g，牡丹皮9 g，黄芩12 g，紫荆皮12 g，牛蒡子9 g，焦栀子12 g，浙贝母9 g，茯苓12 g，泽泻12 g，焦山楂15 g。每日1剂，加水适量分2次煎服。14剂。

【按语】　喉源性咳嗽病名是南京中医药大学干祖望教授首先提出，相当于西医的咳嗽变异性哮喘，主要症状除了咳嗽外，咽部是又干又痒。对这个"干"与"痒"，应辨证为风燥咳嗽。

喉源性咳嗽，是外感咳嗽与内伤咳嗽的混合产物，既有阴虚的内因，又有风、燥的外因，风热咳嗽可用宣肺祛风清热为主，而风燥咳嗽则应采用叶桂的"理上燥，清络热"的治则。张守杰教授在治疗上以桑杏汤为主，祛风养阴润燥，酌加清热解毒药品。叶桂《临证指南医案》中曾记载一次很有指导意义的争论。叶桂治疗一位自服八味丸和鹿角胶温补药后，咳嗽吐痰，形瘦减食患者，方中有生地黄、麦冬、玄参、百合、甘草等，而另一位苏州大医学家徐大椿竭力反对，他批评说："肺有邪忌百合""咳呛用麦冬是毒药也"。他提出："火邪入肺，痰凝血涌，不放一毫出路，是何法也？""滋阴恋邪，闭门留寇"。徐老话是讲得不错，但具体问题要具体分析，咳嗽有风热、风寒、风燥之别，不见得一律不可用养阴之品，风热为患之咳嗽，用麦冬、百合或有碍邪之嫌，而风燥之咳，用麦冬、百合则是救人妙法。故祛风润燥的方法治疗喉源性咳嗽。

（陈婕整理，张守杰提供）

////////// **郭裕医案** //////////

**病案22.** 王某，女，54岁。

**主诉**：咽干咳嗽5年余。

**现病史**：5年来咽干咽痒，咽部异物感，并且夜间干咳，咳嗽节律频繁，无痰，或痰少，不易咳出，质地黏白。喜饮热水，睡眠较差，不易入睡，睡后易醒，多梦，白天嗜睡，平素服用清咽滴丸，服用时咽喉略清爽，长期用药又觉胃部不适。为进一步治疗，来求中医中药。发病以来无发热，无胸痛，无咳血，无体重迅速减轻。舌红苔黄，脉弦细弱。

**检查**：咽无明显充血，色淡，双侧咽腭弓对称无红肿，悬雍垂正中，咽后壁淋巴组织增生,扁桃体(-)。舌根淋巴组织无增生,会厌无红肿,上抬好。双侧梨状窝未见异常。喉镜示双侧黏膜对称、平滑,喉室无饱满,双侧声带无充血,活动、闭合可及。

**西医诊断:** 慢性咽炎 喉源性咳嗽。

**中医诊断:** 慢喉痹。

**辨证:** 阴虚血虚。

**处方:** 养阴清肺汤加减。生地黄12 g,麦冬9 g,玄参15 g,炙甘草15 g,川贝母9 g,薄荷1.5 g,白芍3 g,牡丹皮3 g,乌梅6 g,五味子9 g。14剂,水煎煮,每日1剂,分2次服用。

**外治:** 天突穴以地塞米松5 mg、利多卡因0.1 mL、注射用炎琥宁80 mg进行穴位注射。共配伍后,予以天突穴穴位注射,每周2次。

**【二诊】** 咽后舒适,咳嗽明显减轻。继续原方加酸枣仁9 g,茯神15 g。14剂,水煎煮,每日1剂,分2次服用。

**【按语】** 养阴清肺汤出自《重楼玉钥》。起初为治疗白喉,疗效甚佳。目前临床对这个方剂应用广泛,不仅停留于白喉的治疗,还包括治疗慢性咽喉炎、鼻咽癌放疗后口腔黏膜反应性疾病、肺气肿、小儿支气管炎、肺炎、喉源性咳嗽及口腔溃疡等。

穴位注射在耳鼻喉科可以应用于慢性咳嗽、喉源性咳嗽、慢性咽炎、慢性喉炎的治疗。郭裕教授在耳鼻喉科疾病治疗中广泛应用穴位注射疗法,疗效确切。慢性咽喉炎、喉源性咳嗽、哮喘等选用天突穴。在胸骨上窝正中,正坐仰头取穴。天突穴具有宣肺调气,清利咽喉的作用。穴位注射疗法治疗方便、有效。通过注入的药液可以比较长时间刺激穴位,起到疗效,穴位注射同时也是一种局部给药,使药物本身起到药效。国内也有学者认为,穴位注射给药,可使药物沿经络直达病所,加快药物吸收过程中不必要的消耗。现代研究已初步证实了这一观点,动物实验研究表明,穴位注射给药,其潜伏期明显地较之肌内注射、皮下注射为短,而与静脉直接给药相近。

(刘佳整理,郭裕校)

////////// **臧朝平医案** //////////

**病案23.** 许某,女,3岁。2008年5月20日。

**现病史:** 咳嗽半年,痰少,鼻通气可,涕少,多汗。苔薄白,脉弦数。

**检查:** 鼻甲不大,鼻道(一)咽后壁滤泡增生明显,色淡红,扁桃体1度。

**西医诊断:** 喉源性咳嗽。

**中医诊断:** 喉咳。

**辨证:** 阴虚肺燥。

**治法:** 益气养阴,润肺止咳。

**处方**：南沙参 6 g,北沙参 6 g,百合 9 g,生白芍 6 g,牡丹皮 6 g,化橘红 9 g,枇杷叶 6 g,煅牡蛎 20 g,冬桑叶 6 g,当归 6 g,炙黄芪 30 g,仙鹤草 20 g,桔梗 3 g,生甘草 2.4 g。水煎煮,每日 1 剂,分 2 次服用,28 剂。

【二诊】　服药 28 剂,药后咳嗽好转,大便干结,仍多汗,易感冒。舌质红,苔花剥,脉滑数。处方:南沙参 6 g,北沙参 6 g,百合 10 g,生白芍 9 g,麦冬 6 g,生地黄 9 g,冬桑叶 6 g,生石膏(先)12 g,怀山药 15 g,炙黄芪 15 g,太子参 10 g,山茱萸 6 g,仙鹤草 15 g,桔梗 3 g,生甘草 3 g。14 剂,水煎煮,每日 1 剂,分 2 次服用。

【三诊】　服药 14 剂后,咳嗽止,鼻通气还不很畅,大便及出汗改善。原方去石膏、麦冬,加牡丹皮 6 g,浮小麦 15 g,元参 9 g。14 剂,水煎煮,每日 1 剂,分 2 次服用。已固疗效。

【按语】　喉源性咳嗽的特点是咽喉作痒,继而咳嗽,呈阵发性、痉挛性、顽固不止,病程迁延,伴有咽干,痰无或少、黏腻难出,通常用止咳药或抗生素效果欠显。本病的成因与外来之邪入侵和五脏功能失调均有关。我们认为本病基本治则是疏风宣肺、利咽止咳。施治时应以脏腑辨证为主,结合病邪辨证,如余邪未清,当重祛风散邪,治当祛风散邪为主,方用止嗽散加减;阴虚肺燥,虚火循经上炎,重养阴润肺,养阴利咽汤加减;肺脾气虚,痰湿内停,肺失宣肃,温胆汤加减;久病入络,则脉络瘀阻,检查发现咽部黏膜暗红色,喉底见"哥窑纹",舌下脉迂曲等血瘀征象,重理气活血,桃红四物汤加减;咽痒、怕冷、易汗伴多涕、清涕,扶正止衄汤加减;肝气犯肺,或木火刑金,重疏肝理气,逍遥散加减。上述患儿的治疗,选用的是养阴利咽汤加减。此外,总结了一些特色用药,可按证情选用:①仙鹤草,因其既能扶正补虚,又能收涩镇咳,对于正虚不胜邪,余邪不清,或久咳伤正,具有去除病根而咳止的作用。用量宜大。若夜间痉挛性咳嗽,大剂量可用至 30～50 g。②蝉蜕,入肺、肝二经,散风热、宣肺气、平肝解痉,针对喉源性咳嗽,有顿咳、痉咳特点,乃风邪外侵,余邪未清或肝木之气生发太过,反侮肺金,导致肺失宣肃,肺气上逆而咳,用之适宜。③化橘红,味苦辛性温,能化痰理气、健胃消食,常用于治胸中痰滞,咳嗽气逆,止喉咳作用明显,用量 9 g,有阴虚肺燥津亏见证者,宜加重沙参之类以防过燥伤阴。

（臧朝平提供）

# 五、颞颌关节炎

////////// **何宗德医案** //////////

**病案 24.** 朱某,女,45 岁。2002 年 6 月 17 日。

**主诉**：双侧耳前区疼痛反复发作 10 多年。

**现病史：**两天前，吃牛肉干后双耳前区疼痛又作，右侧尤甚，咀嚼困难，张口受限，伴怕冷，神疲欲眠。舌质淡，苔薄白，脉细。

**检查：**双耳正常，双侧颞下颌关节有压痛。

**诊断：**颞颌关节炎。

**辨证：**素体肾虚，复受损伤、风寒湿邪侵袭，致使颞下颌关节疼痛，活动不利。

**治法：**温经通络，调补肝肾。

**处方：**制川乌9 g，制草乌9 g，桂枝6 g，络石藤15 g，川芎9 g，牛膝、虎杖、秦艽各15 g，延胡索9 g，生甘草5 g，赤芍9 g，丹参30 g，桑寄生30 g，枸杞子15 g，7剂，水煎煮，每日1剂，分2次服用。

**【二诊】** 局部疼痛消除，张口正常，饮食顺畅，但咬硬食时，稍有疼痛。上方去桂枝、川芎，加黄芪、白术、防风各9 g，以益气固表。

**【三诊】** 已无所苦。去除川乌、草乌之温热药，参以熟地黄、骨碎补类，调补肝肾之品以巩固，随访至今未再发作。

**【按语】** 本医案患者宿疾10余载，每年频发，盖素体肝肾不足，气血两虚为本。气喜宣通，气伤则壅闭而不通，故痛；血虚则关节失养而活动不利。肝肾不足则筋骨不坚。此次发作，因咀嚼过多，局部筋骨持续劳损，内及气血而致。正如《正体类要·序》所说："肢体损于外，则气血伤于内，荣卫有所不贯，脏腑由之不和"。先予川乌、草乌、络石藤、虎杖根、秦艽温经通络；以桂枝配芍药调和营卫；桂枝配川芎辛散外邪；延胡索、丹参行气活血；俟外邪祛除，气血渐畅，则去桂枝、川芎，加入黄芪、白术、防风，以健脾益气固表；继以熟地黄、骨碎补配枸杞子，调补肝肾，以培补根本。全方温而不燥，行不伤阴，标本兼顾，体现了辨证施治的整体观念。

（马胜民整理，郭裕校）

## ////////// 刘福官医案 //////////

**病案25.** 孙某，男，18岁。2012年5月。

**现病史：**近期因复习功课，参加高考模拟考试，学习紧张，思想负担重，睡眠较少。3日前早起吃饭时，突感左侧牙齿咬合困难，无法咀嚼，左侧耳垂前下方压痛，张口时疼痛，能听到响声，进食明显受限制，每日只能喝稀粥，心情烦躁，来门诊就医。查患者张口度约2 cm，张口时中线明显外移，张口时有弹响，左颞颌关节处明显压痛，左上下牙咬合关系稍差，患者心烦口干，便干，舌质红，苔淡黄，脉沉数。

**西医诊断：**颞下颌关节功能紊乱综合征。

**中医诊断：**痹证（口痹）。

**辨证：**湿热痹阻，络脉不通。

**治法：**清热化湿，舒经通络。

处方：黄柏 9 g，栀子 9 g，苍术 9 g，滑石 18 g，防己 6 g，蚕砂 9 g，桑叶 9 g，丝瓜络 18 g，络石藤 12 g，忍冬藤 18 g，羌活 10 g，独活 10 g，桂枝 6 g，秦艽 10 g，当归 10 g，川芎 10 g，炒枣仁 12 g，枳壳 9 g，延胡索 9 g。水煎煮，每日 1 剂，分 2 次温服，7 剂。

穴位注射疗法：取耳门、听宫、听会、翳风四穴，每穴位用 2 mL 注射器注射约 0.5 mL 2% 利多卡因和灯盏花注射液混合液，每周注射 1 次。2 周为 1 个疗程。

治疗 1 个疗程后疼痛明显减轻，张口度 4 cm，左颞颌关节处无压痛，张口时中线内稍外移，偶尔弹响，口不干，二便调，舌质淡红，苔薄黄，继续原方基础上加减治疗，每周注射 1 次，继续治疗 2 个疗程后获愈。

【按语】 颞下颌关节功能紊乱综合征，是较常见的口腔颌面部疾病，单侧发生，也可两侧同时患病，多发于青壮年，女性略多于男性、本病诊断不难，因机制不明，治疗上有一定困难。颞下颌关节功能紊乱综合征属中医学"痹证"范畴。《素问·痹论》曰："所谓痹者，各以其时，重感于风寒湿之气。"《诸病源候论》曰："风湿痹病之状，或皮肤顽厚，或肌肉酸痛，风寒湿之气杂至，合而成痹。"刘福官教授认为，痹证的发生主要由风、寒、湿、热之邪乘虚侵袭人体，引起气血运行不畅，经络阻滞；或病久痰浊瘀血，阻于经隧，深入关节筋脉。一般多以正气虚衰为内因；风、寒、湿、热之邪为外因。本病初起，以邪实为主，病位在肢体皮肤经络。久病多属正虚邪恋，或虚实夹杂，病位则深入筋骨或脏腑。治疗上发病初期宜清热化湿，活血化痰，疏经通络等法以祛除实邪，中后期湿热伤阴或久病伤阴，宜健脾、益肾滋阴以舒经通络等法扶正。耳前三穴（耳门、听宫、听会）和耳后翳风穴分布于颞下颌关节周围，分属手少阳三焦、手阳明大肠经和足少阳胆经，配合灯盏花起到清热活血通络作用，有利于加快痊愈。

（马胜民整理，刘福官校对）

## 六、食道狭窄

//////////// **何宗德医案** ////////////

**病案 26.** 李某，女，15 岁。

**现病史：** 1986 年 2 月 20 日误咽冰醋酸约 30 mL，半小时后急诊，经洗胃、输液，观察 24 h 无异常情况，返家。10 日后渐现进食缓慢，饭菜难下，日益加重。至 4 月中旬只能进用流汁，每餐得 1 小时以上。人体渐瘦，乏力，前来咨询。食道钡餐 X 线片，示第 1 胸椎水平食道突然细窄，狭径约 0.1 cm，长约 1.2 cm。6 月初住入医院，食道镜检查见距上门齿 16 cm 处食道闭锁狭窄。恐穿破，未做扩张。胸外科劝行结肠代食道手术，患者拒绝，出院。7 月初来中医喉科治疗。

**西医诊断：**食道狭窄。

**治法：**和营通络、行气消滞，以企松解粘连，化散瘢痕。

**处方：**"通气散"（《医林改错》）加味。柴胡、香附、赤芍、川芎、穿山甲各 9 g，当归、生地黄、熟地黄各 12 g。

每日 1 剂，早晚各煎服 1 次。1 月后梗阻缓解，进食加快。但一停药，梗阻又起。断续服药再 4 个月，其间曾用皂角刺取代穿山甲，部分处方选用过党参、黄芪、大枣、炙甘草、三棱、莪术、桃仁、红花、枳壳、橘络、陈皮等以补气益血，破瘀消滞，效果虽欠明显，但能促进吞食，不服药则梗阻难咽。1987 年 3 月复用穿山甲，加梨树根 30 g，14 剂后吞咽明显改善，进食如常人。逐渐减少用药，每 2～3 日或 3～4 日用 1 剂，6 月初停药。7 月 6 日复查食道钡餐 X 线片，狭窄消失，管腔接近正常，黏膜表面光滑平整，遂作痊愈。

**【按语】** 通气散由清·王清任提出，由柴胡、川芎、香附组成，功在行气散滞，加入当归、赤芍、地黄、穿山甲等，有和营通络、活血行气、消滞散结的作用，可达到松解粘连、化散瘢痕的目的。笔者曾用以治疗手术后的瘢痕疙瘩和粘连性中耳炎，均获疗效。至于梨树根，《本草纲目》无载，《四川中药志》说其性平，味甘淡，无毒；《民间常用草药汇编》谓其能治疝气，止咳嗽；云南民间用以煎汤治呃逆和食道痉挛；上海市崇明县中心医院中医科用它治疗食道憩室而收效，似乎有增强食道肌肉张力、消除平滑肌痉挛的作用。加用这药后，本病立即快速收效，或与这一作用有关。若能早日加用，或可缩短疗程。惜市面无售，需患者自采入药，30～60 g。

（马胜民整理，郭裕校）

# 七、颈静脉孔综合征

////////// **何宗德医案** //////////

**病案 27.** 张某，男，58 岁。1995 年 4 月 13 日。

**现病史：**半月前突发语音不清，饮食入鼻，声嘶，右肩酸胀无力。病前 1 周曾感冒。脉浮数，苔薄白。

**检查：**咽部右侧反射消失，感觉迟钝，软腭松弛，吞咽时无力收举；右侧声带外展固定，声门闭合不能；右肩脚无力举抬，耸肩不能。一派右侧 Ⅳ、Ⅹ、Ⅺ 脑神经染邪之象。CT 排除颅底骨折及肿瘤后。

**诊断：**颈静脉孔综合征。

**辨证：**风邪入络。

**治法：**祛风散邪，舒经活络。

**处方：**复元活血汤加减。柴胡 9 g，天花粉 12 g，当归 12 g，川芎 15 g，桃仁 15 g，红花 9 g,穿山甲 9 g,全蝎 5 g,蜈蚣 2 条、酒大黄 9 g,生甘草 5 g。每日 1 剂,早晚各煎服 1 次,趁温服。

10 日后软腭运动恢复,饮食不再入鼻,但声嘶仍旧,肩胖酸胀如前。乃于患侧人迎穴进行穴位注射,地塞米松 5 mg 及维生素 $B_{12}$ 0.5 mg,每 3 日 1 次。内服药中加川牛膝 15 g。再半月声嘶消失,声带收展正常;肩脚运动改善。停止人迎穴注射,中药去全蝎及蜈蚣,加黄芪 30 g,豨莶草 15 g,虎杖 15 g,续服半月而痊愈。随访 1 年无复发。

【按语】 颈静脉孔邻近鼻咽顶部(颅颡),属足厥阴肝经,有颈静脉,Ⅸ、Ⅹ、Ⅺ脑神经由此出颅,颅底骨折、肿瘤及感染,可诱发及副神经功能障碍,称为颈静脉孔综合征(Jugular Foramen syndrome),主征为软腭及声带瘫痪,无力举肩。法国医师 Mauriee Vernet(1887)首次报道,故旧称 Vernet 氏综合征。本医案显然是颈静脉孔附近的邪毒感染所致。柴胡性燥,入肝经,主升,合天花粉为颅颡的清热散邪药;柴胡还能引药入颅底,天花粉生津润燥,可减柴胡的燥性。当归、川芎、桃仁、红花取桃红四物汤(《医宗金鉴》)之义,加穿山甲及酒大黄以行气活血、舒经通络。全蝎、蜈蚣取牵正散(《杨氏家藏方》)之义,祛风散邪。甘草调和诸药。舌咽神经功能恢复较快,推测与其感染的轻重、病变深浅有关外,尚与其径路较短有关人迎穴邻近颈交感神经节,注入地塞米松及维生素 $B_{12}$,可消炎退肿,补肾健脾,调节代谢,促进迷走神经的病变消退,组织功能恢复,是中西医结合的体现。当迷走神经、副神经功能出现,即停注射,并撤去全蝎及蜈蚣,加益气固表的黄芪及祛风除湿,活动筋骨的豨莶草、虎杖,以加强肩脚的治疗,终臻痊愈。

(马胜民整理,刘福官校)

## 八、食道口寒性水肿

### 何宗德医案

**病案 28.** 患者,女,67 岁。1974 年 3 月。

**现病史:** 病前纳食正常,但长期手脚不温,畏寒,食谷不化。前 2 天早起突觉喉梗,吞咽不下,汤水难进。不热不痛,无喘无咳,口干唇燥,大便 3～4 日一行,小便量少而黄。实验室检查未见异常。食道钡餐 X 线片见食道入口完全性梗阻,拟为"食道癌肿"。静脉补液后,喉科会诊,见食道入口黏膜苍白水肿,无组织增生。当即插入鼻饲管,灌注流质饮食和中药。

**诊断:** 食道口寒性水肿。

**辨证:** 寒水上犯。

**治法:** 温肾助阳,健脾利湿,祛风消肿。

**处方**：附子 6 g，肉桂 3 g，生地黄 9 g，玄参 9 g，麦冬 9 g 等。1 日后吞咽恢复，去鼻饲管，渐进流质、软食、普食。续服煎剂半月出院。当时食道口水肿大部消退，构区尚饱满，黏膜淡红，光润无块。门诊观察 5 年余，常由其子前来述病取药，未见食道梗阻。

**【按语】** 本症特点是发病急，卒然不能吞咽，汤水不入。患者多年老体瘦，肾亏阳衰。病前无进行性吞咽障碍、食道创伤、异物及吐血史，也无发热胸痛等。检查见下咽部、梨状窝黏膜灰白水肿，食道入口闭塞，严重者滴水不入，轻者觉喉梗，吞咽欠利，无实质性肿块。发病后大便秘结，小便短赤而少。吞咽不下而呕吐，脱水肤皱，唇燥面赤，脉息沉伏。本症既不同于渐进性狭窄的食道肿瘤，也有别于腹胀呃气、脱腹剧痛的肠或幽门梗阻，更非空咽作梗的梅核气。《医贯》说："关格者，暴病也，大小便秘，渴饮呕吐，唇燥面赤，脉息沉伏。"与本症相似。现代医学称作神经血管性水肿，但见于食道入口者，为数稀少。其病因病机：肾阳虚弱，水湿不化，脾阳不振，运化失司。脾胃互为表里，咽为胃系上口，故水湿泛滥，上犯于咽，致食道入口水肿。

针对肾阳虚弱、寒水上泛的病机，采用温肾助阳、健脾利湿、祛风消肿的治法。温肾助阳常用熟地黄、吴茱萸、山茱萸、干姜，肢冷畏寒明显者选加附子、肉桂。健脾利湿用怀山药、白术、茯苓、泽泻等。祛风消肿多用麻黄、地龙、防风、荆芥、柴胡、栀子、制大黄。风行则水动，水动则肿消，肿消则格通，格通而胃气畅，从而饮食进、化源足，气化有源，小便自利，关格开启。制大黄，启关利尿，通格涤幽，治关格要药，但性猛烈，应控制使用。阴阳互根，选加生地黄、玄参、麦冬等滋阴生津药，在于阴中求阳，冀制约助阳药之燥性，避免风行水干，湿去燥生。《石室秘篆》说："关格虽有数种，然总由肝郁为病，以肝主疏泄故也。"故以柴胡、栀子疏肝理气，除烦解郁，况其性轻上行，能引药归经，直达病所。本病的诊断，除症状和体征外，应依据内窥镜检查，力求排除肿瘤。鼻饲中药煎剂和流质，能救患者危难。

（马胜民整理，刘福官校）

# 九、颈动脉炎

////////// **何宗德医案** //////////

**病案 29.** 康某，女，31 岁。2004 年 4 月 19 日。

**现病史**：一年多来左侧颈咽及左侧头（太阳穴部）疼痛，痛剧时如针刺，夜不能寐，天亮前身热。曾疑为"鼻咽癌"而做活检。伴怕冷，肩背痛，四肢酸软无力，胸闷，食欲减退，口干不欲饮。诊断为慢性咽炎，处以滋阴利咽中药及喉症丸罔效。舌质紫暗，舌下静脉怒张而有瘀斑，脉沉细涩。

**检查:** 面色晦暗,左颈动脉触痛,鼻根、左头侧颞浅动脉压痛,鼻、鼻咽及咽部(-)。

**诊断:** 左颈动脉炎。

**辨证:** 瘀血阻络。

**治法:** 活血化瘀,舒筋活络止痛。

**处方:** 怀牛膝 20 g,伸筋草 20 g,续断 20 g,木瓜 15 g,白芍 15 g,秦艽 12 g,独活 12 g,乳香 10 g,没药 10 g,桃仁 10 g,红花 10 g,炙甘草 10 g,鸡血藤 30 g,制附片 6 g,桂枝 10 g,牡丹皮 10 g,柴胡 10 g。每日 1 剂,水煎 200 mL,分早晚 2 次温服,7 剂。

**【二诊】** 药后痛大减,夜可安寐,颈动脉压痛仍存。瘀血渐化,守原方加减,续投 14 剂告愈。

**【按语】** 颈动脉炎又称颈动脉周围炎、颈动脉痛综合征、血管性颈痛,以其常伴咽痛,我们也将其称为颈咽痛,是一种原因不明,以颈动脉血管触压痛为主,兼有同侧耳、鼻、咽、喉、头、面、额、枕、肩部多发性放射性疼痛的综合征。患者常以咽痛、耳鸣、耳周不适、颈侧疼痛等为主诉而就诊于耳鼻咽喉科。本病可有咽痛、咽异物感、胀塞感、颈痛等类似咽炎的症状,但具有空咽痛或空咽更痛,疼痛多见于一侧或两侧,一侧偏重,伴同侧头、面、耳、肩等放射性痛,病侧颈动脉压痛等明显特点。若诊断不准而以咽病或耳病论治,则很难获效。

古代中医文献对本病无明确论述。但中医学认为,血管为经脉,"痛则不通"。其病因病机多属风寒湿热之邪痹阻,甚或痰瘀阻滞经脉,以致"不通则痛"。治疗上当从通络入手,结合局部与全身表现,风则疏之,寒则散之,湿则化之,热则清之,气滞则行之,痰瘀则消之、化之,令气血流畅,则经气舒通而诸症自平。

本医案痛发多处,然总在头颈咽部不移,且痛时如锥刺,结合舌脉,显系瘀血为患,当以活血化瘀,舒筋活络为治。故取怀牛膝、续断补肝肾,强筋骨,乳香、没药、桃仁、红花、鸡血藤等活血通经络;白芍、木瓜、炙甘草酸甘化阴,柔肝止痛,伸筋草、独活、秦艽散风利湿,桂枝、制附片温阳止痛,全方牡丹皮、柴胡清血中瘀热,全方共奏活血化瘀,舒筋活络之功。叶桂治阳虚浊邪阻塞,气血瘀痹之头痛,每用温阳之法,今取其意,故加桂枝、附子温阳通络开瘀;气为血帅,气行则血行,故重用牛膝、续断补肾元之气,以鼓动血脉;血瘀既久,多兼瘀热,故入牡丹皮、柴胡清血分之瘀热,柴胡亦为少阳头痛之引经药。诸药合之,令气行血畅,瘀去络通,诸恙悉除。

(马胜民整理,刘福官校)

## 十、空鼻综合征

////////// **张重华医案** //////////

**病案 30.** 万洁,女,26 岁。2013 年 12 月 4 日。

**主诉:** 鼻塞,伴咽干不适 4 个月。

**现病史:** 1 年前因交替性鼻塞,在外院行双鼻腔等离子消融手术,术后鼻塞一度得到改善,但有鼻干不适感。4 个月前鼻塞复又出现,以左侧为重,有鼻干鼻痒,喷嚏不多。曾至多处就诊,花费过万,但无明显疗效。刻下:持续鼻塞,伴鼻内灼热感,及咽部干燥不适,胸闷气短,寐差,头昏,情绪低落,悲伤欲哭。双侧鼻膜干红,下甲变小表面有干痂,鼻腔宽敞,鼻道洁。舌淡胖,脉细半弦滑。

**西医诊断:** 空鼻综合征。

**中医诊断:** 鼻槁。

**辨证:** 肝郁脾虚,阴血不足,心神失养。

**治法:** 疏肝解郁,甘润滋阴,养心安神。

**处方:** 逍遥散合甘麦大枣汤加减。柴胡 6 g,生白芍 12 g,百合 12 g,麦冬 12 g,鸡血藤 30 g,葛根 12 g,黄芪 30 g,广郁金 30 g,合欢皮 10 g,仙鹤草 30 g,天花粉 12 g,白茅根 30 g,淮小麦 30 g、大枣 5 枚、炙甘草 5 g。水煎煮,每日 1 剂,分 2 次服用,28 剂。

同时,对患者进行耐心、适度的心理疏导;并给予复方薄荷油、林可霉素液,滴鼻;维生素 B₂、谷维素口服。

**【二诊】** 用药 1 月后,患者症状明显好转,鼻通气改善,头昏消失,睡眠亦改善。但咽部仍有不适,少许黏痰,偶尔眼痒。鼻腔黏膜转润,表面已无干痂,咽后壁淋巴滤泡增生,苔薄黄,舌暗胖,脉弦细。上方去鸡血藤、合欢皮,加浙贝母 10 g,蝉蜕 10 g,山茱萸 12 g。水煎煮,每日 1 剂,分 2 次服用,14 剂。

**【三诊】** 半月后患者来诊,咽部黏痰不适感已得到有效缓解,继服上药 1 个月以巩固善后。

**【按语】** 本医案鼻槁乃因不适当治疗,过度损伤鼻黏膜,影响其正常生理功能所致,属于耳鼻喉科情志性疾病,在临诊时屡见不鲜。患者伴有严重的心理问题,治疗起来较为困难。张重华教授在详尽、准确的辨证治疗基础上,对患者进行合理的心理疏导,耐心倾听,给予适当、有针对性的解释,同时配合西药及外治方法,使患者快速恢复健康,重新找回了生活的勇气和希望。同时,张重华教授不断呼吁耳鼻喉科医生在治疗鼻部疾病时,要严格把握手术适应证,注意保护机体自身的生理功能,扶持正气,勿过度治疗。

张重华教授在长期的临床实践中,针对耳鼻喉科情志性疾病的发病特点,建立了"辨证论治-心理疏导-对症治疗-外治法"的综合治疗模式。他在诊治本类疾病的过程中,非常强调和重视身、心并治,尤其是心理疏导。这与《黄帝内经》"形神合一"及"身心医学"的理论相一致,对提高疗效有极大帮助。张重华教授认为,在当前医疗环境下,适度的心理疏导也是建立和谐医患关系非常重要的一环。此外,张重华教授认为,在耳鼻喉科情志性疾病的诊治过程中,应注意以下方面:①制订治疗方案前需先详细了解发病的心理相关原因及诱因、其所起作用及与躯体疾病的关系,既往接受的治疗方法及效果,据此设定治疗方案。②下诊断要慎重。不能一概诊断为"神经官能症""更年期综合征"等,也要警惕症状不明显的"隐匿型抑郁症",以免漏诊、误诊。③医师接待患者时特别要注意治疗方式、方法及态度,忌厌烦、冷漠、训斥等态度,须充分尊重患者的人格。④告知患者应避免精神刺激和过度劳累,做到生活规律,配合食疗及适度运动等摄生方法。⑤要善于"守方"与"变方",坚持辨证治疗原则。

(李艳青整理,张重华提供)

## 十一、鼻后滴漏-耳鼻喉科情志性疾病

////////// **臧朝平医案** //////////

**病案 31.** 彭某,女,55 岁。2008 年 12 月 11 日。

**主诉:** 脓涕倒流 2 年余。

**现病史:** 鼻通气稍差,嚏不多;伴怕冷、易感冒、多汗、纳呆、寐差、头痛。患过抑郁症。多方就医,用过多种药物疗效欠佳。舌暗胖,齿印显,苔厚色黄少津,舌下脉青紫、曲张,脉细弦尺弱。

**检查:** 鼻甲不大,鼻道无脓,鼻咽(-)、齿(-)。

**诊断:** 鼻后滴漏综合征。

**辨证:** 肝郁气滞血瘀,五脏皆虚,机能失司之本虚标实证。

**治法:** 解郁为重点,理气、化痰、祛瘀、止漏为法,并补五脏之不足,标本兼治之。

**处方:** 藿香 9 g,陈皮 9 g,生黄芪 30 g,皂角刺 9 g,天花粉 12 g,白芷 9 g,山茱萸 12 g,淫羊藿 9 g,鸡血藤 30 g,薏苡仁 30 g,淮小麦 30 g,徐长卿 12 g(后下),生甘草 3 g。水煎煮,每日 1 剂,分 2 次服用,14 剂。

**【二诊】** 2008 年 12 月 25 日。服中药后症状明显消退,未用喷鼻剂,目前鼻部已无不适,但还有轻度头痛及额部出汗,消化欠佳,血脂偏高,已停用抗抑郁症西药。舌暗红,苔前半部已化,舌下脉稍平,脉细弦但较前和缓,尺脉稍增强。治以加强扶正、兼顾祛邪、消郁作善后。处方:生黄芪 30 g,炒白术 12 g,鱼腥草 12 g,天花粉

10 g,佛手 9 g,白芷 9 g,徐长卿 12 g(后下),五味子 4.5 g,生山楂 12 g,山茱萸 12 g,薏苡仁 30 g,茯苓 12 g,合欢皮 12 g,焦六曲 9 g,淮小麦 20 g,桔梗 4.5 g,炙甘草 3 g。上药水煎煮,每日 1 剂,分 2 次服用,14 剂。

(臧朝平提供)

**病案 32.** 李某,男,11 岁。2009 年 12 月 8 日。

**现病史:** 10 余天前起,不明原因除睡时不咳,其他时间持续呛咳。否认异物呛入史,外院胸部 CT 正常,胸透无气道异物征象,主觉咽痒。已看过内科、儿科、呼吸科,病因不明,治疗无效。神清、持续呛咳。舌淡胖,苔薄黄,脉弦滑带数。

**检查:** 右侧指检未触及硬物,摄颈部正侧位片示无阳性异物影。喉镜检查示杓状软骨略肿,余基本正常。

**诊断:** 心因性疾病。

**处方:** 南沙参 6 g,北沙参 6 g,百合 10 g,生白芍 9 g,浙贝母 6 g,徐长卿 9 g(后下),生黄芪 30 g,白茅根 9 g,丝瓜络 6 g,广郁金 12 g,合欢皮 9 g,陈皮 6 g,桔梗 3 g,炙甘草 3 g。水煎煮,每日 1 剂,分 2 次服用,14 剂。

**外治:** 予针灸双侧合谷、天突、廉泉,泻法留针 15 min,配合语言疏导,患儿即刻双眼眼泪涌出,嘱患儿深呼吸,患儿呼吸逐渐平复,15 min 后,咳完全停止。

1 月后电话随访,患儿完全恢复健康,已正常学习生活,无复发。

**【按语】** 此类病患,属于中医学"郁证"的范畴。辨证施治的纲领,宜先定脏腑、辨虚实。五脏六腑皆能生郁,各有特点;一般均存在气血虚损;邪分内、外,以瘀血、痰浊、火热多见。辨证多属气血亏虚、气滞血瘀、火热痰凝为主之本虚标实证。根据辨证结果,以分别采取补益气血、祛瘀化痰、降逆泻火、理气解郁法治之。代表方剂,如半夏厚朴汤(四七汤)、温胆汤、逍遥散、一贯煎,柴胡疏肝散、百合地黄汤、柴胡加龙骨牡蛎汤、甘麦大枣汤、半夏秫米汤、柏子养心汤等。

(臧朝平提供)

# 十二、萎缩性舌炎

////////// **张剑华医案** //////////

**病案 33.** 姚某,女,75 岁。2006 年 10 月 24 日。

**主诉:** 舌灼痛 5 年。

**现病史:** 5 年前开始反复舌灼痛,休息不佳时尤其明显,不敢吞咽,食后胃脘胀痛,夜寐不安,体形消瘦,舌红绛无苔,舌边毛细血管扩张,脉细弦,重按无力。

**诊断:** 萎缩性舌炎。

辨证：阴虚火旺。

治法：滋阴降火。

处方：煨木香 6 g,砂仁 6 g(后下),南沙参 12 g,北沙参 12 g,天花粉 12 g,百合 12 g,玉竹 12 g,茜草 9 g,炒麦芽 12 g,炒谷芽 12 g,山药 15 g,陈皮 6 g,连翘心 6 g,牡丹皮 9 g,丹参 9 g,首乌藤 12 g,炒枣仁 12 g,桔梗 6 g,生甘草 3 g。每日 1 剂,加水适量分 2 次煎服。14 剂。

【二诊】 2006 年 11 月 7 日。舌灼痛感略有好转,胃脘胀痛明显改善,恐木香辛燥化火而伤阴,故减去木香,加合欢花 12 g 斡旋气机。每日 1 剂,加水适量分 2 次煎服。14 剂。

【三诊】 2006 年 11 月 21 日。舌灼痛仍然明显,恐清热之力不够,加金银花 9 g,连翘 9 g,玄参 9 g。每日 1 剂,加水适量分 2 次煎服。14 剂。

【四诊】 2006 年 12 月 5 日。舌灼痛感有明显减轻,舌边毛细血管扩张不明显,减去活血之茜草。每日 1 剂,加水适量分 2 次煎服。14 剂。

随后每 2 周复诊 1 次,调治共 3 月,症状基本痊愈,舌红偏淡,有薄苔。

【按语】 萎缩性舌炎是指由多种全身性疾病引起的舌黏膜的萎缩性改变。舌黏膜表面的丝状乳头、菌状乳头相继萎缩消失,舌上皮全层以至舌肌都可能萎缩变薄,全舌色泽红绛如生牛肉,或光滑如镜面,故又称牛肉舌、光滑舌或镜面舌。患者年事已高,脏腑虚损,症状体征舌脉均显示阴虚火旺之象,舌红绛是阴液消亡的征象,津液严重损耗,脉虽细弦却重按无力,故以大剂滋阴润燥之药为主以复阴液,药用沙参、百合、天花粉、玉竹、山药,兼有食后胃脘胀痛,是健运不健,选用木香、砂仁、谷芽、麦芽、陈皮等理气悦脾,消导和中,更兼首乌藤、酸枣仁养心安神。主次兼顾,药证相符,故能有效。

(滕磊整理,张剑华提供)

# 十三、三叉神经痛

////////// 张守杰医案 //////////

病案 34. 患者,男。2018 年 6 月 8 日。

现病史：右面颊疼痛 1 周,张口疼痛加剧,呈放射痛,痰涎黏稠,头胀,血压偏高。脉弦细,舌偏红,苔净。

西医诊断：三叉神经痛。

中医诊断：面痛。

处方：珍珠母 30 g(先煎)、石决明 30 g(先煎)、钩藤 9 g(后下)、苦丁茶 15 g,夏枯草 9 g,丹参 30 g,川芎 15 g,路路通 30 g,漏芦 12 g,王不留行 12 g,白芍 12 g,生甘草 6 g,白菊 6 g,生地黄 9 g,朱灯芯 2 g,羚羊角粉 0.6 g(吞服)。14 剂,每日 1 剂,加水适量分 2 次煎服。

**【二诊】** 右颊刺痛虽减仍有,头胀痛改善,脉细弦,舌偏红苔净。原方 14 剂。

共治疗用药 21 剂,主诉右颊放射痛已无,停药。

**【按语】** 三叉神经痛是恼人的疾病,神经科、口腔科、耳鼻喉科都可治疗此病,但都见效甚微。患者从这个科转到那个科,"投医无门"!此病其实《黄帝内经》中早有记载,但大多数医生忽略了。《素问·奇病论》:"病帝曰:有人病头痛,数岁不已,此安得之?名为何病?岐伯曰,当有所犯大寒,内至骨髓,髓者以脑为主,脑逆故令人头痛,齿亦通,病名为厥逆"。厥逆这个词确实多功能,昏迷可称厥逆,四肢冰冷也称厥逆,三叉神经痛又名叫厥逆!古代头与面可以互为借用,头痛可以包括面痛,现代汉语中还有"头面人物"一词。而临床上详细报道的明代大医学家王肯堂,称之为"面痛",在他的著作《证治准绳·杂病》有详细记载,患者就是他的老妈:"老母年七十余,累岁患颊车痛,每多言伤气,不寐伤神则大发,发之饮食并废,自觉火光闪电,寻常延唾黏稠,如丝不断……老人性躁不耐闲,劳与多言时有之"。他用了清胃散、犀角升麻汤、人参白虎汤、羌活胜湿汤等,都收效不明显。考犀角升麻汤的成分是犀角、升麻、防风、羌活、白芷、黄芩、川芎、白附子、甘草。王肯堂大师重用犀角清心热,也许是依据"心主血,其华在面"这句话,但"其华在面"不一定是其病在面。试看王母"性躁不耐闲,劳与多言时有之"可见是一个性情急躁,多言易激动的人,而且经常失眠,口中涎唾黏稠,发作时火光电闪的灼痛,理应是肝阳上亢,肝火炽盛呀!不能责之心火。虽然,犀角与羚羊角都是大凉之品,但走的路径不一样,《药性赋》讲得明明白白:"犀角解乎心热,羚羊清乎肺肝",肝阳上亢而用清心火的犀角,有些隔靴搔痒了。临床上对此类患者,常用羚羊角、珍珠母、石决明、钩藤平肝阳,苦丁茶、白菊、夏枯草清肝火,再配合用桑枝、地龙、路路通通络,丹参、赤芍活血凉血。常取得良效。当然,三叉神经痛还有寒证面痛,络脉不通等其他类型,以后碰到典型病例再做详解。

(陈婕整理,张守杰提供)

# 十四、灼口症

/////////// **张守杰医案** ///////////

**病案 35.** 王某,女。2018 年 5 月 4 日。

**主诉:** 舌痛有灼热感 1 年余。

**现病史:** 舌痛有灼热感,上海第九人民医院口腔科多次检查,无阳性体征,遂诊断为灼口症。患者自诉,饮不解渴,口苦口热,咽中有异物感。咽部中度慢性充血,脉细弦,舌淡红。

**西医诊断:**灼口综合征。

**中医诊断:**灼口症。

**处方:**八月札9 g,腊梅花6 g,白芍12 g,生甘草6 g,柴胡9 g,黄芩12 g,生地黄12 g,玄参12 g,麦冬12 g,生石膏30 g(先煎)、知母9 g,山药12 g,焦栀子9 g,制香附15 g,郁金15 g。每日1剂,加水适量分2次煎服。14剂。

**【二诊】** 2018年5月18日。药后口干口苦改善,口腔灼热感仍有,脉细弦,舌淡红。原方14剂。

治疗2个月,至2018年7月10日来诊,诉口中灼热感已无,唯睡眠仍不佳,脉细弦,舌淡红苔薄。原方加朱灯芯1.5 g,14剂,以固前效。

(陈婕整理,张守杰提供)

**病案36.** 王某,女。2018年8月31日。

**现病史:**口中灼热感,口干渴,胃脘及胸肋作胀,嗳气频频,纳呆,有胆石症和胃窦炎史。脉细,舌淡红,苔薄腻。

**西医诊断:**灼口综合征。

**中医诊断:**灼口症。

**处方:**生石膏30 g(先煎),知母9 g,焦栀子9 g,柴胡12 g,黄芩12 g,郁金12 g,制香附12 g,八月札9 g,腊梅花6 g,山药12 g,焦山楂15 g,陈皮9 g,淮小麦30 g,生甘草6 g。每日1剂,加水适量分2次煎服。14剂。

**【二诊】** 2018年9月14日。药后胃脘作胀嗳气症状改善,口中灼热感减而未痊。脉细弦,舌淡红苔薄。原方14剂。

共就诊4次,至2018年10月中旬再诊,诉口中灼热感已无,胁肋偶有刺痛感。

**【按语】** 灼口症的西医口腔科的诊断依据:①口腔黏膜灼热感或有异常感觉。②舌部及口腔黏膜无器质性病变。③无身性疾病,如贫血、糖尿病、结缔组织病。④未服用可能引起口腔黏膜异常药物。⑤不符合精神分裂症等心因性精神障碍的诊断。中医对口灼热这个症状早有记载和认识,《灵枢·杂病·第二十六》:"嗌干,口中热如胶,取足少阴"。《类经·二十卷》是这样解释的"足少阴之脉,循喉咙系舌本,嗌干热如胶者,阴不足也,故当取而补之。"本病患者大多是五十多岁妇女,更年期妇女,大多肾精不足。《医经原旨·卷四》提出:"足少阴肾所生病者,口热,舌干,咽肿,上气,嗌干及病,烦心,心痛……"但也不是单单"足少阴肾虚"就能概括的。《灵枢·脉度》提出:"心气通于舌,心和则舌能知五味矣。"所以,舌的异常感觉,又与心分不开。再者,脾胃开窍于口,胃火炽盛,亦可导致口腔黏膜感觉异常。《医灯续焰·卷十八》总结得很到位:"所谓五脏不和,则九窍不通。然而经络病多,脏气病少,若识别不真,即有毫厘千里之谬。"因此,治疗还是以调畅气血,疏通经络为首要。

故从三方面着手的:①养阴生津。②清胃火。③解郁理气。处方中常用八月札、腊梅花、香附、郁金等理气不伤阴的药物,也是基于以上想法。

(陈婕整理,张守杰提供)

# 十五、重舌

## /////////// 张赞臣医案 ///////////

**病案 37.** 王某,女,41 岁。1961 年 10 月 6 日。

**主诉:**舌下肿胀疼痛 1 月。

**现病史:**1 月前患右乳蛾肿痛,退后舌根发麻,继则廉泉下肿胀作痛,舌强不能转掉,颌下结块根坚,涎唾颇多,饮食不利。曾服中药及注射青霉素 10 余瓶,无效,脉弦细,舌苔薄腻。

**西医诊断:**舌下腺炎。

**中医诊断:**重舌。

**辨证:**心肝两经郁热,痰火上升。

**治法:**化痰清热降火。

**处方:**黄连 1.2 g,生白芍 9 g,炙僵蚕 9 g,浙贝母 9 g,白桔梗 3 g,山慈姑(切片)2.4 g,老月石 4.5 g,肥知母 6 g,黑栀子 9 g,忍冬藤 9 g,竹叶卷心 3 g,带心连翘 9 g。

**外治:**上品冰硼散吹舌下,日二三次。

上方服 3 剂后,病势稳定,又继服 3 剂。

**【二诊】** 10 月 20 日。右舌根、舌边及廉泉下肿胀均已渐退,舌强已能转掉,唯颌下结块尚未全消,按之略有微痛。脉渐转缓,重按尚有弦意,舌苔淡薄。郁热痰火尚未全清,原方应手,再从前意加减。处方:生白芍 9 g,炙僵蚕 9 g,浙贝母 9 g,白桔梗 3 g,黑栀子 9 g,肥知母 9 g,老月石 4.5 g,瓜蒌皮 9 g,竹叶卷心 9 g,山慈姑(切片)2.4 g,带心连翘 9 g。

外治同前。此方连服 6 剂,症状基本消退,精神亦渐振奋。

**【三诊】** 10 月 27 日。颌下结块已消,舌强转掉如常,舌下廉泉腺部余胖尚未全消。脉象和缓,重按略有弦意,舌红苔薄。肝火挟痰热未尽,仍从前意,更进一筹。处方:生白芍 9 g,炙僵蚕 9 g,浙贝母 9 g,白桔梗 3 g,肥知母 6 g,老月石 4.5 g,瓜蒌皮 9 g,竹叶卷心 9 g,带心连翘 9 g,山慈姑(切片)2.4 g。再服 6 剂。外用药同前。

此方服 6 剂后,患者自觉诸症全退,但尚有余波未尽,咽部略有鲠刺之感。又继服六剂,已趋痊愈。

为了观察疗效,于 11 月 20 日去信询问,要求患者前来复查,因有头痛,继处下方予以调理。

【四诊】 11月24日。颔部及舌下肿胀已痊愈,唯舌根右侧略有微肿,咽部尚觉微有鲠刺之感。近日来又感前额头痛,神疲。脉和缓,苔淡薄。按证情而论,已达痊愈,唯肝阳复炽,余波未平,拟以平肝潜阳调理善后。处方:生白芍9g,杭菊花9g,珍珠母(先煎)30g,稽豆衣6g,白桔梗3g,生甘草1.5g,浙贝母9g,肥知母6g,天花粉9g,带心连翘9g。6剂。外用药同前。

【按语】 重舌一证,多见于小儿,成人亦间有之。小儿患者多系痰热形成;成人患者则每由心火郁结,挟痰热上升所致。盖舌为心之苗,心火盛则舌为之肿,兼之本医案患者,平素性情急躁,易动肝阳,故诊为心肝两经郁热,兼有痰火上升,故以清心降火、平肝化痰诸法治之。前后仅诊4次,历时40余天,即告痊愈。祛痰消肿以炙僵蚕、山慈姑与老月石三味配伍,用治咽喉口腔疾病,其中僵蚕功能化痰、散结、行经,取其清化之气,散浊逆结滞之痰;配合山慈姑之辛苦涤痰和月石之咸寒软坚,则疗效更捷。

(滕磊整理,张剑华提供)

## 十六、颊腮痈

//////////// 张赞臣医案 ////////////

**病案38.** 朱某。1940年4月27日。

**现病史:** 颊腮痈肿胀根坚疼痛,起已半月,势难消散。

**诊断:** 颊腮痈。

**治法:** 和营化痰,箍托。

**处方:** 生赤芍9g,炙穿山甲4.5g,制乳香3g,制没药3g,瓜蒌皮9g,全当归6g,炙僵蚕9g,浙贝母9g,金银花9g,香白芷4.5g,皂角刺9g,生甘草2.4g。

【二诊】 颊腮痈肿胀疼痛,根坚略软,已有头形,寒热并作,是属蒸脓之象,咳呛痰腻,风邪痰瘀滞为患,再予和营箍托主之。处方:生赤芍9g,炙甲片4.5g,皂角刺9g,嫩前胡9g,大川芎3g,炙僵蚕9g,制乳香3g,制没药3g,生甘草2.4g,香白芷3g,牛蒡子9g,浙贝母9g,瓜蒌皮9g。

【按语】 颊腮痈位于颊腮之间,与痄腮、发颐、骨槽风部位相仿而实则不同。痄腮发于耳垂下,疼痛肿胀而皮色不变,一般见于小儿多不化脓。发颐则发于颐颔之间,由湿热病余毒未尽所致,症情较重,化脓者多,甚者可以危及生命。骨槽风则属慢性的筋骨阴分疾病,病起缓慢肿硬难消,溃后难合。而颊腮痈症情较痄腮为甚,比发颐较轻,属于"阳证"范畴。根坚疼痛,半月犹未成脓,根脚较深位于颊骨之间,消散无望。虽亦属风邪痰凝引起,唯肿胀已有头形,有蒸脓之候,故以川芎、当归、乳香、没药行血;白芷、白僵蚕、牛蒡子疏风邪清痰热;金银花、浙贝母解毒;穿山甲以通经络,既可引药直达病所,亦可使脓成后早日溃破,如此配合方可达到箍托之意图,不使病情再行扩展。

(滕磊整理,张剑华提供)

## 十七、瘰疬

/////////// **张赞臣医案** ///////////

**病案 39.** 徐某,女,25 岁。1962 年 9 月 7 日。

**现病史:** 1 月前发现左侧颈项有一结块,诊断为颈淋巴结结核。检查:左颈项上部之结核坚硬,皮色正常,下部之核溃破,溃面结有 2 个痂,色呈紫黑,按之有稀黄色脂液溢出,去其痂则有少量豆渣样脓液,根盘散漫,延及耳根。夜寐不宁而梦扰,咽干梗阻,头痛如锥刺,在于额前及两侧,脉细弱,舌苔薄而糙。

**诊断:** 瘰疬。

**辨证:** 肝旺兼挟痰热。

**处方:** 生白芍 6 g,珍珠母 30 g(先煎)、生牡蛎 30 g(先煎)、夏枯草 9 g,白桔梗 3 g,生甘草 3 g,瓜蒌皮 9 g,大麦冬 9 g,生枣仁 9 g,熟枣仁 9 g,水炙远志 3 g,淡昆布 9 g,淡海藻 9 g,犀黄醒消丸 3 g(分 2 次吞),5 剂,水煎服。

**【二诊】** 1962 年 9 月 14 日。症状如前,夜寐不酣,食后腹胀,于原方去瓜蒌皮、麦冬、远志,加首乌藤 9 g,焦白术 9 g,麸炒枳壳 4.5 g,再服 5 剂。

**【三诊】** 1962 年 9 月 21 日。左颈项疮口脓毒未清,周围尚属洁净,硬度依然,耳部及项间有牵痛感,头晕目花,肝阳上升而失潜。睡眠较好,胃纳作胀已减。脉细弱,苔淡薄,糙腻已化。再以平肝消肿软坚。处方:生白芍 4.5 g,珍珠母 30 g(先煎)、杭菊花 9 g,夏枯草 9 g,白桔梗 3 g,生甘草 2.5 g,浙贝母 9 g,首乌藤 9 g,生枣仁 9 g,熟枣仁 9 g,焦白术 9 g,淡昆布 9 g,淡海藻 9 g,犀黄醒消丸 3 g(分 2 次吞)。每日 1 剂,加水适量分 2 次煎服。7 剂。

**【四至六诊】** 1962 年 9 月 28 日～10 月 12 日。症状续见好转,疮口白腐已去,肉芽增生,溃面之核亦见消退,唯腹部脘次尚有饱闷之感,且多矢气。先后于上方去首乌藤、生枣仁、熟枣仁、焦白术,加麸炒枳壳 6 g,春砂花 2.5 g。炒乌药 4.5 g,采芸曲 9 g(包煎),15 剂。

**【七诊】** 1962 年 10 月 19 日。疮口洁净,脓脂已清,势将收敛,唯头昏胀如束,体质不充,肝阳失潜。再与和营平肝,理气宣化。处方:生白芍 4.5 g,紫丹参 4.5 g,夏枯草 9 g,甘菊花 4.5 g,浙贝母 9 g,白桔梗 3 g,生甘草 2.5 g,淡昆布 9 g,淡海藻 9 g,春砂花 4.5 g,炒乌药 4.5 g,采芸曲 9 g(包煎)、犀黄醒消丸 3 g(分 2 次吞)。

**【八、九诊】** 1962 年 10 月 26 日～11 月 2 日。疮口已敛,上部余块未消,胃脘部尚有气胀之感,仍与原方服 5 剂后,给犀黄醒消丸 9 g,分 6 日服;香砂八君丸 60 g,日服 2 次,每次 4.5 g。1963 年 2 月 7 日,因感冒咳嗽声嘶,前来诊治,检视项部瘢痕平滑,肿块全消。

外治:第一步将患处结痂揭开,以探针在二孔间通过后,用剪刀剪开,使疮口敞开,擦净后掺拔毒生肌散,盖剂青灵软膏。第二步,疮口脓液已少,但边缘皮凸出,即用剪刀修光,仍掺拔毒生肌散,换剂和合软膏。第三步,疮面洁净,脓液已清,换掺桃花五宝丹,仍覆盖和合软膏,至收口为止。

【按语】 本医案治愈的总疗程为 80 天。治疗上本着局部与整体相合的原则,采用内服与外治兼施的方法治疗。内服以犀黄醒消丸为主,按犀黄醒消丸即《外科证治全生集》之犀黄丸,取治瘰疬,法宗《外科证治全生集》:"凡瘰疬有溃烂,间有成脓未溃者,亦有未成脓者。须服犀黄丸,止其已溃之痛,松其成脓未溃之胀,消其未成脓之核。"但《外科证治全生集》认为:"夏枯草,性寒,以治瘰疬,从无一效,久服则成痨病""海藻、昆布,性寒,称治瘰疬圣药者,却谬,当禁用"。然此三味,各家医籍均视为是软坚散结之良药。如《证治准绳》有夏枯草汤,此一味夏枯草汤,治瘰疬马刀已溃未溃,或日久成漏;《疡医大全》内服瘰疬丸亦以夏枯草为主药,且有海藻、元参、浙贝母等药;《外科正宗》滋荣散坚汤、散肿溃坚汤中均有昆布。张赞臣老先生临证用药博采众长,并不拘于一家之言,故方中仍予采用,且奏良效。

瘰疬一证,虽为局部疾病,却关联整体,如单用软坚消肿,不顾及全身症状,则疗效差。本医案的内服药是根据肝旺兼挟痰热内阻等全身症状而设的,因此病情日见轻减。外治方面,按疮面具体情况,采取外敷与手术相结合的方法治疗。初用提脓、祛腐之拔毒生肌散,消炎退肿之青灵软膏,以后疮面洁净,脂溢已清,则用生肌的桃花五宝丹与和合软膏使疮口收敛愈合。凡疮面有脓痂或疮面四围腐肉参差蔽盖,必须进行手术处理,便用剪刀剪开腔道,并去凸出之疮边,使疮面敞开平正,愈合肌肤光泽如常,并无瘢痕遗留。

(滕磊整理,张剑华提供)

# 十八、大头瘟(头面部蜂窝组织炎)

////////// **张赞臣医案** //////////

**病案 40.** 刘某,男,53 岁。1976 年 3 月 18 日。

**现病史:** 右耳壳湿疹,继而出现肿胀,高热怕冷,病已 3 天。曾用庆大霉素未见好转,于 1976 年 3 月 17 日入院。全身情况一般。面颊发红。右耳壳弥漫性肿胀,耳后有湿疹糜烂,右耳膜完整,外耳道无异常。诊断为右耳壳软骨膜炎并发头面部蜂窝织炎。现诊右耳壳表皮有小泡状,湿疹且有肿胀作痛,延及面侧焮红,头胀,发热

（38.9 ℃），大便 2 日未解。脉滑数，苔薄黄。

**西医诊断**：头面部蜂窝组织炎。

**中医诊断**：大头瘟。

**辨证**：风热侵袭营分。

**治法**：疏邪清营解毒。

**处方**：赤芍 9 g，牡丹皮 9 g，板蓝根 12 g，黄芩 9 g，栀子 9 g，薄荷（后入）4.5 g、荆芥 6 g，牛蒡子 9 g，黄连 3 g，火麻仁 12 g，生薏仁 12 g，甘草 3 g，蒲公英 12 g，金银花 12 g，8 剂。

**外治**：青灵软膏涂在纱布上，敷于患处，每日更换 1 次。

**【二诊】** 1976 年 3 月 20 日。右耳壳软骨膜红肿继有扩散，波及后节达乳突部与前额方颧弓部。但昨日发热（38.4 ℃），今日已退，大便通畅。脉滑数，舌质红，舌下经脉色紫粗胀。咽部亦有充血，热毒侵营不化。再予清热解毒。处方：赤芍 9 g，粉牡丹皮 9 g，大青叶 12 g，板蓝根 12 g，黄芩 9 g，焦栀子 9 g，牛蒡子 9 g，金银花 12 g，连翘 9 g，生甘草 2.5 g，黄连 3 g，蒲公英 15 g。3 剂。

**【三诊】** 1976 年 3 月 23 日。右耳壳疼痛消失，红肿明显消退。脉象右滑左细，舌苔正常。原方继服 4 剂。

**【四诊】** 1976 年 3 月 27 日。病情稳定，未言有所苦痛，停药观察 2 日，于 3 月 29 日痊愈出院。

**【按语】** 根据本医案临床表现，属于中医学"大头瘟"的范围，《疡科心得集》说："大头瘟者，系天行时热疫毒之气，感之于人也。一名时毒，其候发于鼻面耳项咽喉，赤肿无头，或结核有根，初起状如伤寒，令人憎寒壮热，发热头痛，肢体甚痛，恍惚不宁，咽喉闭塞，五七日乃能杀人。"患者发病 3 天，曾用西药庆大霉素治疗未见好转，后改投中药以疏风清营解毒为主，服药 2 剂，疗效亦不明显，耳壳肿胀有向耳后及面部扩散现象，然症因确由风热侵营所致，故仍坚持应用原拟治法，未予更动，待药力一到，营分热清，终于获效。通过本医案初诊投药，病情未见改善，如果把握不定，改弦易辙，则未必能得如此良果。可见胆大心细，谨守病机，实非易言。

（滕磊整理，张剑华提供）

# 十九、天疱疮

////////// **张赞臣医案** //////////

**病案 41.** 李某，女，70 岁。

**初诊**：1965 年 9 月 8 日。

现病史：5月下旬，初起先感目睑瘙痒，伴有发热畏寒、鼻塞、咳嗽。数天后，右小腿出现芝麻大或绿豆大的疱疹，继而扩展到整个颜面，口腔黏膜，并向全身躯干、四肢蔓延。7月12日至上海某医院检查，营养一般，神志清楚，皮肤巩膜无黄染，静脉无怒张，颈淋巴结无肿大，四肢活动自如。除第3胸肋至脐腹皮肤未见水疱外，全身其他部位均有分布，尤以腋窝、腹股沟、口腔黏膜、四肢和臀部为多；其大者如铜圆，小者如黄豆，形状不规则，疱壁薄而松紧不一，且多处有糜烂面，覆有淡黄色被膜，疱液清，个别呈血性，脱皮结痂。尼科利斯基征阳性。体温37 ℃；脉搏84次/分。既往史无特殊可究。化验室报告示血红蛋白10 g，红细胞351万/mm³，白细胞5 400/mm³，嗜酸性粒细胞2%，中性粒细胞70%，淋巴细胞18%，单核细胞2%；尿液黄色混浊，呈酸性，白细胞（＋＋）。当时诊断为寻常性天疱疮，即给予类固醇素、四环素、链霉素、醋酸可的松、呋喃妥因等，并配用中药施治一月余，疗效不显。就诊时颜面、周身皮肤泛发大小不一的水疱，疱壁松紧不一，皮损水溢，分泌液呈淡黄色，气味恶臭。肌肤焮热疼痛，口腔黏膜亦然，舌边糜碎腐烂，饮食艰难，小便短赤觉热，大便欠畅。脉滑数，舌干焦苔剥，齿黑龈肿。

诊断：天疱疮。

辨证：心经热蕴，热毒侵营，耗伤阴液。

治法：清热解毒，益阴生津。

处方：牡丹皮9 g，板蓝根9 g，金银花12 g，连翘9 g，元参9 g，甘中黄4.5 g，鲜生地黄30 g，麦冬6 g，知母9 g，天花粉12 g，碧玉散9 g（包煎）、绿豆壳12 g。4剂。

外治：加味柳花散涂口腔黏膜，青灵散用青菜叶打汁调搽肌肤患处，每日3～4次。

【二至四诊】 1965年9月11～18日。用内外兼施法后，口腔黏膜、舌面糜碎腐烂、左臂肌肤及颈项水疱等处均见结痂脱皮。唯腹中觉热，足踝红肿作胀未已，舌体板滞无液。脉滑数，舌质红、光剥。口干欲饮，乃营分热毒未清，阴液已伤。上方去绿豆壳，加黄芩9 g，大青叶15 g，鲜茅芦根各60 g。12剂。外用药去加味柳花散。

【五至七诊】 1965年9月23～29日。头面、四肢疱疹已脱皮落屑，周身肌肤焮热疼痛亦瘥，口舌糜烂渐复正常。再予原方续服14剂。外用药同前。

【八诊】 1965年10月19日。全身外疡症状已全部消失，渗出液亦无，足踝肿胀渐消，腹中觉热亦除，二便自调，唯神疲乏力，纳食仍然不佳。高年久病，气阴耗伤，不易骤复。治拟益气育阴、清解余毒，并嘱慎饮食，善摄养，以防复生余波。南沙参15 g，元参9 g，天花粉12 g，甘中黄4.5 g，生薏苡仁9 g，熟薏苡仁9 g，茯苓9 g，土炒白术9 g，生黄芪9 g，扁豆衣12 g，炒谷芽9 g，金银花9 g，碧玉散9 g（包煎），4剂。

此后每隔3～4日诊治1次,按上方加减连服至1966年1月5日。病体日复,食欲渐增,唯有时尚感面部微痒,舌质淡红苔薄,脉滑。病势虽退,而正气未充。再予益阴养胃、扶正调理。南沙参9 g,制黄精10 g,制玉竹9 g,元参9 g,扁豆衣9 g,土炒白术4.5 g,生甘草2.5 g,天花粉9 g。

上方连服10剂,皮肤完全恢复正常,纳佳神振,停药观察。4个月后随访,愈后一直未复发,并无后遗症。

【按语】 本医案主要症状为头面、周身泛发水疱疮疡,大者如铜圆,小者如黄豆,皮损脂溢热痛,下肢肿胀等,故诊断为天疱疮。它既不同于浸淫疮,又不同于儿童的天疱疮,更不像丹毒。浸淫疮初起水疱形如粟米,瘙痒脂溢,逐渐蔓延成云片;本病虽有蔓延现象,但初起非为粟米状之疱疹。儿童的天疱疮,具有传染性,无表证,水疱形小,脂液清稀;本病初起有表证,水疱形大,脂液色黄。丹毒,其肤红而似云片,游走不定;本病肤色虽红,而无云片。《疮疡经验全书》说:"此症之发不拘老幼……初生一泡,渐至遍体,漫烂不休。"本医案由心火脾湿热毒内蕴熏蒸外越郁结而成。因为心为火候,热毒内蕴,营血受煎,不能荣外,故周身肌肤泛发疱疮;阳毒炽盛,耗伤阴液,上则口干,齿黑,舌焦糜烂,下则便闭,溲赤。其症虽发于外,但病源却与内脏失调有关,故处治必须内服外治并重。内服以清营解毒为主,药用鲜生地黄、牡丹皮、板蓝根、大青叶、金银花、连翘、黄芩、甘中黄等清热凉血解毒,佐以天花粉、元参、茅芦根等益阳生津。乃《素问•至真要大论》所谓:"热淫于内,治以咸寒,佐以甘苦"之意。必须指出者,治疗热毒之症,虽可用寒凉之药,但不可用之太过,中病则止,以免伤胃耗气,对于年老体弱者,尤要注意。外治方面,按疮疡具体情况而施。如口腔黏膜腐烂,用加味柳花散搽之,以清热解毒祛腐止痛;肌肤泛发水疱焮热作痛,用青灵散调入菜汁(青菜叶捣汁)薄涂疱面,以清热消炎退肿而护疱面。经用上法处治后,诸症消失,肌肤光洁,无瘢痕遗留。

(滕磊整理,张剑华提供)

# 二十、咯血

//////// **张赞臣医案** ////////

**病案42.** 潘某,男,32岁。1965年5月7日。

**现病史**:病发6年有余,始则咳嗽,胸闷,继而咯吐痰血,神疲乏力。曾经某医院胸透示右肺纹理增粗,诊断为支气管扩张,用磺胺类、抗生素等药物治疗,未见好转。近2个月来,咳嗽气急,胸闷作痛,痰黏带血,口苦而腻,胃呆纳少,小便短赤,大便解而不畅。面乏华色,舌苔薄腻,脉细软重按带弦。

**诊断**:咯血。

**辨证**：久病正虚脾弱,肺有痰热,清肃失司,阳络受伤。

**治法**：涤痰肃肺,清热养阴。

**处方**：川百合 9 g,光杏仁 9 g,生薏苡仁 9 g,牛蒡子 9 g,桔梗 3 g,蜜炙紫菀 6 g,瓜蒌皮 9 g,瓜蒌根 9 g,南沙参 9 g,橘白 3 g,橘络 3 g,海蛤粉 9 g(包煎)、墨旱莲 12 g,生地黄 9 g。4 剂。

【二诊】 1965 年 5 月 11 日。前方服后,咳嗽气急略减,咯痰带血亦少,胸闷觉舒,大便通畅,惟入晚咳甚则胸痛,食欲未增,精神不佳,小便短少。脉象同前,舌苔薄腻略化。前方去生地黄、瓜蒌皮,加蜜炙款冬花 4.5 g,采芸曲 9 g(包煎)。3 剂。

【三、四诊】 1965 年 5 月 14～18 日。血止嗽稀,咯痰亦少,食仍不多,脉转细弦,舌苔薄腻已化。此乃痰热渐清,而脾气未复也。前方去百合、橘白,加天冬 6 g,麦冬 6 g,土炒白术 6 g,炒扁豆衣 9 g,炒谷芽 9 g。续服 7 剂。

【五诊】 1965 年 6 月 1 日。曾停药 10 日,症情基本稳定,食欲转好,精神渐佳,惟右侧胸中刺痛,脉细弦,舌苔淡薄。此系瘀血内留,阻碍肺络。治拟滋养悦脾,化瘀通络。处方:杏仁 9 g,薏苡仁 9 g,蜜炙紫菀 6 g,橘络 3 g,橘白 3 g,土炒白术 6 g,炒扁豆衣 9 g,天冬 6 g,麦冬 6 g,桃仁泥 9 g,熟女贞子 9 g,当归尾 3 g,杜红花 2.5 g。续服 3 剂。

【六诊】 1965 年 6 月 4 日。胸痛减而未除,食量顿增,面色渐转正常。前方再服 4 剂。

【七诊】 1965 年 6 月 8 日。诸症均减,右胸刺痛基本消失,但腑气不行,大便欠畅。前方去天冬、麦冬、扁豆衣,加瓜蒌皮 3 g,瓜蒌根 3 g,采芸曲 9 g(包煎),丝瓜络 9 g。服药 3 剂后,诸恙悉平。5 个月后,随访时患者情况良好,无其他不适。

【按语】 本医案患者面色无华、胃呆纳少、脉细软等症,是属正虚脾弱,但从咳血、胸痛、溲短、大便欠畅诸症观之,又系肺有痰热。实为肺脾同病,虚实并见之候。初诊、二诊先以清宣痰热为主,以防痰热灼伤肺阴,为急则治标之法,服后血止咳稀,但因脾气未复,胃纳不馨,故主在悦脾扶正,以顾其本,至五诊时,病势渐趋好转,独见右胸刺痛,诊为瘀血阻滞肺络,故佐以当归尾、桃仁、红花,均为活血通络之要药。由于久病正虚不宜单独使用,故配以扶正药物相辅而行,盖相辅相成之意耳。

(滕磊整理,张剑华提供)